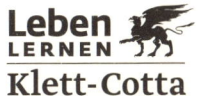

Leben
LERNEN
Klett-Cotta

In Zeiten knapper finanzieller Mittel im Gesundheitswesen wird es immer wichtiger, zusammen mit dem Klienten dessen zentrales Problem sorgfältig herauszuarbeiten, auch wenn sich sein Gefühlshaushalt zunächst ungeordnet präsentiert. Komplexität reduzieren, Ressourcen fördern und dadurch Zuversicht wecken sind die Ziele des hier dargestellten Ansatzes. Im Zentrum stehen die Bildsequenzen, die der Klient unter therapeutischer Begleitung aus seinem inneren Erleben entwickelt. Sie ergeben eine Art innerer Landkarte, die gleichzeitig als Kompass fungiert: Woher komme ich? Wo stehe ich? Wo will ich hin? Was sind die ersten Schritte der Veränderung? Zahlreiche Beispiele zeigen, wie die Sprache der Bilder lesbar wird und Orientierung bietet.

Thomas Prünte, geboren 1958 in Unna/Westfalen. Studium der Psychologie an der Universität Hamburg. Thomas Prünte betreibt seit 1990 in Hamburg eine psychologische Praxis. Er ist seit über 20 Jahren als Psychotherapeut, Supervisor, Paartherapeut, Coach und Workshopleiter tätig. Neben seiner psychologischen Tätigkeit begleitet er als Berater und Moderator Führungskräfte, Teams und Selbständige sowie Mitarbeiter aus sozialen Einrichtungen, Freiberufler und Künstler. Bisher sind von ihm erschienen: *Mein Anti-Stress-Vertrag – Ihr Weg zu mehr Gelassenheit und Lebensfreude,* Ueberreuter Verlag, Neuauflage 2013; *Das Gefühlsklavier – Vom stimmigen Umgang mit unseren Emotionen,* DGVT-Verlag, Tübingen 2009. Als Hörbuch im HörGut! Verlag, Hamburg 2010; *Vom Sinn schlecher Laune – Warum es gut tut, sich schlecht zu fühlen,* Orell Füssli, Zürich 2010; *Eier zeigen! – Männliche Stärken in der Partnerschaft.* 35° Verlag, Hamburg 2012 (auch als Ebook).

Alle Bücher aus der Reihe ›Leben Lernen‹ finden Sie unter:
www.klett-cotta.de/lebenlernen

Thomas Prünte

Das fokussierte Selbst

Zielorientiert arbeiten in Psychotherapie
und Beratung

Klett-Cotta

Leben Lernen 276

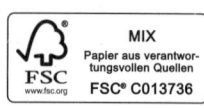

Klett-Cotta
www.klett-cotta.de
© 2014 by J. G. Cotta'sche Buchhandlung
Nachfolger GmbH, gegr. 1659, Stuttgart
Alle Rechte vorbehalten
Printed in Germany
Umschlag: Hemm & Mader, Stuttgart
Titelbild: Johannes Itten: »Die Kreise« 1916/63, sign. Öl a. L. 90:80 cm,
Galeria Nazionale d'Arte Moderna, Rom © VG Bild-Kunst, Bonn 2014
Gesetzt aus der Minion von Kösel Media GmbH, Krugzell
Gedruckt und gebunden von Kösel, Krugzell
ISBN 978-3-608-89155-3

Bibliografische Information der Deutschen Nationalbibliothek
Die Deutsche Nationalbibliothek verzeichnet diese Publikation in der
Deutschen Nationalbibliografie; detaillierte bibliografische Daten
sind im Internet über <http://dnb.d-nb.de> abrufbar.

Inhalt

Vorwort

In der Psychotherapie werden vielfältige Themen verhandelt und im wahrsten Sinne des Wortes *besprochen*. Im Dialog entwickelt sich der therapeutische Prozess, das Gespräch ist essentieller Bestandteil auf dem Weg zur Genesung und Linderung der Beschwerden. So war es schon bei Sigmund Freud, der seinen Ansatz sehr bildhaft als »Rede-Kur« bezeichnete. Um das Anliegen eines Patienten verstehen zu können, ist es selbstverständlich, ihm Raum für die Schilderung seiner Probleme zu geben und Fragen zu stellen. Die daraus gewonnenen Informationen und Erkenntnisse helfen dabei, die Behandlung sinnvoll zu gestalten. Der Therapeut und der Patient machen sich *ein Bild*. Sie entwickeln Vorstellungen davon, wie sich die Konflikte im Kontext der Biografie und der aktuellen Situation einordnen lassen. So ist es zumindest in der tiefenpsychologisch fundierten Psychotherapie. Ein guter Therapeut und Berater überprüft selbstredend, ob er alles richtig verstanden hat, und ein guter Patient überprüft – hoffentlich genauso selbstverständlich –, ob er sich verstanden fühlt. Erst dann ist man mit dem Arbeitsbündnis einer Therapie oder Beratung einverstanden. Zugleich bemüht man sich, die aus den Problemen resultierenden Veränderungswünsche in Therapieziele zu kleiden und sie zu versprachlichen. An diesem Punkt beginnt dieses Buch, indem es fragt: »Wieso eigentlich nur *versprachlichen*?«

Sprache ist bekanntlich eng mit inneren Bildern verbunden. Wir speichern zu Worten und Sätzen assoziativ eine Vielzahl von Gegebenheiten und Bedeutungen ab. Zugleich meinen wir, dass sich das innere Erleben eines Menschen durch das Gespräch adäquat in uns abbildet. Doch weit gefehlt. Der Erfahrungsbericht eines Patienten aktiviert in uns unmerklich subjektiv gefärbte Vorstellungen davon, wie es in dessen Erfahrungswelt aussehen könnte. Das muss nicht problematisch sein, wenn man sich immer wieder sorgfältig rückversichert. Dieses Wechselspiel ist spannend und mühsam zugleich, so als würde man Puzzleteile so lange hin und her schieben, bis sie ein stimmiges und sinnvolles Ganzes ergeben. Warum es sich und dem Patienten nicht leichter machen? Beispielsweise dadurch, dass man ihn bittet, sein inneres Erleben unmittelbar durch eine bildhafte Darstellung zum Ausdruck zu bringen!

Den Therapiealltag beleben

Um diese bildhafte Darstellung geht es auf den folgenden Seiten: Ich möchte zeigen, welche vielfältigen Möglichkeiten sich dadurch auftun und wie es sich zum Wohl des Patienten zielführend damit arbeiten lässt – und wie Sie dadurch ganz nebenbei Ihren Arbeitsalltag beleben können!

Der Weg zum »fokussierten Selbst«

Als ich vor über 30 Jahren mit dem Studium begann, war die Klientenzentrierte Gesprächspsychotherapie eine der ersten Therapieformen, die ich kennenlernte. Professor Reinhard Tausch, der diesen Ansatz in Deutschland bekannt gemacht hat, vermittelte uns Studenten eindrucksvoll die »Basics«. Das empathische Zuhören und aufmerksame Erfassen dessen, was ein Mensch zum Ausdruck bringen möchte, gehört heute selbstverständlich zur Grundhaltung und zum Handwerkszeug einer guten Therapie. Später kam ich in Kontakt mit weiteren Schulen der Humanistischen Psychologie. Ich freute mich über die kreativen und zum Teil explizit nonverbalen Herangehensweisen, wie sie etwa die Gestalt- und Körpertherapie entwickelt haben. Das innere Erleben von Patienten, mit allen Widersprüchen, Nöten und Sehnsüchten, konnte so auf teils überraschende und produktive Weise erleb- und sichtbar werden. Dadurch wurde es möglich, innerseelische und zwischenmenschliche Konflikte zu bearbeiten und Patienten bei der Suche nach einem Ausweg aus ihrem persönlichen Dilemma zu begleiten.

Da ich als musisch und musikalisch interessierter Mensch ein Faible für den Zusammenklang von Emotionen und Musik habe, befasste ich mich viele Jahre damit, die Klaviatur menschlicher Gefühle zu erforschen. Mir wurde dabei deutlich, wie wichtig die emotionale Schwingungsfähigkeit für unsere seelische Gesundheit ist und welcher Reichtum sich in unserem Gefühlsleben verbirgt. Die Bedeutung »negativer« wie »positiver« Gefühle habe ich dann in meinen Büchern »Das Gefühlsklavier« und »Vom Sinn schlechter Laune« dargestellt. Durch die intensive Beschäftigung mit diesem Thema und die positive Resonanz ermutigt, suchte ich nach Wegen, eine für die Therapie handhabbare Ausdrucksmöglichkeit zu finden, die dem Anspruch einer fokussierten

Bearbeitung der zentralen und für den Patienten wesentlichen Konflikte gerecht wird.

Gestalten befreit

Ich erinnere mich gut an meine eigene Selbsterfahrung während der Ausbildungszeit. Darin habe ich erlebt, wie hilfreich es ist, sich nicht nur im Gespräch, sondern auch durch den Körper und gestalterische Angebote ausdrücken zu können. So war es fast unausweichlich, dass ich derartige Verfahren in meine psychotherapeutische Arbeit einfließen ließ. Im Laufe der Zeit erkannte ich, dass sich konflikthaftes psychisches Erleben auf ganz unterschiedlichen Ebenen ausdrücken kann. Es kann sich über den Körper, Erkrankungen, Gefühle, Verhaltensweisen, nächtliche Träume, Tagträume, alle Formen der Musik und Kunst sowie über innere Bilder bemerkbar machen. Diese *inneren* Bilder stellen den Schwerpunkt dieses Buches dar. Die Leitfrage, die in diesem Buch in zahlreichen Variationen immer wieder auftauchen wird, lautet:

Und wie sieht es <u>in</u> Ihnen aus?

Die zentrale Intervention, die darauf folgt, besteht darin, dieses innere Erleben *in Form eines Bildes* auszudrücken. Betrachtet man anschließend das, was durch diesen Prozess der Verbildlichung auf dem Zeichenblatt zu sehen ist, so hat man neben der Beziehung von Ich und Du etwas *sichtbar* Drittes, dem man sich zuwenden kann. Dieses Dritte entspringt dem subjektiven Erleben des Patienten, der es auf diese Weise möglicherweise zum ersten Mal mit *Abstand* betrachten kann. Dadurch gewinnt er eine neue Möglichkeit, seine Konflikte gemeinsam mit dem Therapeuten zu bearbeiten. Durch die Distanz ist er weniger verstrickt mit seiner Problematik und kann diese leichter von der *Meta-Ebene* aus betrachten. Er erkennt, dass seine Schwierigkeiten *handhabbar* werden. Für diesen wichtigen Schritt finden sich in diesem Buch zahlreiche Beispiele.

Ein meditativer Ansatz

Noch ein Wort zu meinem Verständnis von Psychotherapie. Einerseits ist es richtig, dass wir uns alle in einem lebenslangen Veränderungs- und Entwicklungsprozess befinden. Dabei ist eine stützende Hand an den kritischen Stellen, an denen es allein nicht weitergeht, hilfreich. Mitunter entsteht der Eindruck, man könnte eigentlich ein Leben lang therapeutische Unterstützung gebrauchen. Andererseits ist es erforderlich, sich zu beschränken, denn eine Therapie ohne Fokus und Orientierung ist unbefriedigend. Es gilt, das Wesentliche zu erfassen und die einer Problematik zugrunde liegenden zentralen Konflikte zu identifizieren und einzugrenzen. So ist zumindest das Verständnis der tiefenpsychologisch fundierten Psychotherapie.

Ausgelöst durch einen Vortrag von Professor Gerd Rudolf, der auf die Bedeutung einer aktiv-steuernden Komponente und der Fokussierung in der Therapie hinwies, erinnerte ich mich daran, wie hilfreich ich meine regelmäßigen Meditationen erlebe. Diese habe ich als junger Mann in der existentialpsychologischen Bildungs- und Begegnungsstätte Todtmoos-Rütte kennengelernt. Dort kam ich zum ersten Mal mit der Symbolik des leeren Kreises in Berührung. Bis heute ziert ein von Karlfried Graf Dürckheim, dem Begründer der Initiatischen Therapie, mit Tusche gezeichneter Kreis meinen Arbeitsraum. Mir fiel auf, dass der Blick einiger Patienten an diesem Bild hängen blieb. Mancher fragte, was es damit auf sich hat. Einer spontanen Eingebung folgend, nahm ich eines dieser Gespräche über den leeren Kreis zum Anlass, einem Patienten den Kreis als Projektionsfläche zur Verfügung zu stellen. Ich bat ihn, seine aktuelle Stimmung ohne groß zu überlegen in einem Kreis auf einem Blatt Papier bildhaft zum Ausdruck zu bringen – und war überrascht, wie leicht und selbstverständlich er sich ans Werk machte. In seiner Hingabe und Konzentration lag etwas Meditatives.

Diese Bitte war die Geburtsstunde der in diesem Buch vorgestellten Methode. Und da Methoden wie Kinder einen Namen brauchen, heißt dieses Konzept »Das fokussierte Selbst«.

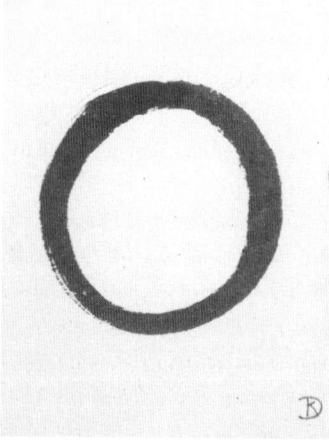

I. Einführung

1. Orientierung für Therapeut und Patient

Ich möchte zunächst einen Blick auf die Ausgangssituation eines Patienten werfen: Ein Mensch kommt in die Therapie oder Beratung, weil er allein nicht mehr weiterweiß. Ganz unterschiedliche Auslöser und Widrigkeiten haben dazu beigetragen, dass seine Bewältigungsstrategien nicht mehr ausreichen. So kann er durch einen Verlust oder eine Veränderung in seinem Leben in eine Krise geraten sein und Orientierung suchen. Oder es haben sich Symptome eingestellt, die ihn verwirren und beunruhigen. Sein Gefühlsleben ist durcheinandergeraten, und er macht sich Sorgen, weil es Konflikte gibt, die er ohne Hilfe nicht zu lösen vermag. Er befindet sich im Nebel oder im Stimmungstief, erlebt Angst und Verunsicherung oder ist schlicht und ergreifend ratlos. Ihm fehlt eine *Vorstellung* davon, wie es ihm besser gehen und was er zur Bewältigung einer kritischen Situation tun kann. Möglicherweise ist er bei der Suche nach den Ursachen für seine unangenehme Lage fündig geworden und traut seinen eigenen Erklärungen nicht so recht. Oder ihm ist nicht klar, welche Schlussfolgerungen er daraus ziehen soll. So sehen in etwa die Befindlichkeiten aus, in denen ein Patient eine Therapie oder Beratung aufsucht.

Kennen Sie das?
Doch auch der Therapeut kann im Verlauf einer Therapie in schwieriges Gelände geraten. Mir fallen dazu viele Situationen ein. Vielleicht kommt auch Ihnen eine der folgenden Konstellationen aus der therapeutischen Arbeit bekannt vor:
Kennen Sie diese unangenehmen Momente, in denen man gerade nicht mehr weiß, worum es eigentlich geht? Oder Sitzungen, die sich quälend hinziehen, ohne dass es vorangeht? Möglicherweise fallen Ihnen sogar Stunden ein, in denen so viele Themen angesprochen werden, dass es schwerfällt, den Überblick zu behalten. Mitunter hat man sogar vollkommen vergessen, warum jemand eigentlich in die Therapie gekommen ist? Und dann gibt es Patienten, die so verkopft sind, dass man sich fragt, was

wohl in deren Gefühlswelt los ist. Oder das Gegenüber taucht so tief in seine Gefühle ab, dass es schwerfällt, überhaupt einen klaren Gedanken zu fassen. Ja, es kann sogar sein, dass es einem die Sprache verschlägt, weil das Unfassbare sprachlich noch nicht zu greifen ist.

Doch das sollte einen nicht beunruhigen, denn diese unbequemen Erfahrungen gehören nicht nur zum beruflichen Alltag von Therapeuten und Beratern, sondern sie lassen sich auch konstruktiv nutzen.

Mir ist im Laufe der letzten Jahre aufgefallen, dass Störungsbilder und Fragestellungen komplexer geworden sind. Einfache Erklärungsmodelle helfen da nicht weiter. Gleichwohl können einfache *Bilder* bei der Orientierung helfen. Es ist wie im Straßenverkehr: Wenn man sich verfahren hat, sind Land- und Wegekarten äußerst hilfreich. Noch besser ist eine eindeutige Beschilderung, die klar signalisiert: Da geht's lang. Optimal wäre es, wenn man sogar vor der Abfahrt weiß, wo man sich befindet, wo man hinwill und wie man ans Ziel gelangt. Zu diesem Zweck habe ich das Konzept des »fokussierten Selbst« entwickelt. Es soll Therapeuten und den Menschen, die sie begleiten, dabei helfen, Kurs zu halten.

Auf diesem Weg gilt es, drei wesentliche Aspekte für ein erfolgreiches Navigieren durch den therapeutischen Prozess zu berücksichtigen:

a. Ordnung und Orientierung ermöglichen

Die Devise könnte kurz und bündig lauten: vom Nebel in die Klarheit. Der Patient soll darin unterstützt werden, aus einer eingetrübten Ausgangssituation herauszufinden und Klarheit über die Zusammenhänge seiner Probleme zu gewinnen. Je mehr Licht ins Dunkel kommt, desto besser. Genauso wichtig ist es, ihm einen Zugang zu seinen Wünschen und Zielen zu ermöglichen, sodass eine Orientierung entsteht. Spätestens wenn ein Patient Neuland erkunden möchte, weil ihm die vertraute, aber belastende Gefühlslandschaft seiner Psyche nicht mehr gefällt, braucht man ein Ziel und eine erste Idee davon, wie man es erreichen kann. Es ist, als wenn man am Fahrkartenschalter des Bahnhofs steht: Für den Verkäufer der Tickets ist es ganz hilfreich, wenn man ihm sagen kann, wohin die Reise gehen soll. Sonst hat er Mühe, die passenden Verbindungen herauszusuchen und den entsprechenden Fahrschein auszustellen.

b. Komplexität sinnvoll reduzieren

Im Dschungel der Gefühle kann es chaotisch zugehen. Dann ist die Verwirrung groß. Es geht dann darum, Gefühle und Gedanken zu sortieren und einzuordnen. Die folgenden Fragen können in dieser Hinsicht hilfreich sein:

Wie würden Sie Ihr Problem beschreiben, wenn Sie nicht in der Gegenwart leben würden, sondern in einer Zeit, als man noch nicht so kompliziert dachte und lebte wie wir heute in den Industrienationen? Sagen wir, in der Frühgeschichte der Menschheit.

Wie würde ein Kind oder ein neutraler Außenstehender die Situation erleben und schildern? Welches Bild hätten diese von der Situation?

Diese Fragestellungen können den Patienten darin unterstützen, einen verwirrend erlebten Zustand auf eine einfachere Art zu erfassen und seine Probleme anschaulich werden zu lassen. Sie können dann dazu dienen, den Zeichenprozess vorzubereiten, sodass es leichter fällt, das innere Erleben fokussiert in einem Kreisbild zum Ausdruck zu bringen.

Werden die genannten Fragen nicht als hilfreich erlebt, kann das innerlich empfundene Chaos als Ganzes in einen Kreis gezeichnet werden. Auch dies führt in der Regel zu einer Entlastung, weil das Chaos durch das Zeichnen sichtbar wird und durch das begleitende Gespräch eine erste (Ein-)Ordnung entsteht.

c. Zuversicht, Neugier und Vorfreude wecken

Für viele Patienten ist eine Psychotherapie zu Beginn entlastend, weil es einen Raum für ihre Probleme gibt und ein Gegenüber, bei dem man alles loswerden kann. Doch es kann im Therapiealltag schon mal in Vergessenheit geraten, dass eine Therapie auch mit Stress und innerer Anspannung einhergeht, denn schließlich werden unangenehme Themen besprochen. »Warum tue ich mir das nur an?« wird sich von Zeit zu Zeit vermutlich jeder Patient fragen. Um das Stressniveau auf einem produktiven Level zu halten, ist es daher wichtig, statt Angst lieber Vorfreude und Neugier zu wecken. Dies gelingt, indem man sich den Ressourcen zuwendet und dem Patienten vermittelt, dass es neben den schwierigen und schmerzhaften Erlebensbereichen in ihm auch viel Gutes gibt, mit dem sich eine bessere Zukunft gestalten lässt.

2. Die Bedeutung der Zeitachse

Es ist selbstverständlich, den Patienten mit den Rahmenbedingungen einer Psychotherapie vertraut zu machen: Sie hat einen Anfang, eine mittlere Phase und ein Ende. Durch diese simple Feststellung macht man ihn mit dem Gedanken vertraut, dass während der Therapie ein *Prozess* stattfindet, der bei gutem Verlauf dazu führt, dass man sich zufrieden voneinander verabschieden kann. Bei einer guten Therapieplanung wird das Ende sozusagen von Anfang an mitgedacht. Die Einteilung in

Vergangenheit – Gegenwart – Zukunft

gibt Patienten eine wichtige Orientierung. Sie ermöglicht es, zurückzublicken, um etwas von der *Entstehungsgeschichte* der gegenwärtigen Probleme zu verstehen. Darüber hinaus schafft sie Klarheit über das *aktuelle* Erleben in der Gegenwart und macht deutlich, dass es eine *Zukunft* gibt. Der letzte Aspekt wird gern vernachlässigt, denn etliche Patienten sind es gewohnt, vorwiegend nach den Ursachen ihrer Probleme zu fragen, und sie bemühen sich, diese zu verstehen. Doch dies ist nur ein erster wichtiger Schritt auf dem Weg zu einer Veränderung und Verbesserung ihrer Situation. Mindestens genauso wichtig ist die Frage, *wohin* man sich denn verändern möchte. Sicher ist es nachvollziehbar, von unangenehmen Problemen einfach nur *weg* zu wollen. Doch es fördert meiner Erfahrung nach die Motivation ungemein, wenn klar wird, wozu man die Mühen einer Therapie eigentlich auf sich nimmt. Es ist wie bei einem Esel, dem man eine Mohrrübe vor die Nase hält. Er wird sich auf den Weg machen, um sie zu bekommen, weil sie *ihm* schmeckt. Dieser Aspekt ist wichtig, denn das angestrebte Ziel muss dem Patienten gefallen, nicht unbedingt dem Therapeuten! Man bricht leichter zu einer Reise in ein fremdes Land auf, wenn man sich davon etwas Schönes und Erfreuliches verspricht.

In den folgenden Schaubildern habe ich schematisch das Grundmodell für die Arbeit mit dem »fokussierten Selbst« dargestellt.

Es hat sich gezeigt, dass dieses einfache Modell für die meisten Patienten nachvollziehbar und schlüssig ist. Als Therapeut können Sie es für den Patienten kopieren oder es schnell visualisieren, indem Sie es auf ein Blatt Papier zeichnen. Für tiefenpsychologisch arbeitende Therapeuten ist es gut nutzbar, da man anhand der Zeitachse das zu-

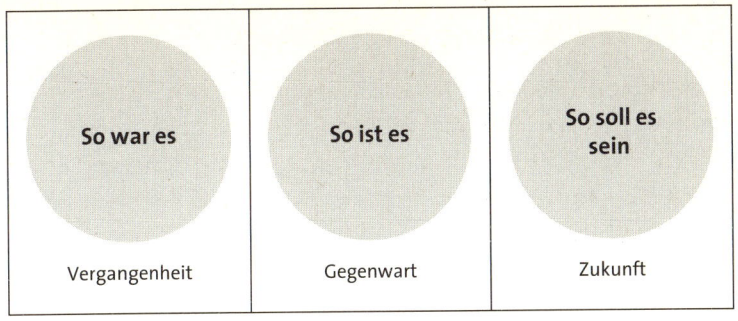

So war es	So ist es	So soll es sein
Vergangenheit	Gegenwart	Zukunft

Schaubild 1: Auf die Situation bezogen

grunde liegende Behandlungsmodell erläutern kann. In Kurzform etwa so:

Ein Auslöser in der Gegenwart kann eine zurückliegende Erfahrung wachrufen. Ist diese ungünstig verarbeitet worden, erschwert dies die Bewältigung in der Gegenwart. Um in Zukunft besser gewappnet zu sein, macht es Sinn, sich diesem Konflikt eine Weile zuzuwenden. Das Ziel besteht darin, die dadurch frei gewordene Energie so gut zu nutzen, dass es in der Zukunft gelingt, mit den jeweiligen Problemen besser fertig zu werden.

Ein einfaches Beispiel:
Ein Patient, der von »Autoritätsproblemen« berichtet, erlebt sich in der gegenwärtigen Situation seinem Chef gegenüber »äußerst gehemmt«. Er hat Mühe, die Anweisungen seines neuen Vorgesetzten umzusetzen, weil sich in ihm unerklärlicherweise »immer Widerstand gegen dessen bestimmenden Tonfall« regt: »Der redet wie mein Alter! Und ich bekomme kein Wort raus.«

In diesem Fall liegt es nahe, einen Blick zurück auf die prägenden Erfahrungen mit dem Vater zu werfen, um durch die therapeutische Bearbeitung dann in der Gegenwart weniger ängstlich und unterwürfig aufzutreten, sodass er sich in der Zukunft selbstbewusster und gelassener gegenüber dominant erscheinenden Personen positionieren kann.

Ein besonderer Akzent ergibt sich, wenn die Frage nach der Identität im Fokus der Therapie steht. Menschen, deren Selbstbild ins Wanken geraten ist und die durch Lebenskrisen sich selbst auf bisher un-

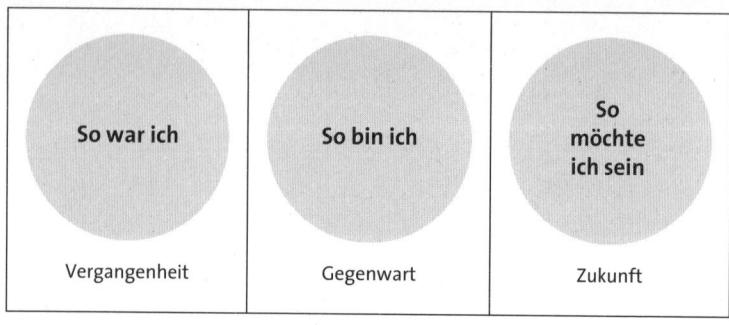

Schaubild 2: Auf die Identität bezogen

gewohnte Weise erleben, fragen sich beispielsweise: »Wer bin ich eigentlich?«, »Bin ich noch der Alte?«, »Was ist mein wahres Ich?«

In dem zuvor geschilderten Beispiel könnte dies bedeuten, dass der Patient, der in eine Krise gerät, weil er plötzlich einen ungewohnt herrischen Chef vor sich hat, folgendes Bild von sich entwirft.

Vom Feigling zum Mann
»Im Moment bin ich ein richtiger Feigling. In mir kocht es, und ich habe Angst, meine Meinung zu vertreten. Früher war ich genauso ein Hasenfuß und habe gestottert, wenn mein Vater mich zur Rede stellte, weil ich es ihm wieder nicht recht machen konnte. Ich würde künftig gern selbstsicherer sein. Weniger ein kleiner Junge, sondern ein Mann, der auch mal Kontra geben kann.«

3. Die therapeutische Arbeit mit den drei Kreisen

Die Schaubilder mit den drei Kreisen zeigen in einfachen Worten, welche Aspekte im Fokus stehen. Sie werden im Laufe der Lektüre immer wieder sehen, wie produktiv sich mit dieser Fokussierung arbeiten lässt, wenn Patienten ihr inneres Erleben in den jeweiligen Kreis hineinzeichnen. Der dritte Kreis, in dem die Vorstellungen über die Zukunft verbildlicht werden, ist für die Therapieplanung besonders wichtig. Als Supervisor erlebe ich, dass diese Dimension im Therapiealltag leider schnell aus den Augen verloren wird. Dabei lässt sich die Zukunftsperspektive wie ein individueller Reiseprospekt verstehen, den der Patient aus sich selbst heraus erstellt. So kann er in schwierigen Phasen der Therapie immer wieder einen Blick in seinen Zukunftskreis werfen und gemeinsam mit dem Therapeuten besprechen, was noch zu tun oder zu lassen ist, um in die angestrebte, bessere »Seelenlandschaft« zu kommen. Zusammenfassend könnte man sagen:

- Der Ist-Zustand klärt den Ausgangspunkt.
- Der Rückblick klärt die Zusammenhänge.
- Der Blick in die Zukunft sagt, wohin die Reise gehen soll.

Was zu beachten ist

Überlassen Sie es dem Patienten, den relevanten Zeitraum für einen Rückblick oder einen Blick in die Zukunft festzulegen. Dadurch kann er den Blickwinkel für sich stimmig ausrichten und wird nicht unnötig in eine Schablone gepresst. Manchmal ist für einen Patienten die nicht so weit zurückliegende Vergangenheit bedeutsamer als die Kindheit. Und manch einem fällt es leichter, einen Blick in die nahe Zukunft zu werfen als in die nächsten 40 Jahre. Die Vorstellung, wie man den nächsten Tag oder die nächste Woche bewältigt, ist beispielsweise für Menschen in akuten Krisen und depressiven Phasen enorm wichtig. Es kann sich ebenfalls lohnen, wichtige Wendepunkte zu betrachten und sich an glückliche Zeiten zu erinnern. Einige Beispiele:

- *Wie ging es mir vor der Krise?*
- *Wie sah es aus, als es mir noch gut ging?*
- *Ich möchte mir ansehen, wie ich die Zeit meiner Ehe empfunden habe.*
- *Meine Pubertät ist eine enorm wichtige Phase gewesen.*
- *Wie war es eigentlich in meiner Schulzeit?*
- *Wie sah die Zeit aus, bevor ich in die Therapie kam?*
- *Ich frage mich, wie ich die Zeit zwischen dreißig und vierzig erlebt habe.*
- *Ich möchte eine Vorstellung davon entwickeln, wie es im nächsten Urlaub sein soll.*
- *Ich möchte eigentlich wissen, wo ich am Ende des Jahres sein will.*
- *Mir fehlt eine Vision für meinen Lebensabend.*
- *Wie sieht es am Ende der Therapie aus?*

Im weiteren Verlauf des Buches werde ich anhand zahlreicher Beispiele zeigen, wie individuell Patienten dieses Angebot nutzen und wie man das Gezeichnete sinnvoll in den Therapieprozess einbinden kann.

Manche Patienten benötigen noch etwas mehr Informationen, um zu verstehen, wozu die »Innenschau« wichtig ist und welche Wechselwirkungen es zwischen der Außen- und Innenwelt gibt. Das folgende

Schaubild erläutert das Grundprinzip des »fokussierten Selbst« und kann – zusammen mit den darunter stehenden Erläuterungen – dem Patienten dabei helfen zu verstehen, dass sich jede Erfahrung auch *innerlich* abbildet.

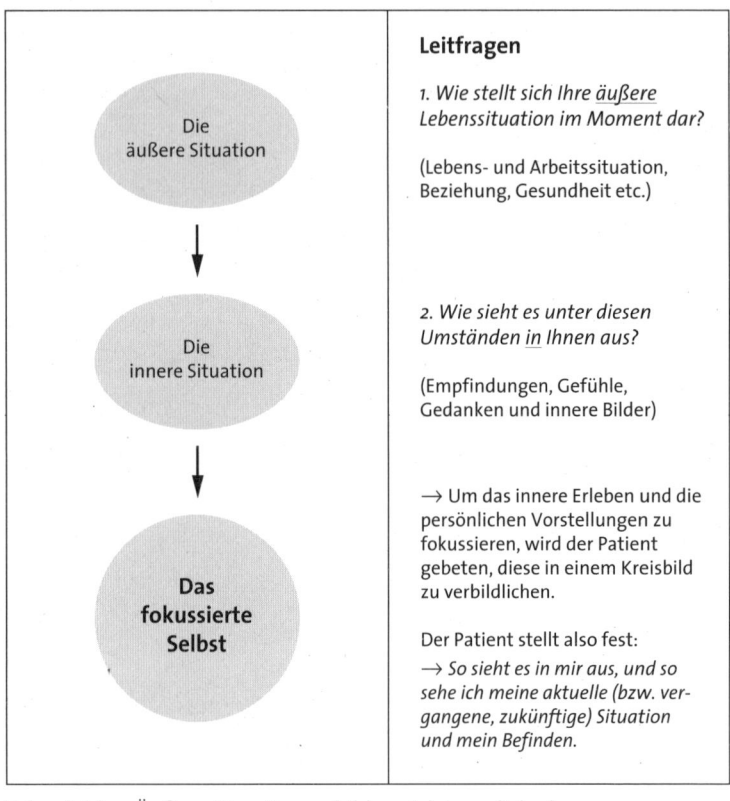

Schaubild 3: Äußere Situationen bilden sich innerlich ab

Erläuterungen
Äußere Umstände haben Einfluss auf das innere Erleben des Menschen, weil man auf äußere Reize reagiert, indem man beispielsweise Gefühle und Gedanken dazu entwickelt. Das, was man denkt und fühlt, spiegelt sich wiederum im Verhalten und in der Interaktion mit der äußeren Welt wider. Dieser Sachverhalt ist den meisten Patienten leicht verständlich. Daraus lässt sich für die Therapie ableiten, dass man sich in besonderer Weise für die Gefühle, Gedanken und das Verhalten des Patienten interessiert. Und vor allem dafür, *wie* er bestimmte Situatio-

nen, die ihm Probleme bereiten, *innerlich* erlebt und verarbeitet. Der Ansatz des »fokussierten Selbst« greift diesen Punkt auf und akzentuiert ihn, indem er zu einem *bildhaften* Ausdruck in einem Kreisbild ermuntert. Vor diesem Hintergrund macht die folgende Leitfrage für viele Patienten schnell Sinn:

>*Wie sieht es angesichts der von Ihnen geschilderten Umstände eigentlich in Ihnen aus?*«

Diese Frage stellt dann eine wertvolle Brücke in den Zeichenprozess und die Arbeit mit dem »fokussierten Selbst« dar. Im nächsten Kapitel erfahren Sie Näheres darüber, warum sich die Arbeit mit den Kreisen für eine fokussierte Bearbeitung anbietet und dabei hilft, die für die Therapie wesentlichen Aspekte im Auge zu behalten

II.   Das Konzept

1.   Warum ein Kreis?

Da ein wesentliches Merkmal dieser Methode darin besteht, inneres Erleben in einen Kreis zu zeichnen, möchte ich in diesem Kapitel einige Aspekte aus der langen und interessanten Geschichte des Kreises in Erinnerung rufen. Mit dem entsprechenden Hintergrundwissen ausgerüstet, fällt es meist leichter, sich ein neues Interventionsangebot anzueignen und es auszuprobieren.

Der Kreis gehört zu den ältesten Symbolen der Menschheit. Er stellt eine Grundform des Lebens dar, die jedem geläufig ist. Schon Sumerer und Ägypter bildeten Sonne und Mond, was naheliegt, als Kreis ab. Das geheimnisvolle Arrangement der Steine von Stonehenge besteht in einer Kreisform. Erste Strichmännchen und Gesichter haben wir im Kindergartenalter mithilfe des Kreises gezeichnet und ihn in der Schule als geometrische Grundform kennengelernt. Im Geschichtsunterricht erfuhren wir, wie wichtig die Erfindung des – kreisrunden – Rades für die Menschheitsgeschichte war. Schließlich erlebten wir sehr körpernah, wie wir mit Geschick unseren Tretroller und dann das Fahrrad in Schwung bringen konnten. Dies ist ohne die Kreisform der Räder undenkbar. Der Kreis bringt die Dinge ins Rollen, und wie wir aus dem Biologieunterricht wissen, ist die menschliche Eizelle ebenfalls rund. Auch in der indischen Vorstellung der Chakren stellt man sich diese Energiezentren als drehende, kreisförmige Räder vor.

In der Philosophie des Zen wird die Leere des Kreises als ein Raum verstanden, der alles und nichts zugleich darstellt. Aus ihm kann alles entstehen, in ihm kann alles verschwinden. Er lädt dazu ein, über Anfang und Ende, Leben und Tod zu meditieren. So tun es etwa tibetische Mönche, die in der traditionellen Kreisform des Mandalas farbenfrohe Bilder aus Sand erstellen und diese nach ihrer Vollendung wieder zerstören.

In seiner Einfachheit und scheinbaren Oberflächlichkeit kann der Kreis an Tiefe gewinnen. Er verweist in all seinen Bedeutungsnuancen auf etwas ganz Ursprüngliches. Dieses Wissen ist auch in unseren Patienten tief verwurzelt und kann gut als Ressource genutzt werden. Der Kreis bietet daher in seiner schlichten Form eine ideale Projektionsfläche für den Ausdruck menschlichen Erlebens.

Der Kreis als fokussierendes Symbol

Dies bestätigt sich, wenn wir in die Alltagssprache hineinhören. Dort lassen sich weitere, positiv besetzte Zuschreibungen entdecken: Wir genießen es, wenn die Dinge *rund* laufen und eine Erfahrung als *runde* Sache abspeichern können. Und welch magische Kraft der Kreis entfalten kann, lässt sich z. B. im Sport beobachten: Bevor es *rund* geht, formiert sich die Mannschaft im Kreis. Man spricht sich gegenseitig Mut zu und bündelt die Kräfte. Archetypisch betrachtet werden dem Kreis dadurch ganz selbstverständlich *zentrierende* und aufbauende Wirkungen zugeschrieben. Qualitäten, die in jeder Therapie und Beratung für die Genesung und Weiterentwicklung von elementarer Bedeutung sind.

Was zu beachten ist

Ein über die Jahre angesammeltes Wissen als erfahrener Psychotherapeut sollte nicht dazu verleiten, dem Patienten Bedeutungsebenen nahezulegen, die für ihn nicht stimmig und sinngebend sind. Was der Kreis für den Einzelnen symbolisiert, kann von Patient zu Patient ganz unterschiedlich ausfallen. So empfand Herr A. den Kreis wie eine Lupe, die es ihm ermöglicht, mal genauer hinzugucken, was eigentlich in ihm los ist. Frau B. blickte in den Nährboden einer Petri-Schale und war neugierig, was da wohl keimte und wachsen könnte. Für Herrn C. stellte es sein inneres Auge dar, durch das er seine Gefühle erspüren und näher erkunden konnte. Für mich ist es faszinierend mitzuerleben, wie Menschen den Kreis mit ihrer eigenen Symbolik und persönlichem Inhalt versehen. Zahlreiche Beispiele dazu finden sich in den nächsten Kapiteln. Es lohnt sich, offen zu bleiben und sich überraschen zu lassen, was der eigenen Klientel dazu noch alles einfällt.

2. Bilder sagen mehr als 1000 Worte

Wie auch immer im Einzelfall die individuelle Symbolik des Kreises verstanden wird, ist dieser begrenzte Raum stets eine Herausforderung, denn er ist – leer! Er lädt dazu ein, ihn zu füllen oder – auch das ist eine Option – ihn leer zu lassen! Selbst diese Möglichkeit eröffnet sich aus der Betrachtung des Kreises. Nicht oder noch nicht zu wissen, wie man etwas ausdrücken kann, ist durchaus ein guter Startpunkt. Beispielsweise um zu besprechen, was denn erforderlich ist, um es herauszufinden. Die Konfrontation mit dem Kreis hat den Vorteil, dass sie zu Beginn eine Auseinandersetzung mit etwas scheinbar Äußerem darstellt, an dem man jedoch bald eine innere Befindlichkeit festmachen kann. Dieser Blick in den Mikrokosmos der Seele ist dann unmittelbar erlebbar. Er fordert geradezu eine Zentrierung heraus und lenkt den Fokus auf Wesentliches.

Der Kreis eröffnet einen Möglichkeitsraum
Die Anwendungsmöglichkeiten in der Psychotherapie sind vielfältig. Ein Mensch, der sich in einer Krise befindet, ist in der Regel ungeordnet. Sein Gefühlshaushalt ist durcheinandergeraten, sein Denken kreist um das immer Gleiche, und er weiß nicht, was er tun oder lassen soll. Ihm fehlt eine Orientierung, und er ist auf der Suche nach einer neuen Ordnung. Das Gleiche gilt für Patienten mit frühen Störungen oder traumatischen Erfahrungen, die von archaischen Ängsten geplagt werden und strukturelle Defizite im Bereich der Impulssteuerung, der Selbst- und Fremdwahrnehmung, der Gefühlsregulierung und Beziehungsgestaltung haben. Kommen noch Probleme im Selbstwerterleben und im Auffinden einer sinnvollen Lebensperspektive hinzu, herrscht im Betreffenden zunächst großes Chaos. Da ist es hilfreich, ihm ein Angebot machen zu können, welches eine Struktur *vorgibt*. In den genannten Fällen sollte sich der Therapeut erlauben, aktiv steuernd einzugreifen, wie es durch das Angebot, mit dem »fokussierten Selbst« zu arbeiten, möglich ist. Dadurch schafft er gemeinsam mit dem Patienten eine innere Landkarte, mit der man sich im Verlauf der Therapie auch in schwierigem Gelände bewegen und ausrichten kann.

Dies gilt auch für problematische Erfahrungen, die im vorsprachlichen Lebensalter gemacht wurden. Eine diffuse Ahnung über Zurückliegendes, was sich sprachlich nicht fassen lässt, kann unter Umständen in einem schlichten Bild Ausdruck finden. Folgt man einem spontanen Impuls, geschieht dies oft in einer bestimmten Form oder Farbe. Und vergessen Sie nicht: Bilder sagen mehr als 1000 Worte! Bilder stellen einen wichtigen Anker dar, der Patienten im Alltag begleitet. Oft berichten mir Patienten, dass sie die von ihnen erstellten Zeichnungen verinnerlicht haben und vor ihrem geistigen Auge wachrufen. »Das ist wie ein Kompass, der mich daran erinnert, wo ich stehe und wo es langgehen könnte«, meinte ein 50-jähriger Mann. Diesen Gesichtspunkt greife ich später erneut auf und zeige, wie man ihn therapeutisch noch gezielter nutzen kann.

3.   Wesentliches erfassen

Ein wesentliches Ziel der Arbeit mit dem »fokussierten Selbst« besteht darin, eine sinnvolle Struktur aufzubauen und damit Halt und Sicherheit zu geben! Bedrohlich erlebte Gefühle und Erinnerungen können eingegrenzt und wichtige Erfahrungen, Erinnerungen und Wünsche in Sicherheit gebracht werden. Außerdem richtet sich der Blick auf stabilisierende Ressourcen. Damit hat man bereits einen ersten kraftvollen roten Faden etabliert. Unmerklich werden Patienten darin geschult, ihre Introspektionsfähigkeit zu verbessern, und sie gewinnen zunehmend einen stabileren Zugang zu sich selbst. Diese Förderung der Ich-Selbst-Achse ist meines Erachtens einer der wirkungsvollsten Effekte dieses Ansatzes, denn dadurch wird der Patient unabhängiger von äußeren Stabilisatoren. Er bildet Substanz und erwirbt einen inneren Boden, der es ihm erlaubt, sich von innen her aufzurichten.

Die differenzierte Wahrnehmung und Verbildlichung seines Erlebens fördert seine Ich-Stärke, und die wachsende Bewusstheit ermöglicht allmählich eine neue Ordnung, die konstruktive Veränderungsschritte unterstützt. Denn alles, was von innen nach außen gebracht wird, wird der Bearbeitung zugänglich. Was zunächst nur diffus ahnbar ist, erhält eine Form und wird dadurch konkret und handhabbar. Man kann es anschließend mit gesundem Abstand betrachten. So können sowohl *schmerzliche* und angstbesetzte Erfahrungen aus anderen Perspektiven betrachtet als auch *gute* Erlebnisse würdigend eingerahmt werden. Man hat unmittelbar vor Augen, was einem wichtig ist, und muss es nicht zerreden. Wie bei einem Bild im Museum kann man davor stehen und es wahlweise aus gebührendem Abstand oder aus der Nähe betrachten. Der Patient kann es so aus einem für ihn stimmigen Abstand auf sich wirken lassen.

Die Rückmeldungen der Patienten bestätigen, dass anschaulich bebilderte Erfahrungen besser im Gedächtnis bleiben. »Dass meine Kindheit so betrübt war, ist mir erst durch die düstere Stimmung des Bildes klar geworden. Kein Wunder, dass ich manchmal so traurig werde, wenn ich daran denke.« »Ich musste immer wieder an die Sonne in meinem Herzen denken, die ich da gemalt hatte.« Die rechte Gehirnhälfte wird angesprochen, denn dort werden überwiegend visuell aufgenommene Eindrücke be- und verarbeitet sowie Gefühle, Stimmungen und intuitive Verknüpfungen erfasst. Durch diesen kreativen Prozess werden neue Sichtweisen und Erkenntnisse gefördert, man sieht auf einen Blick, was los ist.

Im Folgenden habe ich das Anliegen und die Ziele dieser Methode zusammengefasst:

Die Ziele im Überblick

- Wesentliches erfassen
- Struktur entwickeln
- Introspektionsfähigkeit schulen
- Differenzieren lernen
- Das Ich und die Ich-Selbst-Achse stärken
- Orientierung und Halt gewinnen
- Ordnung ins Chaos bringen
- Perspektivwechsel vornehmen
- Ressourcen fördern
- Die Energie der Bilder für Veränderungen nutzen
- Zielorientiert und fokussiert bleiben

4. Den Patienten coachen? – Du darfst!

Für Therapeuten, die es gewohnt sind, den Patienten kommen zu lassen und den Verlauf der Sitzungen so zu nehmen, wie er sich von allein entwickelt, ist es eventuell ungewohnt, aktiv steuernd in den therapeutischen Prozess einzugreifen. Dem Prozess des Patienten zu vertrauen ist sicher notwendig und wichtig. Diese Haltung entfaltet ihr volles Potential oft noch mehr, wenn sie um eine aktiv steuernde Komponente und ein strukturgebendes Angebot ergänzt wird. Es geht nicht um ein Entweder-oder, sondern um ein Sowohl-als-auch.

Besonders für Menschen mit strukturellen Defiziten, denen in ihrem Inneren etwas Wesentliches fehlt, ist die Arbeit mit dem »fokussierten Selbst« hilfreich. Weil diese Patienten bislang noch keine Repräsentanzen und tragfähigen inneren Bilder entwickeln konnten, weil ihnen die entsprechenden Beziehungserfahrungen oder Vorbilder fehlten, werden sie nun ermuntert, Vorstellungen zu entwickeln. Möglicherweise denken sie sogar zum ersten Mal in ihrem Leben darüber nach, wie es wäre, Gefühle steuern zu können, statt ihnen ausgeliefert zu sein, oder sich selbst Wert beizumessen, anstatt sich selbst zu zerfleischen. Auch die Frage, welche Art von Beziehung ihnen guttun würde, ist für manche Patienten überraschend neu. Ein Patient mit einem geringen Selbstwert kann sich so auf eine Spurensuche begeben, die man mit folgender Frage einleiten könnte:

Und wenn da ein Selbstwert in Ihnen wäre, wie würde dieser aussehen und sich anfühlen? Nehmen wir an, Sie sind mit Ihrer kreativen Seite verbunden, und wie in einem Märchen dürfte ein Bild in Ihnen auftauchen, welches zeigt, wie es ist, wertvoll zu sein? Wie würde das aussehen?

Eine Patientin entwickelt nach einer Weile des Suchens die Vorstellung, auf einem Thron zu sitzen, »aufrecht und stolz wie eine Königin, mit einer Krone auf dem Kopf, ganz würdevoll«. Ein anderer Patient, dessen Impulskontrolle schwach ausgeprägt ist, kreiert das Bild eines Wasserhahns, mit dessen Drehkopf er die Intensität seiner Gefühle regulieren könnte. Ein Dritter, der oft ins Bodenlose fällt, weil es ihm an innerem Halt mangelt, atmet erleichtert auf, als er dazu eingeladen wird, sich darüber Gedanken zu machen, wie er denn gerne aufgefangen werden möchte und wie ein Boden aussehen könnte, der ihn sanft auffängt. Eine weitere Patientin, die immer wieder in ihren Löchern verschwindet, entdeckt plötzlich eine Leiter, mit deren Hilfe sie wieder herausklettern kann: »Auf diese Idee bin ich noch nie gekommen. Ich dachte, ich bin dazu verdammt, in diesem Loch aushalten zu müssen.«

Anhand der zahlreichen Fallbeispiele in diesem Buch soll deutlich werden, wie sich der Therapieprozess enorm fördern lässt, wenn man die Patienten bittet, diese wichtigen *inneren* Bilder zu Papier zu bringen. Dadurch verankern sie sich und erhalten neben der inneren auch eine äußere Realität, die man betrachten kann. Die fokussierten Bilder werden dann zu stillen Begleitern, die auch außerhalb der Therapiestunden Halt und Orientierung geben.

Das nächste Schaubild weist noch einmal darauf hin, wie durch das Bild ein wichtiges *drittes* Element in den therapeutischen Raum hineinkommt. Es ist für mich immer wieder spannend zu erleben, wie sehr dies den therapeutischen Prozess bereichert und fördert.

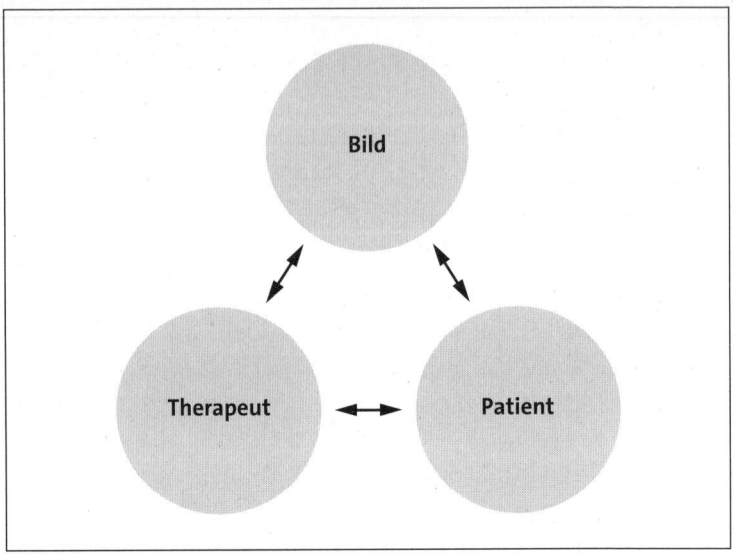

Schaubild 4: Der Fokus – In Resonanz mit dem Bild

Kurz und knapp
Das innere Erleben bekommt durch die fokussierte Zeichnung eine äußere Form und kann dadurch als gemeinsames Drittes betrachtet werden. Es ist sichtbar, worüber man spricht und auf welchem Thema der Fokus liegt. Therapeut und Patient können eine Beziehung zum Thema aufbauen und damit in Resonanz gehen. Dies fördert die Bearbeitung und verdeutlicht, dass der Patient nicht allein mit seinen Problemen ist.

III. Das Setting

1. Die »Hardware«

In diesem Kapitel stelle ich das praktische Vorgehen in der Arbeit mit dieser Methode vor. Sie lernen das Handwerkszeug kennen, und ich weise auf die für die therapeutische Arbeit wichtigen Aspekte und Nuancen hin. Dadurch erhalten Sie Sicherheit in der Anwendung und können für den Patienten einen Halt gebenden Rahmen etablieren, der auch ihm Vertrauen und Sicherheit bietet. Beginnen wir mit den notwendigen Utensilien.

Optimal ist es, einen festen Platz für das Zeichnen im Therapiezimmer einzurichten. Der Tisch zum Zeichnen sollte mindestens 100 cm breit und 60 cm tief sein, damit ein großer Zeichenblock im Format von DIN-A2 oder anderes Zeichenpapier darauf ausreichend Platz hat. Machen Sie es Ihrem Patienten leicht: Auf dem Tisch sollten Buntstifte und Malkreiden in Griffnähe bereitstehen. Hilfreich ist es, dem Patienten die verschiedenen Utensilien vorzustellen, damit er konkret sieht, welche Möglichkeiten ihm zur Verfügung stehen.

Außerdem sollten ein Anspitzer und ein Radiergummi vorhanden sein. Letzterer ermöglicht dem Patienten, seinen Entwurf bei Bedarf zu korrigieren, denn schließlich soll das Ergebnis seinen Vorstellungen entsprechen – Anpassungen und Veränderungen sind ausdrücklich erwünscht!

Sollte es noch nicht die Möglichkeit geben, einen Tisch im Raum unterzubringen, kann als Zeichenunterlage eine leichte Holzplatte angeschafft werden, die sich auf die Knie oder den Boden legen lässt. Eine suboptimale Lösung, aber immerhin eine Lösung.

Zum Zeichnen der Kreise biete ich als Zeichenhilfe einen großen, einen mittleren und einen kleinen Teller an, sodass der Patient die ihm gemäße Größe wählen kann. Der Vorteil der Teller liegt darin, dass man sie auf dem Zeichenblatt hin und her schieben kann. So kann der Patient die für ihn stimmige Anordnung finden. Denkbar ist auch, entsprechend Holzschablonen in Kreisform anzufertigen. Es lässt sich natürlich auch ein Zirkel verwenden, doch dieser ist in der Handhabung nicht jedem vertraut oder erinnert manchen zu sehr an die Schule. Außerdem entsteht ein Loch im Papier, und die Zirkelspitze »beschädigt« möglicherweise die darunter liegenden Blätter und gibt eine Mitte vor, die nicht gewollt ist. Die Teller hingegen geben dem Ganzen mehr Gewicht und sind handlicher. Sie signalisieren durch ihre banale Alltäglichkeit, dass es jetzt nicht um Perfektion oder exakte geometrische Aufgaben geht. Das erleichtert nach meiner Erfahrung vielen den Einstieg.

2. Anleitung und Spielregeln – Die sieben Phasen

Die Arbeit mit dem »fokussierten Selbst« vollzieht sich in sieben Phasen. Diese sind:

a) Die Einführung der Methode
b) Die Hinführung des Patienten in den gestalterischen Prozess
c) Die Klärung offener Fragen
d) Das Herstellen eines sicheren Rahmens
e) Angemessen Begleiten, wenn Gefühle auftauchen
f) Die Nachbesprechung
g) Das Wiederaufgreifen in den Folgesitzungen

Auf den nächsten Seiten beschreibe ich diese Phasen etwas ausführlicher und mache zum Teil konkrete Vorschläge, wie sich diese auch sprachlich einführen und begleiten lassen. Diese verstehen sich als Anregung und Handreichung. Sie können meine Formulierungen gern übernehmen und erst einmal ausprobieren. Aus eigenem Erleben weiß ich, dass man letztlich dann am besten wirkt, wenn man aus dem eigenen Sprachfundus schöpft. Passen Sie meine Vorschläge daher gern an Ihre Belange an und finden Sie eigene Worte.

Den Fragen der Beziehungsgestaltung widme ich immer wieder Aufmerksamkeit. Das mag verwundern, denn schließlich könnten erfahrene Kollegen mit Fug und Recht einwenden, dass sie mit diesem Aspekt längst vertraut sind, da eine tragfähige Beziehung schließlich die Grundlage einer jeden wirksamen Therapie darstellt. Dennoch ist es mir wichtig, die Details des Beziehungsgeschehens im Zusammenhang mit der Methode des »fokussierten Selbst« sorgfältig herauszuarbeiten. Zum einen, weil ich weiß, dass man in der täglichen Routine schon mal andere Schwerpunkte setzt oder diesen Aspekt unmerklich aus den Augen verlieren kann. Und zum andern und vor allem, weil es Schnittpunkte gibt, an denen eine besondere Aufmerksamkeit erforderlich ist, um dem Patienten Sicherheit und Orientierung zu vermitteln. Diese markanten Punkte finden sich in jeder der sieben Phasen.

a) Die Einführung der Methode

Zur Hinführung hat sich folgende Formulierung bewährt:

Der Kreis ist eine der ältesten Ur-Formen der Menschen und bietet eine gute Gelegenheit, sich auf das Wesentliche zu besinnen. Somit haben wir eine gute Grundlage für eine erfolgreiche Therapie und können im Verlauf der Behandlung bzw. Beratung immer wieder darauf zurückkommen. Das, was Sie in diesem Kreis zum Ausdruck bringen, kann Ihnen und mir als roter Faden dienen, der daran erinnert, was wirklich wichtig ist.

Hilfe – ich kann nicht zeichnen!

Häufig äußern Patienten, dass sie nicht zeichnen können. Unmerklich erinnert sich der eine oder andere an schlechte Erfahrungen und gerät unter Leistungsdruck oder empfindet die Angst zu versagen. Wenn dieses Erfahrungsschema auftaucht, sollte man es sich für einen späteren Zeitpunkt merken, es jedoch zu Beginn nicht zum Hauptthema machen. Ich empfehle stattdessen, diese Bemerkung als *Ressource* zu betrachten, indem man beispielsweise anmerkt:

Sie möchten sicher nicht als unfähig dastehen, so wie mancher in der Schule oder im Elternhaus, wenn etwas von ihm gefordert wurde, was er noch nicht konnte. Das kann ich gut verstehen! Und Sie haben Glück: Wir sind hier in diesem Raum nicht in der Schule oder in Ihrer Familie, sondern in der Therapie/Beratung, und da gibt es erfreulicherweise keine Noten. Sollten Ihnen Noten jedoch wichtig sein, dürfen Sie am Ende gern Lehrer spielen und sich selbst eine Note geben. Für die Therapie ist dies jedoch nicht erforderlich.

Oder: Das ist gut, denn dann laufen Sie nicht Gefahr, ein Kunstwerk zu schaffen, das Sie der Öffentlichkeit präsentieren wollen, die Sie dann möglicherweise in der Luft zerreißt. Da alles, was Sie zu Papier bringen, ganz unter uns bleibt, können Sie also ganz ohne Druck, nach Lust und Laune und mit Ihren Mitteln zum Ausdruck bringen, wie Sie die Situation erleben.

Was zu beachten ist

Durch diese Erläuterungen hilft man dem Patienten über eine anfängliche Hürde hinweg und ermöglicht ihm eine neue Erfahrung. Bislang ist es in meiner Praxis erst zweimal vorgekommen, dass Patienten sehr deutlich formulierten, dass ihnen dieses Angebot nicht behagt. Selbstverständlich ist dies eine klare Kontraindikation und eine gute Gelegenheit zu würdigen, dass der Patient anscheinend gut formulieren kann, was er *nicht* möchte. Diese Chance lässt sich dann gut zu einem Gespräch darüber nutzen, welche Form der Selbsterforschung ihm gemäßer ist. Außerdem kann es sein, dass der Zeitpunkt nicht stimmt, sodass man in einer späteren Sitzung auf das Angebot zurückkommen kann.

b) Die Hinführung des Patienten in den gestalterischen Prozess

Ist die Bereitschaft geweckt, sich auf dieses Vorgehen einzulassen, bitten Sie den Patienten – entsprechend der thematischen Vorgaben, die ich noch erläutern werde – einen, zwei oder drei Kreise auf das Papier zu zeichnen. Größe und Abstand der Kreise kann er frei wählen. Da es darum geht, fokussiert zu bleiben, weisen Sie auf eine wichtige Spielregel hin:

Sie können den ganzen Innenraum des/der Kreise/s nutzen, bleiben Sie jedoch bitte <u>innerhalb</u> des Kreises.

Jetzt ist es wichtig, noch einmal zu wiederholen, worum es geht. Es ist hilfreich nachzufragen, ob die Aufgabenstellung und der Sinn des Angebots klar sind, und ggf. Verständnisfragen zu beantworten.

c) Die Klärung offener Fragen

Manchmal werde ich gefragt, ob man diese Methode auch allein zu Hause machen könne wie eine Hausaufgabe. Hier gilt es abzuwägen und herauszufinden, ob es dem Patienten möglich ist, in seinem gewohnten Umfeld die erforderliche Ruhe und Zentrierung herzustellen. In einem fortgeschrittenen Therapieprozess ist dies sicher eine gute Herausforderung, um den Transfer des in der Therapie Besprochenen in den Alltag zu unterstützen. Es gibt Patienten, die sich etwa während einer Pause, im Urlaub oder am Ende der Therapie Mal-Utensilien anschaffen, um ihren Prozess selbständig weiterführen und gestalten zu können. In der Anfangsphase jedoch kann es eine Überforderung darstellen und strukturell schwache und bindungsverunsicherte Patienten irritieren, da sie zu früh sich selbst überlassen werden. Ich empfehle daher, den Zeichenprozess zunächst im geschützten Rahmen des Therapieraumes zu belassen. Der Vorteil besteht außerdem darin, dass Störungen und Fragen sofort besprochen werden können. Das gibt zusätzlich Halt und Sicherheit.

Was zu beachten ist

Alle Fragen, die für den Patienten relevant sind, sollten im Vorfeld geklärt werden. Ist jemand verunsichert, weil er den Charakter der Übung noch nicht verstanden hat, nehmen Sie sich Zeit für die Beantwortung. Die Frage »*Soll ich nur Schlechtes malen?*« ist beispielsweise eine Steilvorlage, die man gut nutzen kann, um ein ressourcenorientiertes therapeutisches Verständnis zu dokumentieren. Mir ist wichtig, Patienten darauf hinzuweisen, dass man für die Lösung von Problemen sowohl einen Blick auf die unangenehmen Erfahrungen im Leben werfen sollte als auch auf die erfreulichen. Andererseits darf man nicht dem Denkfehler erliegen, dass schmerzliche Erinnerungen unbedingt zu vermeiden sind, denn auch im Schmerz sind meist Kraft und Lebensenergie gebunden, die bei angemessener Trauerarbeit wieder ins Fließen kommen und für Veränderungen fruchtbar gemacht werden können. Diesen Aspekt kann man den Patienten erläutern, und oft reichen diese wenigen Erklärungen aus. Man kann dem Patienten dann selbst überlassen, wie er die Vorgaben nutzen möchte. Ich empfehle eine Formulierung wie:

Greifen Sie bitte das heraus, was für Sie im Moment von Bedeutung und stimmig ist, sodass sich für Sie ein sinnvolles Bild ergibt. Zu einem späteren Zeitpunkt können Sie gern noch weitere Aspekte hinzufügen.

d) Das Herstellen eines sicheren Rahmens – Die Beziehung

Besonders wichtig ist das Beziehungsangebot während des Zeichnens. Der Patient lässt sich auf eine sensible Selbsterforschung ein. Dazu benötigt er Sicherheit auf der Beziehungsebene und eine klar definierte Absprache. Es gibt Patienten, die großen Wert darauf legen, dass der Therapeut während des Zeichnens im Raum bleibt. Diesen Wunsch sollte man unbedingt ernst nehmen und nachfragen, wo man sich im Raum positionieren kann. Sollten Sie sich mit dem Wunsch unwohl fühlen, bringen Sie ruhig Ihre Vorstellung ein und nehmen Sie sich Zeit, einen guten Kompromiss zu finden. Mitunter ist es dem Patienten auch gleichgültig, dann kann man frei entscheiden und einen Platz wählen, der einem stimmig erscheint. Dabei kann man sich von folgenden Überlegungen leiten lassen:

Aspekte der Sitzordnung

Die Gestaltung des Sitzarrangements ist von zentraler Bedeutung für das Wohlbefinden des Patienten. Sowohl zu viel Nähe als auch eine zu große Distanz können Stress erzeugen. Da der Patient in einen schöpferischen Prozess hineingeführt werden soll, ist es wichtig, dass er nicht zu viel Energie für das Herstellen seiner Wohlfühlzone verwenden muss. Gleichwohl kann man mit diagnostischem Blick registrieren, wie Nähe und Distanz reguliert werden. Nimmt der Patient das Angebot zur Mitgestaltung ernst? Ist es ihm egal? Kann er sofort benennen, was für ihn angenehm ist, oder muss er lange überlegen? Ist es ihm unangenehm, sein Nähe- oder Distanzbedürfnis zu kommunizieren?

All diese Beobachtungen können zu einem späteren Zeitpunkt hilfreich sein, da sich in diesem Setting leicht frühe Bindungserfahrungen und Re-Inszenierungen widerspiegeln. Da ist es wichtig, achtsam zu sein und die Feinabstimmung sorgfältig zu gestalten. Lassen Sie sich Zeit, die Körpersprache des Patienten und die Stimmung im Raum zu erfassen. Ihre Wahrnehmungen stellen eine wertvolle Informationsquelle für eine produktive Beziehungsgestaltung dar. Man sollte dem Patienten entgegenkommen und seinem Sicherheitsbedürfnis Rechnung tragen. Er ist der Experte, der weiß, wie es für ihn richtig ist. Tut er sich damit schwer, kann man ihm durch folgende Ausführungen helfen:

Sie kennen sich selbst ja viel länger, als ich Sie kenne, und sicher spüren Sie, was Ihnen angenehm oder unangenehm ist. Sollte Ihnen das noch schwerfallen, lassen Sie uns gemeinsam herausfinden, wie es für Sie richtig ist. Wir können gerne unterschiedliche Arrangements ausprobieren, bis es für Sie stimmig ist.

Es ist wichtig, sich vor Augen zu führen, dass die Einladung zu dieser Art der Selbsterforschung einen sehr intimen Moment darstellt, der großen Respekt erfordert. Man sollte jede Unmutsäußerung aufgreifen und besprechen, nichts soll forciert werden. Erst wenn die Beziehung etabliert und ausreichend sicher ist, die Absprachen und Spielregeln nachvollziehbar besprochen sind und der Patient sein Einverständnis gegeben hat, kann er sich auf den Zeichen- und Malprozess einlassen.

Was zu beachten ist

Es gibt Patienten, die gern für sich allein und ungestört sein möchten. Auch diesen Wunsch gilt es zu respektieren. Machen Sie jedoch klar, dass Sie trotz der räumlichen Trennung miteinander in Kontakt bleiben. So können Sie darauf hinweisen, dass Sie in Abständen hereinkommen und fragen, ob alles in Ordnung ist. Umgekehrt erläutern Sie dem Patienten, dass auch er sich jederzeit bemerkbar machen kann, wenn er eine Frage hat oder fertig ist. Lassen Sie den Patienten außerdem wissen, was Sie in der Zwischenzeit tun werden, etwa:

Ich bin im Nebenraum und erledige einige Schreibarbeiten. Sie können mich aber jederzeit gern ansprechen.

Dies erleichtert dem Patienten, die Tätigkeit des Therapeuten und eventuelle Geräusche einzuordnen. Er weiß, woran er ist.

Darüber hinaus empfehle ich, sich fürsorglich zu zeigen, indem man beispielsweise ein Glas Wasser oder einen Tee anbietet. Wir haben in unserer Praxis damit gute Erfahrungen gemacht. Menschen mit frühen Versorgungsdefiziten wissen diese Geste zu schätzen. Patienten mit einem ausgeprägt kritisch-normativen Über-Ich kann es dabei helfen, einen wohlwollenden und fürsorglichen Aspekt kennenzulernen. Zugleich bringen Sie damit konkret zum Ausdruck, dass Ihnen das Wohlergehen Ihrer Patienten am Herzen liegt.

Einstiegsritual

Sind die Modalitäten des Kontaktes geklärt, führen Sie den Patienten in die vor ihm liegende Selbsterfahrung ein. Man kann ihm den Einstieg erleichtern, indem man ein kurzes Ritual anbietet. Bitten Sie ihn, beide Beine auf den Boden zu stellen, um gut geerdet zu sein. Laden Sie ihn ein, sich einen Moment zu besinnen, indem er kurz die Augen schließt und seinen Atem beobachtet. Zum Einstieg wähle ich meist folgende Formulierungen:

Seien Sie neugierig, was Ihnen in den Sinn kommt und welche Bilder sich einstellen. Möglicherweise haben Sie sogar schon konkrete Vorstellungen im Kopf. Wichtig ist, dass Sie alle Eingebungen willkommen heißen und diese dann so zu Papier bringen, wie es Ihnen im Moment richtig erscheint. Dies kann schnell oder langsam gehen, da gibt es kein richtig oder falsch. Nehmen Sie sich die Zeit, die Sie brauchen.

Ich setze mich dann jetzt dorthin und bin einfach anwesend. Sie können mich jederzeit ansprechen. Oder: *Ich lasse Sie dann jetzt wie besprochen allein und bin in einigen Minuten wieder bei Ihnen.*

Was zu beachten ist

Die Bedeutung dieses kleinen Einstiegsrituals sollte man nicht unterschätzen. Es gibt Patienten, die gleich loslegen wollen und dazu neigen, schnell etwas hinzukritzeln. Doch das widerspricht dem Anliegen dieses Angebots, denn es geht darum, sich zu *zentrieren*. Ich erinnere mich an eine Patientin, die zu Beginn große Probleme damit hatte, Grenzen einzuhalten und pünktlich zu kommen. Sie wirkte stets etwas »fahrig«. Im Gespräch sprang sie von Thema zu Thema. Als ich sie bat, ihren derzeitigen Gefühlszustand zu zeichnen, wollte sie im Stehen, mit einer Hand an der Hüfte, kurz etwas zu Papier bringen. Bereits von der Anmutung her war zu sehen, dass das nicht gut gehen konnte. Ich bat sie daraufhin, einen Moment zu warten, und erläuterte ihr noch einmal den Sinn der Übung. Anschließend führte ich sie in die Übung ein, indem ich sie bat, sich – wie zuvor beschrieben – zu erden, ihren Atem wahrzunehmen und für einen Moment zur Ruhe zu kommen. Dieser Moment der Stille veränderte schlagartig die Atmosphäre und ihre Körperspannung. Es war deutlich zu spüren, wie sie durch dieses kleine Ritual innerlich zur Ruhe kam. Ihre Rückmeldung am Ende der Sitzung bestätigte dies: »Ich bin dadurch tatsächlich mehr in meiner Mitte angekommen und konnte mich wieder spüren. Das tat gut.«

e) Angemessen begleiten, wenn Gefühle auftauchen

Es kommt vor, dass Patienten während des Zeichnens ins Stocken geraten, weil sie emotional berührt sind. Selbstverständlich haben diese »Störungen« Vorrang, denn in ihnen wird Wesentliches sichtbar. Dann gilt es, den Patienten behutsam zu fragen, ob er mitteilen möchte, was in ihm vorgeht.

Ich sehe, dass Sie etwas sehr berührt. Mögen Sie darüber sprechen, was gerade in Ihnen vorgeht?

Es gibt Patienten, die trotz ihrer Tränen oder einer anderen gefühlsmäßigen Erregung den Zeichenprozess lieber fortsetzen möchten. Dies ist zu respektieren, um dann im Nachgespräch oder in der nächsten Sitzungen darauf zurückzukommen. In der Regel freuen sich Patienten jedoch über das Angebot, und es tut ihnen gut, dem inneren Erleben Raum zu geben, indem man darüber spricht.

Ist ein Patient sehr aufgewühlt und emotional betroffen, kann es hilfreich sein, ihn durch eine körperliche Geste zu trösten. Um Grenzverletzungen zu vermeiden, ist es wichtig, ihn zu fragen, ob man beispielsweise eine Hand auf seinen Arm oder den Rücken legen darf. Dadurch signalisiert man nicht nur Mitgefühl, sondern auch Respekt vor den Grenzen des Betreffenden. Ich habe die Erfahrung gemacht, dass Patienten sehr bedacht mit diesem Angebot umgehen und in der Lage sind, es anzunehmen oder abzulehnen. Meist spürt man im unmittelbaren Kontakt sehr deutlich, wann es gut ist, seine Hand wieder zurückzunehmen. Überlassen Sie es dann ganz dem Patienten, ob er anschließend weiter zeichnen oder im Gespräch verbleiben möchte.

f) Die Nachbesprechung

Bei der Betrachtung des Bildes ist es wichtig, darauf zu achten, dass nicht der Therapeut das Bild mit Bedeutung versieht, sondern dass er diesen Schritt ganz dem Patienten überlässt. Patienten erwarten oft, dass man als Fachmann ihr Bild deutet. Doch es ist ratsam, in dieser Hinsicht abstinent zu bleiben. Man sollte der Versuchung widerstehen, sein angesammeltes Wissen und eigene Assoziationen zu früh zur Verfügung zu stellen. Es besteht sonst die Gefahr, dass das Werk nicht mehr dem Patienten gehört, sondern dem Experten, der es vermeintlich besser weiß. Es ist also gut, den Patienten nicht zu entmündigen, sondern seine Sicht und seine Zuschreibungen zu akzeptieren. Hilfreich hat sich bei der Nachbetrachtung eine Drei-Schritt-Methode erwiesen.

1. Schritt – Wie war's?

Fragen Sie zunächst danach, wie Ihr Patient den Prozess des Zeichnens erlebt hat.

- Ist es Ihnen leichtgefallen?
- Haben Sie lange nach dem passenden Ausdruck suchen müssen?
- Sind Sie mit Ihrem Ergebnis zufrieden oder unzufrieden?
- Ist Ihnen beim Tun etwas aufgefallen?

Dadurch laden Sie ihn ein, über sich und das, was er erlebt hat, zu reflektieren. Halten Sie diesen Schritt möglichst kurz, denn er soll dem Patienten lediglich dabei helfen, aus der Versunkenheit der Selbsterfahrung in einen Modus des Reflektierens zu wechseln. Dann erläutern Sie, dass die Bildbesprechung ab jetzt in zwei weiteren Schritten erfolgt.

2. Schritt – Was sieht man?

Jetzt geht es darum, dass der Patient dem Therapeuten zunächst ledig-lich beschreibt, was man in den Kreisen *sieht*. Es geht noch nicht dar-um, es mit Bedeutung zu versehen. Zur Unterstützung kann man ihn dazu einladen, sich vorzustellen, einem Außerirdischen, der sich auf der Erde nicht auskennt, einfach zu beschreiben, was auf den Zeich-nungen zu sehen ist. Es ist wichtig, dass der Patient selbst beschreibt, was er in seinen Kreisen sieht, denn Wahrnehmung ist bekanntlich ein aktiver Vorgang, und unmerklich ist selbst der erfahrenste Therapeut geneigt, die eigenen Assoziationen in den Vordergrund zu stellen. Ich habe in dieser Hinsicht schon manche Überraschung erlebt. So erlebte ein Patient die Farbe Schwarz als äußerst bedrohlich, ein anderer hin-gegen als sehr beruhigend.

Was zu beachten ist
Die Beschreibung der Formen und Farben des Bildes geht der Bedeu-tungsgebung voran. Wenn mit zwei (Ist-Soll) oder drei Kreisen (Vergan-genheit–Gegenwart–Zukunft) gearbeitet wurde, können Sie die ande-ren Kreise für einen Moment mit einem Blatt Papier abdecken.

3. Schritt – Was bedeutet es?

In diesem Schritt wird der Patient ermuntert, sein Werk zu erläutern. Man bittet ihn, alles zu äußern, was er sich dabei gedacht hat, was ihm wichtig ist und was die einzelnen Elemente des Bildes für ihn bedeuten. Um ihn darin zu ermutigen, ist es unterstützend, aufbauende Kom-mentare abzugeben und den Schaffensprozess des Patienten zu würdi-gen. Schließlich befindet er sich in einer sensiblen Position und ver-traut dem Therapeuten sein Innerstes an. Kleine Bemerkungen wie die folgenden bringen Wertschätzung und Interesse zum Ausdruck:

- *Das ist interessant.*
- *Jetzt verstehe ich, was Sie meinen.*
- *Ja, das haben Sie gut zum Ausdruck gebracht.*

Ermunternde und steuernde Fragen
Bei der Besprechung der Bilder ist es nur bedingt hilfreich, Warum-Fragen zu stellen. Diese engen den Raum zu sehr ein, und im ungüns-tigsten Fall erhält man auf die Frage »Warum haben Sie das gemalt?«

die lapidare Antwort: »Weil Sie es mir vorgeschlagen haben.« Um den Gedankenfluss des Patienten anzuregen, sind öffnende Fragen besser geeignet, die zusätzlich die gute Absicht des Patienten anerkennen und das Prozesshafte hervorheben.

- Das hier sieht *interessant* aus! Was wollten Sie damit zum Ausdruck bringen?
- Was ist Ihnen bei diesem Bild durch den Kopf gegangen?
- Was hat Sie bewogen, es *so* darzustellen?
- Wie sind Sie auf diese *Idee* gekommen?
- Aber auch: »Das habe ich noch nicht ganz verstanden.«

g) Das Wiederaufgreifen in den Folgesitzungen

Zunächst einmal ist es wichtig, als Therapeut den Zeichnungen Wert beizumessen. Dies lässt sich ganz praktisch dadurch dokumentieren, dass man sie sorgfältig aufbewahrt und darauf achtet, sie nicht unnötig zu knicken oder gar abzuheften. Die Bilder kann man fein säuberlich rollen und mit einem Gummiband zusammenhalten. Der Nachteil besteht jedoch darin, dass sie dann nicht mehr plan liegen, sondern jedes Mal wieder in Form gebracht werden müssen. Besser ist es, diese flach in einer Mappe unterzubringen.

Mindestens genauso wichtig ist es jedoch, dem Mut und den Fähigkeiten des Patienten gegenüber eine wertschätzende Haltung einzunehmen. Immerhin ist er ein Risiko eingegangen und hat das sichere Terrain der Sprache verlassen. So könnte man als Therapeut seine Wertschätzung beispielsweise durch folgende einführende Worte zum Ausdruck bringen:

Ich habe den Eindruck, dass Sie in der letzten Sitzung etwas ganz Wesentliches zum Ausdruck gebracht haben. Durch das, was Sie ergänzend zu Ihrem Bild gesagt haben, ist mir deutlich geworden, was Sie gemeint haben. Mir scheint es sehr gelungen, wie Sie mit Ihrer Zeichnung Ihr inneres Erleben dargestellt haben.

Um das Bild betrachten zu können, gibt es viele Varianten: Man kann das Bild auf den Boden legen, auf den Tisch, es an die Wand hängen oder auf dem Tablet oder iPhone gemeinsam betrachten, wenn der Patient oder Therapeut es fotografiert hat. Es ist in Ordnung, unkonventionell zu sein, gerade jüngere Patienten holt man dadurch mit dem Medium ab, welches ihnen vertraut ist. Denkbar ist natürlich auch, den Patienten zu bitten, es sich innerlich vorzustellen.

Darüber hinaus hilft es dem Patienten, wenn man in Erinnerung ruft, was er in der letzten Sitzung darüber gesagt hat. So entsteht für ihn die Möglichkeit, daran anzuknüpfen, Dinge zu korrigieren oder zu ergänzen. Zugleich macht er die Erfahrung, dass sein Werk eine Bedeutung erhält und er es nicht umsonst angefertigt hat, sondern es vielmehr als roter Faden dient. Selbstverständlich kann man dem Patienten das Bild auch vorlegen und ihn bitten, noch einmal in Worte zu fassen, was er mit dem Gezeichneten verbindet. Man kann ihn darin unterstützen, sich zu erinnern oder Ergänzungen vorzunehmen, indem man wiederholt, was er in der ersten Nachbesprechung dazu gesagt hat:

Wenn ich mich recht erinnere, meinten Sie darüber hinaus auch noch … haben Sie sinngemäß davon gesprochen, dass …

Dadurch wird Kontinuität in den Prozess gebracht und der rote Faden gehalten. Das Bild entwickelt sich zu einem Bezugspunkt, der für beide sichtbar und besprechbar wird.

Was zu beachten ist

Aus eigener Erfahrung weiß ich, dass man sich nicht alles merken kann. Wenn man viele Patienten begleitet und das Gedächtnis mitunter an die Grenzen seiner Kapazität gerät, sollte man sich nicht grämen. Vielmehr lohnt es sich, vor Beginn der Sitzung einen Blick in die Notizen zu werfen. Ich habe es mir angewöhnt, unmittelbar nach jeder Bildbesprechung die wesentlichen Bemerkungen des Patienten zu notieren, davon möglichst viel im O-Ton. Natürlich lassen sich die Notizen auch während der Nachbesprechung aufschreiben. Allerdings erlebe ich dies als störend, da es mich aus dem unmittelbaren Kontakt bringt, der mir gerade in der sensiblen Phase der Nachbesprechung wichtig ist. Bei der Verschriftlichung lohnt es sich, darauf zu achten, wichtige *Schlüsselwörter* des Patienten in wörtlicher Rede zu notieren, da diese einen unmittelbaren Zugang zu dessen emotionalem Erleben darstellen. Die Notizen sollte man möglichst nicht im »Fach-Chinesisch« anfertigen, sondern stattdessen dicht am Erleben des Patienten bleiben. Also nicht:

Patient hat Angst vor rezidivierenden Depressionen oder entdeckt haltgebendes inneres Objekt, sondern:

Die dunklen schwarzen Wolken, die so lange über mir waren, möchte ich nicht mehr haben. Es soll mehr Sonne durchkommen. Oder: Das ist Oma Hilde, unser »Ömchen«. Sie war zwar streng, aber zugleich so gütig. Mir wird ganz warm ums Herz, wenn ich an sie denke. Ihre Bratäpfel an Weihnachten rochen so gut.

Beobachtungen, die man auf der Beziehungsebene macht, lassen sich entweder unmittelbar in der Sitzung oder beim nächsten Termin sinnvoll einbringen. Stellen Sie diese dem Patienten zur Verfügung, dadurch können beide überprüfen, inwieweit sie von Bedeutung sind. Ein Beispiel:

Mir ist aufgefallen, dass es Ihnen »egal« war, ob ich bei Ihnen im Raum bleibe oder weggehe. Können Sie dazu noch mal etwas sagen? Wie können wir das verstehen?

Wenn es durch die Anamnese bereits Informationen über die Bindungserfahrungen des Patienten gibt, nehmen Sie ruhig aktiv darauf Bezug:

Sie hatten mir davon berichtet, dass Ihre Eltern wenig an Ihren Bedürfnissen interessiert waren. Könnte es sein, dass diese Haltung auch in Ihnen Niederschlag gefunden hat? Ich meine damit die Frage, ob möglicherweise auch Ihnen selbst heute Ihre Wünsche egal sind. Dass Sie sich vielleicht gar nicht erst trauen zu sagen, was und wie Sie es gerne hätten?

Was zu beachten ist

Zu beachten ist, dass es dabei nicht so sehr um eine treffende Deutung geht oder darum, dass der Therapeut recht hat. Vielmehr ist es wichtig, dem Patienten einen Raum zu eröffnen, in dem Bezüge hergestellt werden, die er so noch nicht gesehen hat. So kann er in Ruhe über die gestellte Frage nachdenken. Gerade wenn es, wie in dem zuvor geschilderten Beispiel, kaum Resonanz und Spiegelung für die Bedürfnisse des Kindes gegeben hat, ist es wichtig, sich genau dafür zu interessieren. Selbst wenn der Patient zunächst irritiert ist, da er ein Interesse an seiner Person kaum kennt oder überhaupt als wichtig erachtet, kann ihn diese Haltung bei der Selbsterforschung unterstützen. Im Sinne einer korrigierenden Beziehungserfahrung kann ihm dies dabei helfen, ein erstes Gefühl dafür zu entwickeln, wie es ist, ernst genommen zu werden. Häufig ist das Desinteresse die normale Beziehungserfahrung gewesen und das Gespür für sich selbst verloren gegangen. Die damit einhergehende Selbstaufgabe der eigenen Belange ist vielen dann nicht einmal bewusst. Ein an eigenen Bedürfnissen orientiertes Leben ist jedoch erst dann möglich, wenn man ein *Gefühl* für sich selbst entwickelt hat. Erst wenn dieses *Selbstgefühl* gestärkt ist, wird die Frage wichtig, ob man seinen Empfindungen und Wünschen auch Wert beimessen möchte, selbst wenn frühere Bezugspersonen oder aktuelle Partner dies nicht getan haben oder tun. Vor diesem Hintergrund können Rückmeldungen, die die Beziehungsebene betreffen, wertvolle Anregungen für eine Weiterentwicklung geben.

IV. Die Grundformel

1. Fokussierung ermöglichen

In diesem Kapitel möchte ich anhand einiger Beispiele einen ersten Eindruck in die Arbeit mit dem »fokussierten Selbst« geben. Später finden Sie noch ausführlichere Falldarstellungen, die einen vertieften Einblick in die zahlreichen Facetten dieses Ansatzes bieten. Dieser lässt sich kurz und bündig auf eine einfache Formel bringen:

Einkreisen = Eingrenzen = Fokussieren

Damit ist gemeint, dass die Kreisform dazu einlädt, den Betrachtungswinkel auf das Wichtige einzugrenzen. Im Umkehrschluss bedeutet dies natürlich auch, dass Unwesentliches ausgegrenzt wird. Wie mit einem Fernrohr wählt man einen Ausschnitt aus, für den man sich näher interessiert. Dadurch richtet sich der Blick auf das Wesentliche, und man kann es in Ruhe betrachten, weil anderes ausgeblendet wird.

Ich zeige zunächst, in welchem Kontext und bei welcher Fragestellung es sich anbietet, mit einem, zwei oder drei Kreisen zu arbeiten.

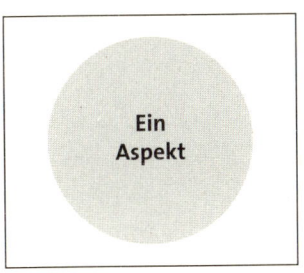

Schaubild 5

2.   Eine Dimension: Ein Gefühl

Ein Aspekt – ein Konflikt – eine Situation – eine Stimmung

Das Angebot, einen Kreis zu zeichnen, macht Sinn, wenn Sie Ihrem Patienten dabei helfen wollen, zunächst nur einen Aspekt seines Erlebens zu beleuchten und festzuhalten. Dabei kann es sich um eine diffuse Stimmung, einen inneren Konflikt oder eine bestimmte Situation handeln, die es zu erfassen gilt. Aussagen wie

- *Ich weiß selbst nicht so genau, was ich fühle.*
- *Ich kann mit Worten noch gar nicht sagen, wie es mir geht.*
- *Ich habe so ein dumpfes Gefühl im Magen.*

können gut als Einstieg in ein nonverbales Erfassen dieser Stimmungslagen dienen. Das gilt ebenfalls für ambivalente Regungen, wie

- *Da wohnen zwei Seelen in meiner Brust.*
- *Ich fühle mich so zerrissen.*
- *Mal bin ich deprimiert, dann wieder beflügelt.*

Ebenso können bildhafte Beschreibungen gut aufgenommen werden:

- *Ich bin wie gefangen, fühle mich so eingesperrt.*
- *Ich fühle mich so bedrückt, es ist so schwarz und dunkel in mir.*
- *Ich bin so allein, meine Einsamkeit begleitet mich schon so lang.*

All das lässt sich zeichnend zu Papier bringen. Man kann den Betreffenden dazu ermuntern, indem man ihn wie folgt einlädt:

Ermuntern und einladen
Nehmen Sie sich bitte einen Augenblick Zeit, diese für Sie unangenehme Gefühlslage bzw. diese für Sie schwierige Situation zu erfassen. Vermutlich ist das unangenehm, denn Sie möchten sich ja davon lösen. Da kann es hilfreich sein, Ihrem Erleben Ausdruck zu verleihen, sodass es nicht mehr nur in Ihnen ist, sondern außerhalb von Ihnen. Mit Abstand betrachtet erkennt man dann meist vieles besser.

Ein Beispiel:
Herr F. ist deprimiert und verzweifelt, weil er den Eindruck hat, nicht ausreichend Gehör zu finden und gesehen zu werden. Bei Beförderungen wurde er mehrmals übergangen, seitdem zweifelt er an seinem

Wert. Innendrin sehe es »zappenduster« aus. Als er dieses Gefühl in den Kreis fokussiert, entsteht folgendes Bild:

So ist es

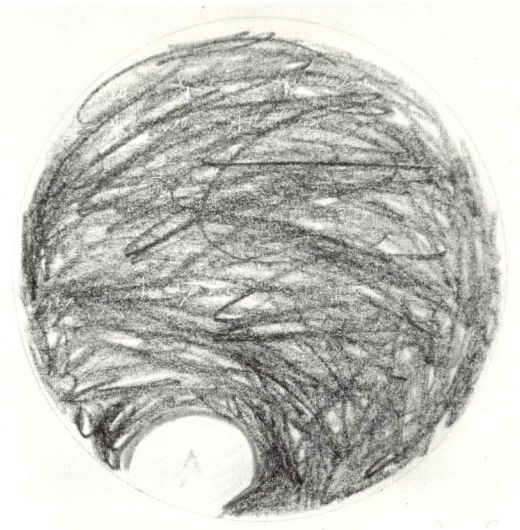

Farbtafel
Bild 1

Ich bin in gedrückter Stimmung, komme mir vor wie ein ganz kleines Licht und habe Angst, es könnte ausgehen. Fühle mich nicht sicher, von den dunklen Stimmungen bedroht.

Einige Monate später entdeckt er neue Aspekte:

Die kleine Höhle und der Ring drumrum sehen ja ganz stabil aus. Klein, aber mein! Eigentlich fühle ich mich darin auch ganz wohl und geborgen. Vielleicht muss ich akzeptieren, dass ich ein kleines Licht bin und nur im Kleinen wirken und gestalten möchte. Ich bin wohl ein Minimalist, der sich nur anstrengt, wenn er muss.

Ein zweites Beispiel:

Frau O. berichtet von einer bedrohlichen Einsamkeit, die sie seit Jahren verfolgt. Als ich sie frage, ob sie sich vorstellen kann, dieser innerhalb des Kreises eine Gestalt zu geben, hat sie sofort ein inneres Bild vor Augen.

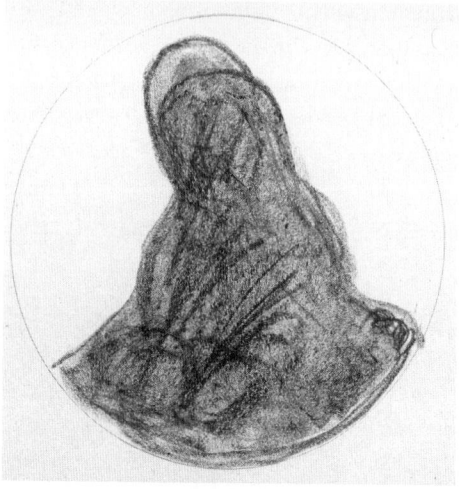

Das ist wie ein bedrohliches Wesen, das auf mich zukommt, mich er-
drückt. Wie eine Frau mit einem Umhang, die auch etwas beschützen
könnte. Wenn ich es jetzt mit Abstand betrachte, kommt es mir vor, als
wären da zwei Frauen, die auf dem Boden sitzen. Da ist eine Zartheit, die
mich auch anzieht.

Wie man an den Kommentaren zu den beiden Bildern sehen kann,
tauchen durch die Fokussierung neue Aspekte auf, die sich in der Therapie sinnvoll vertiefen lassen. Im Mittelteil des Buches finden Sie weitere Beispiele, in denen ich diese Möglichkeiten ausführlicher darstelle.

3.   Zwei Dimensionen: Ist- und Soll-Zustand

Was ich nicht mehr will, weiß ich, aber …

Mit dem Vorschlag, zwei Kreise zu zeichnen, erhebt man nüchtern betrachtet den Ist- und den Soll-Zustand. Dadurch ermöglichen Sie dem

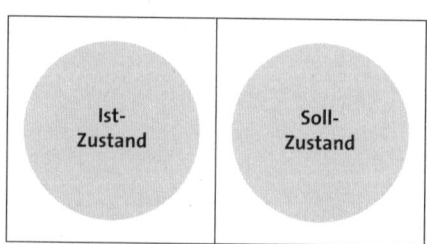

Schaubild 6

Patienten, sich einerseits darüber klar zu werden, wie es aktuell in ihm aussieht, und andererseits, wohin er gern möchte. So kann er eine eigene Vorstellung entwickeln, die für ihn richtig ist. Dieser Aspekt ist wichtig, da das Ausformen eigener Vorstellungen beispielsweise bei depressiven, dependenten oder sehr gehemmten Personen kaum entwickelt ist bzw. zu wenig erlaubt und geübt wurde. Viele können zwar benennen, was sie nicht mehr wollen und dass sich etwas ändern muss, aber es fehlt ein greifbares Ziel. In diesen Fällen ist es hilfreich, die Metapher des Weges einzuführen.

Der Weg
Bevor Sie sich auf den Weg zu einer Besserung Ihres Befindens machen, lassen Sie uns schauen, von wo Sie starten. Wenn man klar vor Augen hat, an welcher Stelle seines Weges man steht, kann man in einem zweiten Schritt umso besser darüber nachdenken, was man für den weiteren Weg hinter sich lassen bzw. vorbereiten muss, um voranzukommen. Beginnen Sie jetzt zunächst mit dem Ist-Zustand, Ihrem derzeitigen Erleben. Im ersten Kreis können Sie zum Ausdruck bringen, wie es Ihnen im Moment geht und wie sich Ihnen die aktuelle Situation darstellt.

So ist es

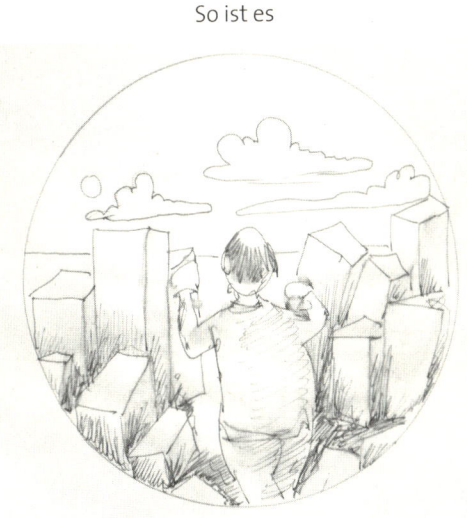

Herr N.: *Ich muss mich durchkämpfen, aufräumen. Da sind zu viele Baustellen. Ich habe keine andere Wahl, als weiterzumachen, mich durchzuwurschteln. Das mag ich nicht, aber ich sehe keine andere Möglichkeit.*

Offen sein für Überraschungen

Bleiben Sie offen für Überraschungen, denn es ist vorgekommen, dass ein Patient feststellte »Jetzt, wo ich es zu Papier gebrachte habe, merke ich, dass es gar nicht so schlimm ist, wie ich vermutet habe.« Allerdings gibt es auch die gegenteilige Erfahrung: »Ich merke gerade, dass es ernster ist, als ich dachte.«

Gerade dann ist es entlastend, sich der zweiten Dimension zuwenden zu können, da sie impliziert, dass es eine Entwicklung geben könnte. Es ist wichtig, den Betreffenden darauf hinzuweisen, dass er seine Wunschvorstellung und sein Ziel ganz optimistisch zum Ausdruck bringen darf und er im Moment noch nicht wissen muss, wie er diesem Ziel näher kommen kann. Dem Patienten kann man beispielsweise folgende Erläuterung anbieten:

Ziel und Weg trennen

Manchmal ist es gut, das Ziel und den Weg dorthin erst einmal voneinander zu trennen. Dazu ist es hilfreich, allen Stimmen, die da sagen könnten, »Das wird eh nichts« oder »Das schaffst du nie«, für eine Weile einen Maulkorb zu verpassen, denn sonst werden alle kreativen Ideen gleich im Keim erstickt. Auch wenn Sie im Augenblick noch nicht wissen, wie Sie Ihr Ziel erreichen können, gestalten Sie es dennoch so konkret wie möglich. Schließen Sie die Möglichkeit nicht aus, dass Sie zu einem späteren Zeitpunkt erkennen, welche Schritte und Maßnahmen Sie Ihrem Wunschziel näher bringen. Gestalten Sie im zweiten Kreis Ihre Wunschvorstellung und lassen Sie sich von der Frage leiten, wie es sein sollte. Sie können ausformen, wie Sie sich idealerweise fühlen möchten oder wie die Situation für Sie erstrebenswert ist.

So soll es sein

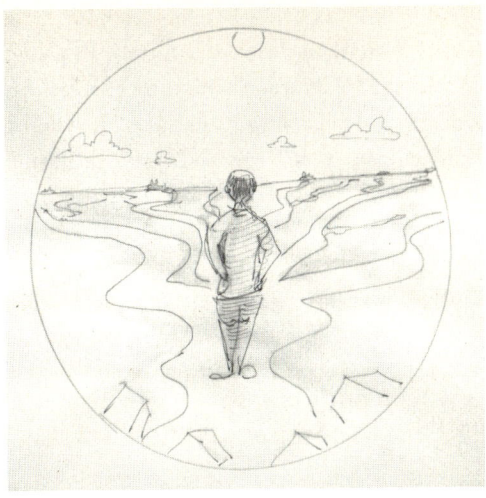

Herr N.: *Ich habe das Gröbste hinter mir, bin freier und entlastet, kann jetzt in Ruhe nach vorne gucken und die verschiedenen Optionen betrachten. Jetzt tun sich Wege auf, und ich muss gut überlegen, welche ich einschlagen will.*

4. Drei Dimensionen: Vergangenheit – Gegenwart – Zukunft

Zur Auffrischung findet sich hier das Ihnen vielleicht noch vertraute Schaubild aus dem ersten Kapitel. Der Patient wird ermuntert, drei Kreise zu zeichnen, um darin drei unterschiedliche Phasen bzw. Zeiten seines Lebens zu erfassen.

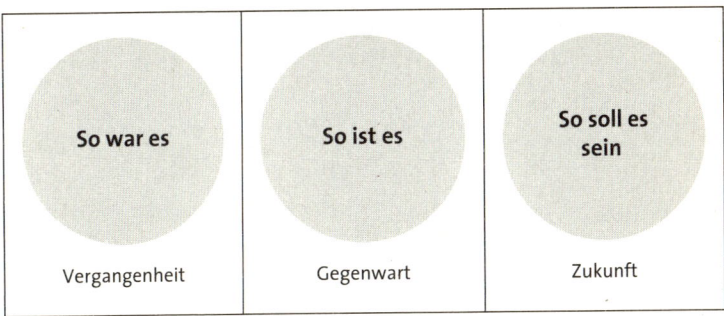

Schaubild 7: Einordnen auf der Zeitachse

Woher kommt das alles und wo soll das hinführen?

Dieses Arrangement ist unterstützend, wenn sich Patienten in einer tief greifenden Krise befinden und Orientierung suchen. Wenn schmerzhafte Ereignisse das Erleben prägen, geht leicht die Orientierung in Raum und Zeit verloren. Manch einer verliert den Bezug zur *Zukunft* und kann keine Perspektive erkennen. Andere wissen nicht, wo sie gerade *jetzt* stehen und was mit ihnen los ist, und wieder andere möchten *zurückblicken*, um zu erfahren, »wo das alles herkommt«.

Zunächst gilt es, ein für die Therapie bedeutsames Zeitfenster festzulegen. Dazu hat sich etwa für den Rückblick folgende Anleitung bewährt.

Den relevanten Zeitraum wählen
Bitte blicken Sie mit dem sicheren Abstand von heute auf Ihre Vergangenheit zurück. Wählen Sie einen Zeitraum aus, der für Sie relevant ist. Sie können beispielsweise einen Blick in Ihre Kindheit werfen und erfassen, wie Sie sich damals gefühlt haben, als Sie noch klein waren. Sie können aber auch einen wichtigen Zeitraum der jüngeren Vergangenheit auswählen, der für Ihr gegenwärtiges Erleben von Bedeutung ist. Nehmen Sie sich Zeit, um sich selbst, die Umstände und die Atmosphäre in dieser Zeit zu erfassen. Halten Sie dann bildhaft fest, was für Sie bedeutsam ist.

Damit ein Eindruck davon entsteht, wie sich die Arbeit mit den drei Kreisen im Verlauf einer Therapie kontinuierlich einsetzen lässt, möchte ich Herrn T. gleich etwas ausführlicher vorstellen. Nach der Einstiegshase in die Therapie äußert er den Wunsch, noch einmal zurückzublicken: »Wie war ich eigentlich drauf, bevor ich zu Ihnen kam?«

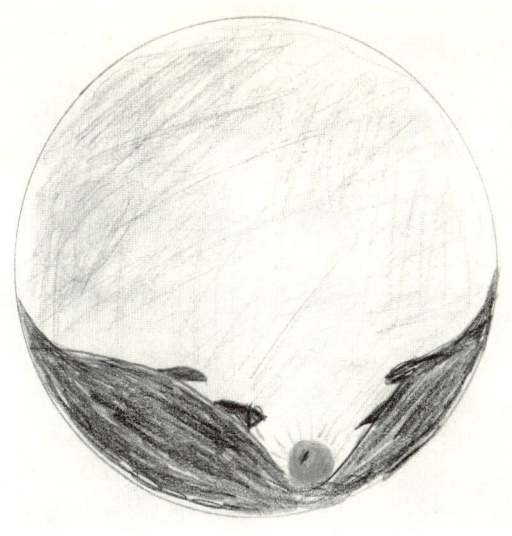

Farbtafel
Bild 2

Herr T.: *Das ist mein Vergeblichkeitsgefühl, ich bin am Tiefpunkt an-gelangt. Mein Schmerz ist groß, allein komme ich da nicht mehr raus. Ich fürchte mich vor Verletzungen. Ich bin allein im Nebel, habe mich auf ein Minimum reduziert, habe mir nie wirklich Raum genommen und bin ärgerlich auf mich, weil ich das eigentlich will.*

Das Rote (die runde Kugel unten im Bild) *bin ich selbst, ich komme nicht hoch, habe keine Arme und keine Beine, kann nur gucken. Da sind Spitzen am Berg und am Himmel Reflektionen wie abends am Hafen von den Lichtern der Kräne.*

Ich habe viel Angst vor Ablehnung in mir. Mir ist klar geworden, dass mir in meiner Familie fast nichts anderes übrig blieb, als mich in die in-nere Emigration zurückzuziehen, doch da möchte ich jetzt unbedingt raus.

Biografische Aspekte

Herr T. befindet sich zu Beginn der Therapie in einer umfassenden Lebenskrise, nachdem er zu lange in einem beruflichen Umfeld ausgehalten hat, das ihm schon lange nicht mehr entsprach. Obwohl er für seine Inputs fast nie Anerken-nung bekam und sich immer mehr isoliert fühlte, war in ihm stets eine diffuse Hoffnung am Leben geblieben, irgendwann erkannt und wertgeschätzt zu wer-den. Zugleich hat ihn die Gleichgültigkeit seiner Arbeitskollegen zutiefst ge-kränkt, da seine Versuche, auf sich und seine Belange aufmerksam zu machen, unbeantwortet blieben. Unmerklich haben sich in ihm eine tiefe Resignation, Hoffnungslosigkeit und ohnmächtiger Zorn eingenistet. Wie im Laufe der Therapie deutlich wird, spiegeln sich in diesem beruflichen Arrangement Beziehungserfahrungen, die er aus seinem Elternhaus kennt. Auch dort hatte er erlebt, dass man ihm keine Beachtung schenkt und sich keiner für ihn interessiert. Um irgendwie durchzukommen, hatte er sich in sein Schicksal gefügt und ein ausgeprägtes Duldungsmuster entwickelt: »Ich habe gehofft, dass irgendwann schon jemand merkt, was los ist, aber das ist nie passiert.« In der Folge verlor er nicht nur den Glauben an sich selbst, sondern auch das Vertrauen, noch etwas bewirken zu können. Das Gefühl für seinen Wert war ihm abhandengekommen.

Zu einem späteren Zeitpunkt lege ich Herrn T. dieses Bild, in dem er sein Vergeblichkeitsgefühl und seinen persönlichen Tiefpunkt markierte, erneut vor. Bei der erneuten Betrachtung ist er überrascht:

»Ich wusste gar nicht mehr, wo ich gestartet war und welche Vorstellung ich damals von meinem Weg/Ziel hatte, da war ja schon alles angelegt.«

In der folgenden Stunde rege ich an, über diese Fragen nachzudenken:

- *Was braucht das kleine rote Selbst, um sich wohlzufühlen?*
- *In welcher Umgebung würde es sich gut aufgehoben fühlen?*

Vielen Patienten hilft die bildhafte Darstellung dabei, ihre Entwicklungsschritte nachzuvollziehen. Sie erkennen, wo sie stecken geblieben sind bzw. etwas nachholen müssen. Oft bekommen sie zum ersten Mal seit langer Zeit wieder die Vorstellung einer Perspektive und eine Idee davon, dass es sich um einen Prozess handelt, in dem sie sich befinden. Wie in einem Garten, den man umgräbt und in den Boden dann Neues einpflanzt, so kann die geistige Vorstellung von einer Veränderung wie ein Same wirken, der bei guter Pflege keimen und wachsen kann.

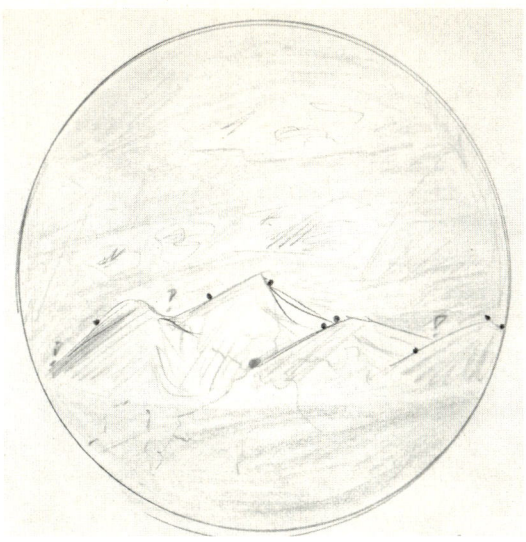

Herr T.: *Ich bin der rote Punkt* (in der Mitte des Bildes), *aber nicht mehr gefangen. Ich bin unterwegs. Jetzt kann ich die Umgebung schon besser wahrnehmen, da sind andere »Menschenpunkte«. Die Sonne scheint, und ich kann Konturen erkennen, fühle mich schon etwas wohler. Da ist eine vielseitige verheißungsvolle Umgebung, die Ergiebigkeit und Funde verspricht. Zugleich viel Raum, der zum Teil schon von mir erkundet wurde. Und da ist was Lebendiges. Es ist bunt, mit Sonne und Himmel. Der Blick kann weit gehen bzw. geht weit. Es ist lebenswerter und warm.*

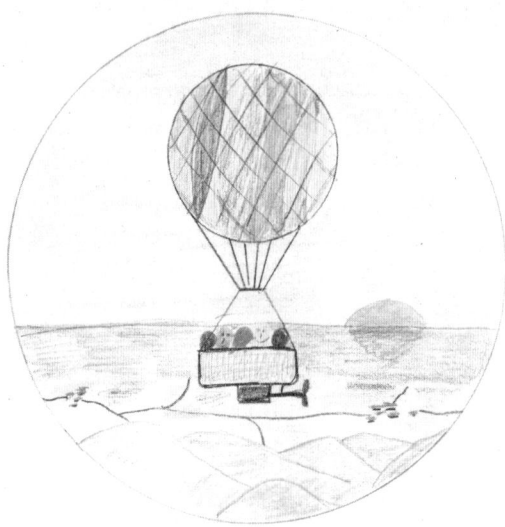

Farbtafel
Bild 3

Herr T.: *Ich habe den Wunsch, mit anderen zusammen zu sein, und suche eine Gemeinschaft, die mich anregt. Dann möchte ich einen Überblick haben, will fruchtbare Landschaften sehen und entdecken, einen Ort finden, an dem ich landen kann.*

In der nächsten Sitzung ist es hilfreich, weiterführende Fragen zu stellen:

- *Was wäre denn ein erster Schritt in die angestrebte Richtung?*
- *Was steht dem noch im Wege?*
- *Was könnten Sie gewinnen, wenn Sie sich Ihrem Ziel nähern?*

Was zu beachten ist

Als ich begann, mit dieser Methode zu arbeiten, war ich mitunter ungeduldig und forsch. Im Laufe der Zeit habe ich jedoch festgestellt, dass man sich als Therapeut mit diesen Fragestellungen durchaus Zeit lassen kann. Diese Fragen müssen nicht sofort gestellt und auch nicht sofort vom Patienten beantwortet werden. Wie heißt es so treffend: »Eine Pflanze wächst nicht schneller, wenn man permanent an ihr zieht.« Geben Sie dem Patienten Zeit, um in die Antworten hineinzuwachsen. Sie können gestellt werden und dann wie ein Mantra im Stillen wirken, wenn das Bild als Begleiter verinnerlicht wurde. In einigen Abständen können sie erneut betrachtet werden und weitere Aspekte dazukommen.

So beginnt Herr T. in der Folgezeit damit, sich selbst besser zu behandeln, indem er auf dem Wochenmarkt einkaufen geht, das Gespräch mit den Händlern sucht, sich gut bekocht und alte Kontakte auffrischt. Zugleich rührt sich sein schlechtes Gewissen: »Eigentlich will ich beweglicher werden und schon seit Jahren mein Fahrrad reparieren. Das schiebe ich schon so lange vor mir her.« Und sein aufgestauter Ärger meldet sich: »Ich habe viele Ungerechtigkeiten stumm ertragen und möchte diesen Scheißtypen mal die Meinung sagen!«

Im weiteren Verlauf der Therapie erlebt Herr T. noch einige Gefühlsschwankungen und depressive Phasen. Doch im Halt gebenden Rahmen der Therapie fühlt er sich aufgehoben und gut gestützt. Er hat den Eindruck gewonnen, dort – wenn auch langsam – wachsen zu können. In einer dieser Phasen zeichnet er erneut seinen Jetzt-Zustand und hat den Eindruck, wieder in einem Loch zu sitzen. Das Leben erscheint ihm »nervig, es will sich keine Freude einstellen«. Er hat den Eindruck, überhaupt nicht vorangekommen zu sein.

So ist es jetzt III

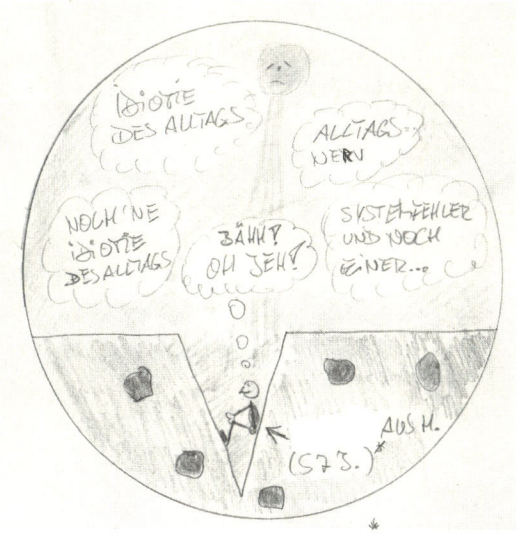

Nachdem wir über sein Empfinden gesprochen hatten, lege ich ihm sein erstes Bild vor, welches er vor etwa einem Jahr zu Beginn der Therapie gemalt hatte. Sie haben es am Anfang dieses Kapitels bereits kennengelernt, deswegen zeige ich jetzt nur einen Ausschnitt.

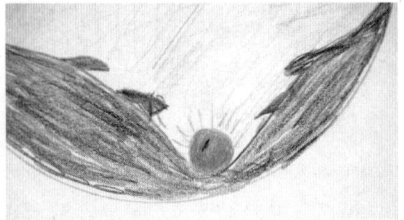
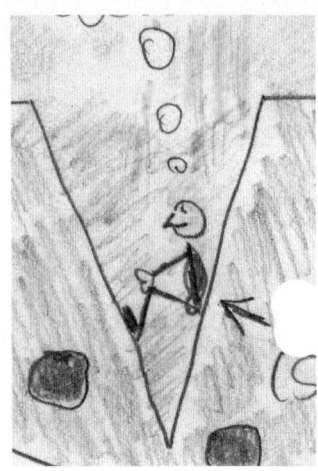

Am Anfang der Therapie   1 Jahr später

Jetzt habe ich Beine und Füße

Beim Blick auf den roten Punkt in der Mitte hellt sich seine Miene plötzlich auf: »Es hat sich ja doch was verändert, jetzt habe ich Hände und Beine! Die kann ich ja jetzt benutzen!«

Wieder einige Zeit später sprechen wir erneut über seine Situation. Mittlerweile hat er weitere Fortschritte in der Therapie gemacht, begegnet sich selbst freundlicher und ist zuversichtlicher geworden. Angeregt durch die beiden Bilder, demonstriert er mir nun körpersprachlich, wie er seine innere Situation erlebt. Er setzt sich auf den Boden, stützt sich mit den Händen ab und vollzieht eine angedeutete Aufwärtsbewegung und erläutert: »Ich bin dabei, mich innerlich aufzurichten! Jetzt habe ich Boden unter den Füßen. Es braucht noch etwas Zeit, aber dann stehe ich wirklich wieder ganz im Leben.«

Bilder symbolisieren das innere Erleben

Die Arbeit mit dem Kreis hilft den Patienten dabei, ihr Erleben symbolhaft darzustellen. Symbole haben den großen Vorteil, dass sie ein komplexes Geschehen auf den Punkt bringen und zugleich eine Botschaft enthalten. In ihnen ist ein bedeutsamer Inhalt verdichtet abgespeichert, wodurch Ein- und Zuordnung möglich werden. Durch den Symbolisierungsprozess kann man sich zunehmend besser orientieren, da die seelische Landschaft durch die bildhafte Gestaltung kartographiert wird.

Indem man den Patienten immer wieder einlädt, sein Werk aus der Distanz zu betrachten, kann er die Symbolhaftigkeit seines malerischen Ausdrucks besser wahrnehmen. Besonders in der Arbeit mit drei Kreisen wird dann deutlich, dass er sich in einem Prozess befindet, den es zu unterstützen und zu fördern gilt – selbst wenn es mal hakt.

5. Entwicklungen nachvollziehen und Vorstellungen entwickeln

Im folgenden Beispiel lernen Sie Herrn V. kennen. Er ist 32 Jahre alt. Mit traurigen Augen berichtet er von seiner Verzweiflung. Nachdem sich seine Freundin, die er erst vor einigen Monaten kennengelernt hatte, von ihm trennte, fühlt er sich verloren und einsam. Deren Eltern waren wie eine Ersatzfamilie für ihn, jetzt möchte er der Familie und seiner Freundin wieder nah sein. Seine Mutter starb vor 13 Jahren überraschend an Krebs, nachdem man dachte, sie sei nach einer Chemotherapie geheilt. »Ich wollte nicht, dass sie stirbt. Ich hätte sie gerne verabschiedet, sie umarmt und ihr gesagt, dass ich sie liebe und was sie mir bedeutet.« Er sieht sich in seiner Entwicklung als Spätzünder und erkennt: »Sie ist viel zu früh gegangen, ich hätte sie noch gebraucht.« Zuvor war bereits seine Lieblingsoma verstorben, als er zehn Jahre alt war. Vom Vater ist der Patient enttäuscht, da dieser selten zu Hause war und sich kaum um die Familie kümmerte. Mit seinen beiden jüngeren Brüdern versteht er sich gut.

Nach dem Tod der Mutter flüchtet Herr V. in den Konsum von Drogen und läuft Gefahr, ins kriminelle Milieu abzurutschen. Er meldet sich freiwillig zur Bundeswehr und tritt zu einem Auslandseinsatz in Afghanistan an. Herr V. erklärt mir, dass er sich notfalls bei einer Verletzung selbst den letzten Schuss gegeben hätte, um seiner Mutter dann im Himmel nah sein zu können.

Als er in die Therapie kommt, ist er stolz darauf, sich aus dem Drogensumpf verabschiedet zu haben. Er hat es geschafft, eine neue Ausbildung zu beginnen und jetzt in einem pädagogischen Beruf zu arbeiten, in dem er sich sehr wohl fühlt. Nachdem er in den ersten Monaten der Therapie den Verlust der Freundin, ihrer Familie und den Tod der Mutter betrauerte, scheint er nicht so recht zu wissen, wie es weitergehen soll. Er äußert den Wunsch, eine Bestandsaufnahme zu machen. Um ihm ein Gefühl für den bisherigen Verlauf zu vermitteln, den aktuellen Stand zu erfassen und einen Ausblick in die Zukunft zu ermöglichen, lade ich ihn ein, sein Befinden in drei Kreise zu zeichnen. Ich ermuntere ihn, sich an den Beginn der Therapie zu erinnern (erster Kreis), dann zu erspüren, wie es ihm jetzt geht (zweiter Kreis), und eine Idee davon zu entwickeln, wo er sich hinentwickeln möchte (dritter Kreis).

Ein interessantes Arrangement

Herr V. bittet mich darum, ihn während des Zeichnens im Therapieraum allein zu lassen, jedoch die Tür so weit zu öffnen, dass wir uns sehen können. Ein interessantes Arrangement, indem sich m. E. sein Wunsch nach einer sicheren Bindung spiegelte, die ihm zugleich ausreichende Autonomie gewährleistet. Und ein weiterer Beleg dafür, wie wichtig es ist, den Ressourcen des Patienten zu vertrauen. Herr V. hat die *Fähigkeit* auszudrücken, welche Art von Beziehung für ihn richtig ist. Diesen Aspekt gilt es wahrzunehmen und dem Patienten gegenüber entsprechend zu würdigen, etwa durch eine Bemerkung wie: »Schön, dass Sie genau sagen können, wie es für Sie richtig ist.«

Anregungen im Internet

Am Ende der Therapiestunde äußert Herr V. den Wunsch, die Bilder zu Hause zu vervollständigen, weil er den Eindruck hat, noch nicht fertig zu sein. Da er die Arbeit mit kreativen Medien aus seiner Ausbildung in einem sozialen Beruf kennt, ist ihm ein solcher Ansatz vertraut, sodass er sich wohl damit fühlt, allein weiterzuarbeiten. Wie gesagt, ist dies eine Ausnahme und oft erst bei einem fortgeschrittenen Therapieprozess sinnvoll.

Zu Hause begibt er sich ins Internet und sucht dort nach Anregungen für Symbole, um seine Vorstellungen adäquat auszudrücken So gibt er Stichworte wie »Grübeln«, »Ausweglosigkeit« und »Maske« ein. Er lässt sich von Fotos, Grafiken und Symbolen inspirieren, die er dann auf seine Weise umsetzt. Das Ergebnis und die Ergänzungen des Patienten in der folgenden Therapiesitzung sieht man in den folgenden Bildern.

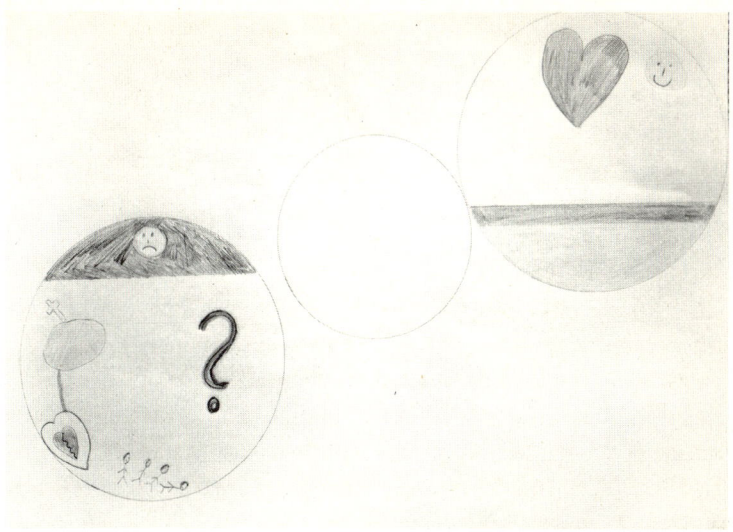

Im linken Kreis habe ich dargestellt, wie ich mich fühlte, als ich zu Ihnen gekommen bin. Da war eine dunkle, schwere Wolke. Der »negative« Smiley mit den Mundwinkeln nach unten zeigt an, dass es mir nur schlecht ging. Dann war da mein kleines Herz voller Schmerz über die Trennung von meiner Freundin. Und irgendwie gibt es eine Verbindung zum Tod meiner Mutter. Das Graue ist ihr Grabstein mit einem Kreuz darauf. Die kleinen Männchen unten zeigen, dass ich immer wieder zusammengebrochen und hingefallen bin. Das große Fragezeichen steht dafür, dass ich keine Ahnung hatte, wie es überhaupt weitergehen soll.

Den mittleren Kreis habe ich leer gelassen, ich weiß nicht, wie es mir gerade geht.

Der rechte Kreis sagt, wo ich hinmöchte. Das Herz steht für eine neue Liebesbeziehung und die Sonne für gute Laune und Lebensfreude. Blau und Grün sind meine Lieblingsfarben, das Blau steht für das Meer und Grün für die Natur.

II. So war es

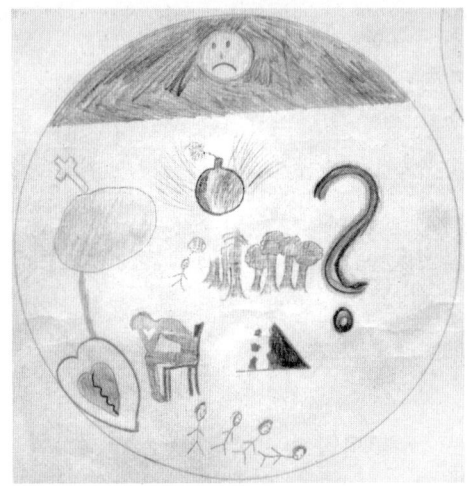

Wie ich mich vor einigen Wochen gefühlt habe

So war es: Da ist eine Bombe, meine Angst zu explodieren. Das Gefühl, den Wald vor lauter Bäumen nicht mehr zu sehen, einige sind abgestorben, geknickt. Ich sitze grübelnd auf einem Hocker, ohne zu Ergebnissen zu kommen. Bin stark zurückgezogen und allein gewesen. Da war ein Berg, das bin ich, der zu bröckeln begann, Steine fallen auf die Straße.

III. So ist es jetzt

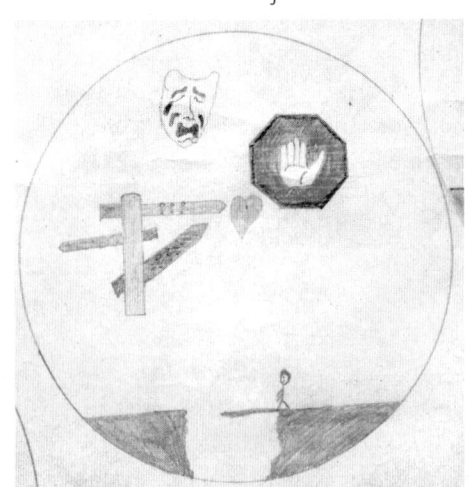

Wie ich mich und die Situation jetzt erlebe

So ist es jetzt: Ich trage eine Maske, um mich zu schützen. Auf der Arbeit gibt es nur wenige Menschen, bei denen ich sie abnehmen kann. Ich will mich dort nicht verletzlich zeigen, das spricht sich rum. Manchmal habe ich sie auch auf, wenn ich allein bin, da ich es sonst nicht aushalte. Die Schilder sind Wegweiser, die zeigen, wohin es jetzt gehen soll. Auf jeden Fall in Richtung des Herzens, einer neuen Beziehung und Geborgenheit. Das Stoppschild sagt: »So geht es nicht weiter, lass dich nicht wieder zu schnell ein, zieh nicht gleich mit einer neuen Partnerin zusammen. Sei lieber achtsam.« Ich will auch einen Raum für mich behalten, um zu reflektieren und nachzudenken. Unten ist ein Abgrund, die Brücke ist erst halb fertig.

Auf meine Frage, welcher Aspekt im Hier und Jetzt für ihn am wichtigsten ist, betont Herr V., dass der Wegweiser in neue Beziehung im Vordergrund stehen soll, wobei er im Unterschied zu früher jetzt achtsamer sein will.

Es folgen einige Wochen der Resignation und Phasen der Trauer, die er jetzt bewusster gestaltet. Er besucht das Grab seiner Mutter und erlaubt sich, in einen stummen Dialog mit ihr zu treten, was ihm sichtlich guttut. Mit einem seiner Brüder fährt er einige Tage in den Urlaub, und nach langem Ringen traut er sich, seinen Vater anzusprechen. Er spricht mit ihm über seine Enttäuschung und offenbart ihm, dass er sich mehr Nähe und Interesse von ihm wünscht. Der Vater reagiert anfänglich irritiert und unbeholfen, doch nach einigen Wochen beginnt eine vorsichtige Annäherung. Herr V. berichtet: »Mein Vater gibt sich jetzt mehr Mühe, das spüre ich. Eigentlich wünsche ich mir noch mehr Kontakt, aber ich glaube, das ist ihm zu viel. Ich bin froh, dass wir überhaupt wieder miteinander reden und uns in Ansätzen über unsere Gefühle austauschen. Viel mehr ist wohl nicht drin, aber das kann ich jetzt besser akzeptieren.«

Im weiteren Verlauf der Therapie erinnert er sich an eine wichtige Ressource, eine Tante, die er nach dem Tod der Mutter jederzeit anrufen konnte. Besonders eine Botschaft von ihr berührt ihn tief: »Ich glaube, deine Mutter konnte gehen, weil sie gesehen hat, dass sie sich um dich keine Sorgen machen muss.« Nach einer Weile versteht er ihre Botschaft so: »Ich glaube, meine Mutter hat an mich geglaubt. Sie hat meine Kraft gesehen und meine guten Anlagen. Es gefällt mir, das so zu sehen und etwas aus diesen Anlagen zu machen.« Seine Männlichkeit stabilisiert sich, und ihm wird klar, »dass ich Freunde und Männer brauche, auch wenn eine Beziehung zu einer Frau da ist«. Durch die produktive Bearbeitung seines Verlustschmerzes und die daraus resultierende neu gewonnene Zuversicht erwacht auch ein neues Bewusstsein für seine Attraktivität. Er beginnt, wieder mit Frauen zu flirten, und kann sich vorstellen, »mich wieder ernsthaft auf eine Beziehung einzulassen«.

IV. So soll es sein

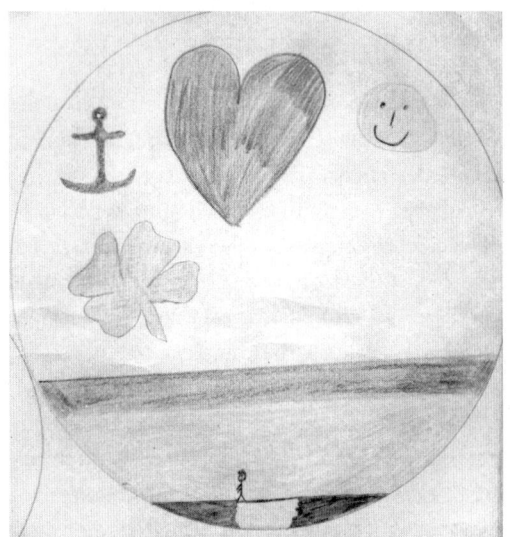

Farbtafel
Bild 6

Wo ich künftig hinmöchte

Die Brücke über den Abgrund ist fertig, ein Kleeblatt steht für Glücklichsein. Der Anker symbolisiert, dass ich wieder gefestigt bin und Halt habe.

V. Im Therapieprozess –
Jedes Bild erzählt eine Geschichte

1. Das fokussierte Selbst am Anfang einer Therapie

Ein guter Zeitpunkt, um den Patienten mit der Fokussierung seines Erlebens vertraut zu machen, ist in der ambulanten Therapie eine der ersten Sitzungen nach Beendigung der Vorgespräche. Die Anamnese ist erhoben, man hat ausgelotet, ob die Chemie zwischen Patient und Therapeut stimmt, und hat sich über das methodische Vorgehen ausgetauscht. Es wurde vereinbart, eine Therapie zu beginnen. Wenn Sie mit der Methode des »fokussierten Selbst« arbeiten möchten, ist es ratsam, dies bereits in das Gespräch über die Behandlungsplanung mit einzubeziehen. Genauso wie Sie in der Vorphase klären, inwieweit Entspannungsverfahren, Hausaufgaben, Selbstwahrnehmungsübungen etc. sinnvoll sind, können Sie die Arbeit mit dieser kreativen Methode anbieten. Erläutern Sie, dass diese dabei hilft, den roten Faden beizubehalten und eine Orientierung über den Beginn, Verlauf und das Ende der Therapie ermöglicht.

Wohin soll die Reise gehen?

Ich möchte kurz Frau W. vorstellen, eine 26-jährige Studentin, die über eine ausgeprägte depressive Symptomatik mit Antriebsschwäche, Niedergeschlagenheit, mangelndem Selbstwertgefühl, Grübelneigung, Schlafstörungen, häufigem Weinen und Gefühle der Freudlosigkeit klagt. Sie spricht von einer großen inneren Leere seit der Trennung von ihrem letzten Lebenspartner. Frau W. schildert massive Überforderungsgefühle in Bezug auf ihre familiäre Situation. Für alle in der Familie ist sie die Ansprechpartnerin für Sorgen und Probleme.

Biografische Aspekte
Frau W. wuchs mit ihrer jüngeren Schwester in einer Kaufmannsfamilie auf. Diese waren in ihrer Stadt angesehene Leute. Der Familie war es immer wich-

tig, nach »außen gut auszusehen und den schönen Schein zu wahren«. Der Vater war seit der Kindheit der Patientin alkoholabhängig und hat oft abends betrunken an ihrem Bett gesessen. Meist weinte er und ließ sich beteuern, dass er geliebt werde. Oft kaufte Frau W. an der Tankstelle für ihn Alkohol und bekam dafür ein Eis. Die leeren Flaschen räumte sie weg, damit die Mutter nichts mitbekam.

Zur Mutter hat die Patientin ein liebevolles Verhältnis, allerdings fungiert sie bis heute als Partnerersatz und Stütze. Von Kindheit an war sie die Vertraute der Mutter und stand ihr zur Seite. Sie nahm sich selbst zurück, weil die Mutter »es ohnehin schon schwer genug« hatte.

Frau W. war in der Schule immer gut, das Studium nach dem Abitur fiel ihr nicht schwer. Aber vor dem Hintergrund der belastenden familiären Situation und nach dem Scheitern ihrer letzten Beziehung überfordern sie heute sogar Kleinigkeiten im Studium.

In ihren bisherigen Beziehungen beobachtete sie die Tendenz, sich stark zurückzunehmen und für ihre Partner da zu sein. Sie hat oft das Gefühl, sich selbst dabei kaum noch zu spüren. Dann lässt sie sich »schlecht behandeln und ausnutzen«.

Zu dem Zeitpunkt, als Frau W. in die Therapie kommt, konsumiert der Vater auch »harte« Drogen und droht damit, sich umzubringen. Die Mutter ist depressiv, und die Schwester hat großen Liebeskummer. Beide telefonieren täglich mit der Patientin. Die Eltern sind nach der Scheidung allein geblieben und fühlen sich einsam. Frau W. hat das Gefühl, diese Verantwortung nicht mehr tragen zu können und zu wollen. Andererseits möchte sie ihre Familie nicht im Stich lassen und weiß nicht, wie sie an dieser Situation etwas ändern kann.

In den ersten Sitzungen schildert Frau W., dass ihr letzter Lebenspartner die Trennung von seiner Ex-Partnerin noch nicht verarbeitet hatte und sich oft sehr depressiv zeigte. Wie aus dem Elternhaus gewohnt, gab sie auch ihm Halt, bekam aber aus ihrer Sicht nichts zurück. Darum trennte sie sich letztlich von ihrem Freund, berichtet aber nach wie vor von sehr viel Mitgefühl für ihn und einem anhaltend schlechten Gewissen. Die weiteren Gespräche kreisen vorwiegend um die belastenden Erfahrungen in ihrer Familie. Frau W. prüft anfänglich genau, ob der Therapeut in der Lage und bereit ist, sie und ihre Gefühle ernst zu nehmen. Nachdem es gelungen ist, eine Vertrauensbasis aufzubauen, kann sie sich zunehmend erlauben, ihren aufgestauten Gefühlen von Trauer, Angst, Zorn und Verzweiflung Raum zu geben. Dies tut ihr sichtlich gut und entlastet sie. Doch phasenweise verliert sie den roten Faden und ist unsicher, »wohin das alles führen soll«. Ein guter Zeitpunkt, um Bilanz zu ziehen und Ordnung zu schaffen.

Ordnung schaffen
Patienten nehmen es in solchen Momenten mit großem Interesse auf, wenn man ihnen erläutert, dass sich das Leben in den drei »Zeitfenstern« von Vergangenheit, Gegenwart und Zukunft verstehen lässt. Man kann durch diese einfache Beschreibung verdeutlichen, dass *Entwicklungen* stattfinden. Denn jede Situation hat eine Vorgeschichte, die in die Gegenwart hineinwirkt. Und aus der Reflexion über die Genese der aktuellen Probleme lassen sich dann Überlegungen zur Lösung für eine bessere Zukunft ableiten. Zugleich schafft man durch diese kurze Einführung einen Halt gebenden Rahmen, der den Patienten motiviert, sein Erleben zu verbildlichen. So bitte ich Frau W., drei Kreise zu zeichnen. Sie wirft in den Bildern einen *Blick zurück* in ihre Kindheit, malt dann ihr *gegenwärtiges* Befinden und zum Schluss ihren Wunsch für die *Zukunft*.

I. So war es

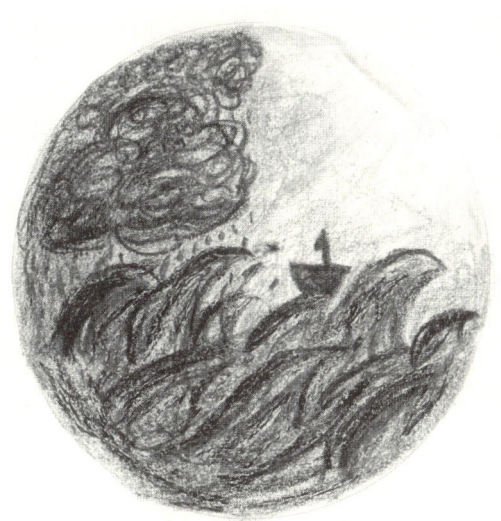

So war es: In meiner Familie und Kindheit war es immer turbulent und unruhig. Es gab ständig Gewitter, alles war schwankend, nur selten schien die Sonne. Ich fühlte mich wie eine kleine Nussschale auf dem

63

Meer, wie ein Boot, das den Wellen ausgeliefert ist. Es war schrecklich. Ich habe mich sehr nach Halt gesehnt, doch stattdessen habe ich ihn geben sollen. Sorgenwolken hingen ständig am Himmel. Wie das Meer war ich gefühlsmäßig immer aufgewühlt und hatte ganz viel Angst.

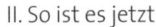

II. So ist es jetzt

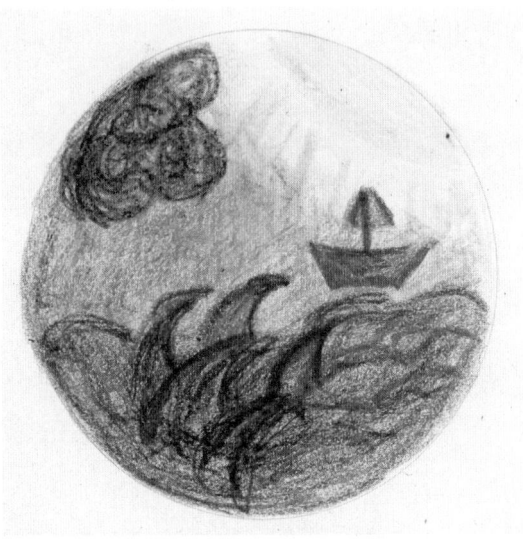

Farbtafel
Bild 8

So ist es jetzt: Ich bin jetzt etwas stabiler als früher. Ich habe zumindest schon einige Zusammenhänge erkannt. Da ist schon etwas mehr Sonne in meinem Leben, und seitdem ich nicht mehr zu Hause wohne, sind die Sorgenwolken nicht mehr ganz so nah, aber noch da. Mein »Ich-Boot« ist jetzt nicht mehr schwarz, sondern grün, weil ich zumindest hoffe, dass es mir besser gehen kann. Jedenfalls will ich alles dafür tun.

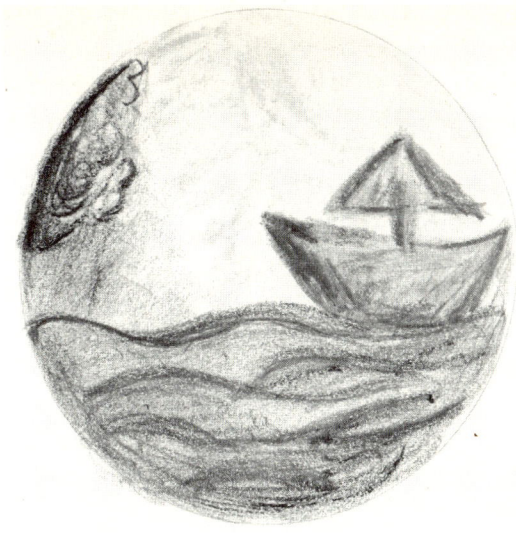

Farbtafel
Bild 9

In der Zukunft ist das Meer ruhiger, und ich bin gefühlsmäßig ausge-
glichen. Da sind nicht mehr so viele Aufs und Abs. Ich habe ein größeres
Boot und Segel, damit kann ich besser die Richtung bestimmen, wo ich
hin will. Das Grün des Bootes ist heller und freundlicher. Ich bin zuver-
sichtlich. In meinem Leben scheint öfter die Sonne, aber es gibt auch noch
Wolken – ich bin ja realistisch. Ich weiß, dass es immer mal Probleme
und Negatives gibt, aber ich kann besser damit umgehen.

Am Ende dieser Sitzung erwähnt Frau W., dass sie die Kreise bewusst von links unten nach rechts oben angeordnet hat. Diese Ausrichtung symbolisiere, dass es aufwärtsgeht. Und sie ergänzt, dass ihr gleich
zu Beginn des Zeichnens das Bild vom Meer und ihrem »Ich als Boot«
in den Sinn gekommen ist.

2. Eintauchen in die Bildersprache – Metaphern des Patienten nutzen

Ich möchte auf einen Vorteil des fokussierten Zeichnens für die Therapie hinweisen. Durch die Verbildlichung hat sich nämlich zusätzlich
ein sprachlicher Raum für die weitere Arbeit eröffnet, den man therapeutisch nutzen kann. So kann ich in den folgenden Sitzungen auf die

Metaphern des Meeres, der Wellen, der Wolken, der Sonne, des Bootes, der Segel, des Aufwärtsgehens und der Farbe Grün zurückgreifen. Frau W. befindet sich dadurch auf vertrautem Terrain, denn sie kann aus ihrer eigenen Sprachwelt heraus ihr Erleben beschreiben. Durch die ebenfalls auf ihre Bildsprache bezogenen Fragen spürt sie, dass der Therapeut sich auf ihre Welt einlässt – eine Erfahrung, die sie aus ihrer Familie kaum kennt. Die sich aus dem Bild ergebenden möglichen Fragen und Interventionen können in diesem Fall etwa folgendermaßen lauten:

- *Haben Sie den Eindruck, dass es im Moment aufwärtsgeht?*
- *Stimmt die Richtung in der Therapie?*
- *Wie sieht es im Meer Ihrer Gefühle aus? Ist Ihre Gefühlswelt aufgewühlt oder ruhig?*
- *Was haben Sie schon darüber herausgefunden, wie Sie Ihre Gefühlswellen ausbalancieren können, um wieder in ruhigeres Fahrwasser zu kommen?*
- *Wie stabil liegt denn das Boot Ihres Ichs derzeit im Wasser?*
- *Wie entstehen eigentlich diese Sorgenwolken? Und wie lassen sich diese vertreiben?*
- *Was fördert das Grün Ihrer Zuversicht?*

Sprachbilder im Dialog

Um zu veranschaulichen, wie sich die Metaphern aus den Bildern der Patientin in den weiteren Therapieprozess einweben lassen, gebe ich einen kurzen, gestrafften Einblick in eine Gesprächssequenz. Der Akzent der Interventionen liegt dabei auf der Förderung der Ressourcen.

Th.: Gab es in der letzten Woche trotz all der Schwierigkeiten irgendeine Erfahrung, die für Sie im *grünen Bereich* lag?

Frau W.: Ja. Ich bin stolz auf mich, weil ich in einem Konflikt mit einem Freund zum ersten Mal die Spannung ausgehalten habe, statt harmoniesüchtig klein beizugeben. Ich habe meinen Standpunkt nicht aufgegeben.

Th.: Ich kann mir vorstellen, dass sich das auf Ihr Befinden positiv ausgewirkt hat. War der *Himmel* danach etwas klarer und freundlicher? So, wie Sie es sich in Ihrem Zielbild vorgestellt haben?

Frau W.: Zumindest ist eine Sorgenwolke nicht größer geworden und ein Sonnenstrahl kam schon durch. Damit die Sonne richtig scheint, müsste ich das noch öfter hinbekommen.

Th.: Gibt es möglicherweise noch andere Dinge, die dazu beitragen, dass Ihr *Boot* stabil bleibt und die *Gefühlswellen* nicht so hoch schlagen? Etwas, das Sie in dieser Hinsicht tun oder lassen?

Frau W.: Na ja, in meinem sozialen Umfeld werden viele Drogen konsumiert, aber ich halte mich davon fern. Manchmal komme ich etwas ins Wanken, weil ich dazugehören möchte, bleibe aber standhaft.

Th.: Was hilft Ihnen denn dabei, *Kurs zu halten* und die *Segel* richtig zu setzen?

Frau W.: Ich glaube, es sind die schlechten Erfahrungen, die ich mit Drogen in meiner Familie erlebt habe. Und meine Werte. Ich finde es wichtig, respektvoll und sensibel miteinander umzugehen. Das verlange ich auch von meinen Freunden!

Th.: Gibt es noch andere Dinge, die Ihnen helfen, sich *auszubalancieren*, wenn Ihre *Gefühlswellen* Sie wieder ins *Schlingern* bringen?

Frau W.: Manchmal denke ich, dass ich nicht liebenswert bin, zum Beispiel, wenn eine Freundin auf mir rumhackt. Ich lasse mir dann nichts anmerken, aber innerlich stürze ich ab und bin verzweifelt. Was mir dann hilft, ist, mich mit einer anderen guten Freundin auszutauschen. Ich habe wenigstens kein Problem damit, mich ihr anzuvertrauen und mir helfen zu lassen. Es macht mich auch stolz, gute Freunde zu haben, die mir helfen, meine Gefühle zu sortieren, und die mich ermutigen, meinem Ärger Luft zu machen. In dieser Hinsicht kann ich schon besser für mich sorgen.

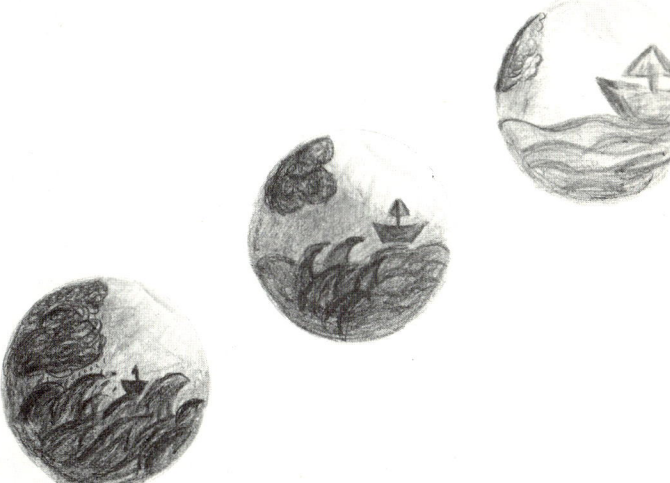

Farbtafel
Bild 10

Es geht aufwärts

3.　　Einen Konflikt genauer betrachten –
　　　　Der Holzhammer

Viele Patienten erleben es als äußerst entlastend, wenn ihr Problem einen Namen bekommt. Dadurch können sie einen inneren Konflikt identifizieren und sich mit ihm differenziert auseinandersetzen. Es wird dem Therapeuten und dem Patienten dann klar, worum es eigentlich geht. Dadurch, dass der Konflikt in einen Kreis hineingezeichnet wird, wird er im wahrsten Sinne des Wortes *eingekreist*. Er wird gleichzeitig eingegrenzt und anschaulich. Jetzt hat man sich ein *Bild* gemacht, und die emotionale Komponente des Konfliktes tritt deutlicher hervor.

Der Vorteil der fokussierten Verbildlichung liegt außerdem darin, dass die innere Spannung, die durch einen ungelösten Konflikt durchaus dramatische Züge annehmen kann, für das Zeichnen genutzt wird. Nicht selten lässt sie durch die gestaltende Aktivität sogar etwas nach. Das liegt daran, dass beispielsweise eine innere Zerrissenheit nicht nur in Worten beschrieben wird, sondern für den anderen *sichtbar* wird. Der Therapeut hat nicht nur *gehört*, was sein Patient als belastend erlebt, sondern er kann es *sehen*. Der Konflikt ist nicht mehr ausschließlich eine innere Realität, sondern hat im Bild zusätzlich eine äußere Realität erhalten. Das entlastet den Patienten, weil er mit dem Konflikt nicht mehr allein ist, denn jetzt können *beide* den verbildlichten Konflikt betrachten. Der Patient muss sich in der Folge nicht mehr so anstrengen, dem Therapeuten seine Not zu beschreiben, denn der Konflikt liegt offen auf dem Tisch.

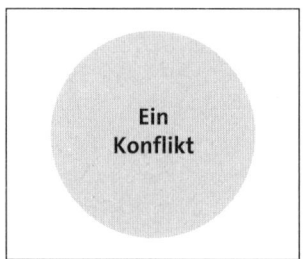

Schaubild 8:　Ein Konflikt

Das folgende Beispiel soll einen Eindruck davon vermitteln, wie sich anhand des fokussierten und verbildlichten Konfliktes therapeutisch sinnvoll arbeiten lässt.

Frau R., eine 38-jährige Lehrerin, erlebt sich ständig gestresst und unter innerem Druck. Sie hat das Gefühl, es niemandem recht machen zu können. Nach der Trennung von ihrem Mann hat sie ihre Mitte verloren und ist antriebslos. Sich selbst Halt zu geben, macht ihr Mühe. Ein ständiges Gefühl der Sinnlosigkeit und der inneren Leere quält sie. Innerlich reibt sie sich auf, »da sind Kräfte in mir, die mich niedermachen.« Sie hat den Eindruck, versagt und ihr Leben an die Wand gefahren zu haben.

Biografische Aspekte

Frau R. wuchs mit einem älteren Bruder bei den leiblichen Eltern auf. Die Eltern sind beide Ärzte und in leitenden Funktionen tätig. Frau R. schildert, dass sie deutlich strenger erzogen wurde als andere Gleichaltrige. Der Vater zeigte sich tyrannisch, »wenn er das Kinn vorschob, wusste man schon, gleich geht es wieder los«. Gute Leistungen in der Schule wurden als selbstverständlich vorausgesetzt. Vorwiegend sollte Frau R. die Erwartungen der Eltern erfüllen, »Leistung bringen und funktionieren«.

Die Mutter kann bis heute kaum Gefühle zeigen, die Patientin erlebt sie als »sehr stark und sehr tüchtig, aber leider völlig undiplomatisch. Sie kann nicht zuhören.« Als Kind fungierte Frau R. als Vertraute der Mutter, wenn diese ihr von ihren Eheproblemen erzählte. Als sie dagegen aufbegehrte, hieß es, sie solle »die Klappe halten, sie habe schon genug Zuwendung bekommen«. Wenn Frau R. traurig war und sich danach sehnte, getröstet zu werden, wurde sie von der Mutter nicht in den Arm genommen, sondern ins Badezimmer eingesperrt: »Sie meinte, ich könnte mich da beruhigen und solle mit besserer Laune wieder rauskommen.« Beide Eltern »verteilten Ohrfeigen und halten es bis heute für richtig«.

Die Patientin wurde im Elternhaus nicht aufgeklärt, das »übernahm die Schule«. Nach mehreren festen Partnerschaften heiratete sie den ersten Mann, den auch ihre Eltern akzeptierten: »Aber das stellte sich nach einiger Zeit als fatal heraus. Deswegen habe ich mich getrennt, auch wenn es mir schwerfiel, mich gegen die Ansprüche meiner Eltern zu stellen.«

Die wahren Gefühle

In der Anfangsphase der Therapie spricht Frau R. viel über das Gefühl, ständig stark sein zu müssen, sowie die Scham, überhaupt eine Therapie zu brauchen. Oft ist Frau R. niedergeschlagen, und es ist ihr peinlich, von ihrer Überforderung, ihren Ängsten und ihren »Schwächen« zu sprechen. Sie ist sehr angespannt, fast als würde sie etwas »Verbotenes« tun, indem sie von ihren »wahren Gefühlen« spricht. Es zeigt sich immer deutlicher, dass das Gefühl, nicht »egoistisch« sein zu dürfen, dazu geführt hat, die Bedürfnisse der anderen wichtiger zu nehmen als die eigenen. Eine große Angst, »verstoßen zu werden, wenn ich meine Wünsche auslebe«, kann Frau R. zum ersten Mal konkret benennen. Sie ahnt zwar schon, »dass es eigentlich okay ist, eigene Bedürfnisse zu haben«, aber andererseits kollidiert dies immer wieder mit den verinnerlichten Geboten des Elternhauses, sich selbst nicht so wichtig zu nehmen. »Es ist, als würde ich mich selbst zerfleischen und niedermachen.«

Es entsteht der Eindruck, dass Frau R. in vielen Situationen in diesem Konflikt hilflos arretiert ist. Sie selbst erlebt diesen inneren Widerstreit als »unproduktiv« und »letztlich zerstörerisch«. Daraufhin bitte ich sie, diesen inneren Konflikt in einem Kreis bildhaft darzustellen.

Intervention
Ich möchte Ihnen vorschlagen, diesen heftigen Konflikt nicht nur zu beschreiben, sondern bildhaft zum Ausdruck zu bringen. Mir scheint es wichtig, dass dieser destruktive Prozess in Ihnen eingegrenzt wird, damit er nicht noch mehr Schaden anrichtet. Um ihn genauer unter die Lupe nehmen zu können, nehmen Sie sich einen Moment Zeit, um darüber nachzudenken, wie sich dieser Konflikt in einem Bild darstellen lässt.

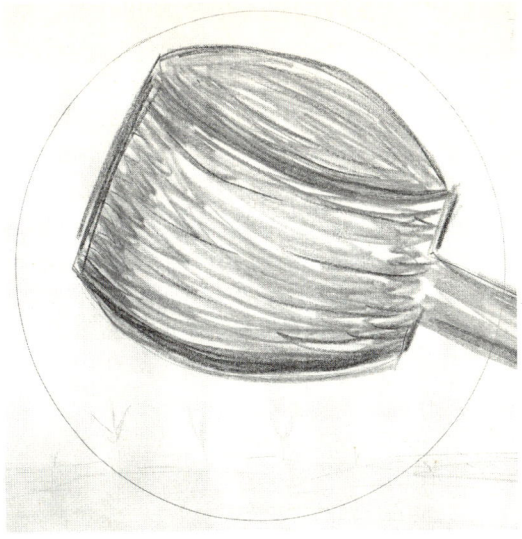

Der Holzhammer

Das ist mein Holzhammer der Selbstverachtung. Er hat damit zu tun, dass ich mich nicht ernst nehme. Es ist so, als würde ich mich für jede eigene Regung selbst bestrafen. Der Hammer hat was von einem »Beelzebub«, der ein Eigenleben führt und vom Meister noch nicht entmachtet wurde. Unter dem Hammer befinden sich kleine Keimlinge. Ich habe Angst, dass er auch noch das letzte Pflänzchen und den Samen zerstört, der Wachstum ermöglicht.

Durch die Fokussierung des Konfliktes im Kreisbild und die Erläuterungen der Patientin wird es möglich, wesentliche Aspekte dieser destruktiven Dynamik konkret aufzugreifen. Das Bild und die Metaphern, die es beinhaltet, dienen jetzt als roter Faden für die weiteren Gespräche. Im Zeitraffer habe ich einige Auszüge der folgenden Sitzungen zusammengestellt. Sie sollen verdeutlichen, wie man mithilfe des Bildes fokussiert den Konflikt bearbeiten kann, indem man ihn aus unterschiedlichen Perspektiven beleuchtet.

Tief drinnen bin ich nicht nett zu mir

Th.: Mich würde etwas genauer interessieren, wie dieser Hammer funktioniert. In welchen Momenten schlägt der Hammer denn zu?

Frau R.: Immer dann, wenn ich scheitere, wenn mir etwas nicht gelingt. Und wenn ich Fehler mache, das hasse ich!

Th.: Und Sie sagten, der Hammer führe ein Eigenleben, und gleichzeitig vermuten Sie, Sie würden sich selbst bestrafen. Wer hat den Hammer eigentlich in der Hand?

Frau R.: Das habe ich mich eigentlich nie gefragt, ich habe es einfach so hingenommen. Ich dachte, es sind die Schläge meiner Eltern. Aber vielleicht habe ich den ja selbst in der Hand und gebe mir selbst einen auf den Deckel?!

Th.: Das ist anscheinend ein neuer Gedanke für Sie?

Frau R.: Ja, ich habe immer gedacht, dass es meine Eltern sind, die auf mich einhämmern. Schließlich habe ich oft gehört, dass ich nicht gut genug bin, wenn ich etwas falsch mache. Lange habe ich das geglaubt.

Th.: Lassen Sie uns das etwas genauer untersuchen. Der Hammer scheint Botschaften und Urteile über Sie zu enthalten. Ist das so?

Frau R.: Ja, mir fallen auf einmal tausend Sprüche ein, die mir eingetrichtert wurden.

Th.: Können Sie einige Beispiele nennen, damit ich mir das besser vorstellen kann?

Frau R.: Die kann ich endlos runterrattern: »Nimm dich nicht so wichtig, dir geht es viel zu gut.« »Anderen geht es viel schlechter, die haben Grund zur Klage.« »Jammern hat noch keinem geholfen!«

Th.: Das ist also eine kleine Auswahl all der Botschaften, die dazu beigetragen haben, dass es Ihnen so schwerfällt, Ihre eigenen Wünsche ernst zu nehmen?

Frau R.: Ja, das kann man so sagen, und gleichzeitig schäme ich mich so dafür.

Th.: Können Sie zu der Scham noch etwas sagen?

Frau R.: Es ist seltsam, aber ich schäme mich dafür, dass ich so schwach bin und es nicht schaffe, alle Erwartungen an mich zu erfüllen. Und auch dafür, dass ich mich dafür so niedermache. Eigentlich möchte ich gar nicht, dass jemand sieht, wie schrecklich es wirklich in mir zugeht. Da ist oft ein richtiges Gemetzel.

Th.: Sie meinen, der Hammer schlägt kräftig zu?

Frau R.: Ja, aber ich habe den Verdacht, das mache ich jetzt selber. Tief drinnen in mir bin ich nicht nett zu mir.

Wer hält den Hammer in der Hand?

Was bisher deutlich wurde, ist, dass Frau R. die bedürfnisverneinenden Botschaften tief verinnerlicht hat. Aus psychodynamischer Sicht hat sich ein äußerst rigides Über-Ich gebildet. Sie hat sich mit dem früheren Aggressor identifiziert und ihn gleichsam in ihre Persönlichkeit aufgenommen, um sich zu schützen. Dadurch wird es möglich, sich nicht mehr ganz so ausgeliefert zu fühlen, denn eigentlich ist sie es letztlich ja selbst, die den Hammer schwingt. Es ist, als hätte dieses Arrangement ihr bislang geholfen, den Schmerz und den Ärger über die ausgebliebene Empathie der Eltern in Schach zu halten. All den Ärger hatte sie in Form von Schuldzuweisungen und Selbstzweifeln gegen sich selbst gewendet. Sie benötigte sehr stark das Gefühl, dass andere mit ihren Handlungen und Meinungen einverstanden sind, um sich in zwischenmenschlichen Beziehungen sicher und geborgen fühlen zu können. So unterwarf sie sich über Gebühr den an sie gestellten Anforderungen, entwickelte ein großes Pflichtgefühl und zahlte einen hohen Preis für ihre Selbstaufgabe: Sie verlor das Gefühl für sich selbst! Sie funktionierte nur noch, und ihr Selbstwert kam ins Wanken, wenn die Anerkennung ausblieb. Das Arrangement »Liebe für Leistung« erwies sich als »Auslaufmodell«.

Der innere Konflikt, eigene Bedürfnisse ernst zu nehmen oder den Forderungen anderer nachzugeben und auf diese zu verzichten, spitzt sich zu, als sie sich in einen Mann verliebt: »Ich mag ihn, aber meinen Eltern wird er vermutlich nicht gefallen.« Nachdem sie phasenweise wegen dieses Dilemmas äußerst verzweifelt war und sich gar nicht vorstellen konnte, »aus diesem Jammertal jemals herauszukommen«, entwickelte sich allmählich eine rebellische Kraft.

Ich habe die Nase voll!
Frau R.: Ich habe keine Lust mehr, immer gut drauf sein zu müssen. Das ist so ein Diktat, von dem ich die Nase voll habe.
Th.: Sie meinen, Sie wollen sich erlauben, auch mal traurig oder wütend zu sein und anderen zu zeigen, dass es Ihnen nicht so gut geht?
Frau R.: Mich anderen so zu zeigen, fällt mir noch schwer. Das geht nur manchmal schon bei meinem neuen Freund. Aber wichtiger ist es, mir selbst nichts mehr vorzumachen. Ich will meinen Perfektionismus abbauen, der mich kaputt macht. Ich will wissen wer ich wirklich bin und was ich wirklich fühle. Ich wurde dazu erzogen, immer artig zu sein, aber wenn ich das tue, verkümmere ich innerlich.
Th.: Ich sehe auf Ihrem Bild die Pflänzchen. Sie sprachen davon, dass Sie befürchten, der Hammer könnte sie alle vernichten. Können Sie mir sagen, wofür diese Pflänzchen stehen, was sie symbolisieren?
Frau R.: Da ist im Laufe der Therapie etwas Zuversicht gewachsen, dass ich aus dem Gefängnis meines Leistungsdrucks entkommen könnte. Manchmal kann ich mir trübe Stimmungen erlauben und davon sprechen, was ich mir wün-

sche. Das ist immerhin ein Anfang. Aber es ist noch mit Angst vor Ablehnung
und vernichtenden Urteilen verbunden. Die Pflänzchen sind wirklich sehr
zart, ein größeres Gewitter würden sie vermutlich nicht überstehen.

Th.: Das klingt so, als bräuchten diese noch Schutz?

Frau R.: Irgendwie ja.

Th.: Haben Sie schon eine Idee dazu, wie dieser Schutz aussehen könnte?

Frau R.: Vielleicht müsste ich einfach mal lernen, den Hammer aus der Hand zu
legen oder damit meinen Eltern auf die Finger zu klopfen, die sich in mein
Leben einmischen wollen.

Im Verlauf der Therapie beginnt Frau R. damit, ihre Familiengeschichte
aufzuarbeiten: »Ich könnte kotzen, was ich in 30 Jahren an Unmut und
eigenen Wünschen alles runtergeschluckt habe.« Ihre altruistische Auf-
opferung ist langsam rückläufig, und sie erkennt, dass es ihr »deutlich
besser geht, wenn ich auch meine Bedürfnisse ernst nehme und einbringe«. Sie versteht, wie sehr die »inneren Leistungsantreiber« sie
»handicapen«. Es wächst in ihr der Wunsch, »gelassener zu werden und
meinen Ruheimpulsen mehr Geltung zu verschaffen«. Sie stellt fest:
»Ich habe mich zu wenig selbst mitbekommen, habe es in meiner Familie aber auch nie gelernt. Irgendwie hat sich nie jemand wirklich für
mein Innenleben interessiert.«

Ich bin gnädiger mit mir selbst geworden

Gegen Ende der Therapie ist Frau R. »gnädiger« mit sich selbst geworden und verurteilt sich kaum noch. Ihre Selbst-Empathie verbesserte
sich, nachdem ihr »schmerzhaft« bewusst geworden ist, dass hinter ihrer »netten Fassade ganz viele Bedürfnisse nach Zuwendung lauern. Ich
möchte mal Aufmerksamkeit bekommen, ohne dass ich was dafür tun
muss. Und mal allein sein können und Zeit für mich haben, um herauszufinden, was ich eigentlich sonst noch brauche.«

In einer der letzten Therapiestunden blicken wir noch einmal auf
ihr »Holzhammer-Bild«.

Th: Wie kommt Ihnen Ihr Bild aus heutiger Sicht vor?

Frau R.: Das waren zwei Extreme, der harte Hammer und die zarten Pflanzen.
Eigentlich gehört das nicht zusammen. Mit dem Hammer kann man Nägel
einschlagen, aber nicht auf etwas einprügeln, was wachsen möchte. Mittler-
weile habe ich verstanden, dass ich mich durch meinen großen inneren Kriti-
ker ständig selbst niedergemacht habe.

Th.: Damals sagten Sie, der Hammer sei wie ein »Beelzebub«, der noch nicht entmachtet worden sei. Wie ist es jetzt?

Frau R.: *Ich würde sagen, er ist »teil-entmachtet«. Manchmal schwinge ich ihn noch, aber ich kriege es schneller mit und kann es stoppen. Das ist gesünder.*

Th.: Seinerzeit meinten Sie, die Pflänzchen würden für Ihre Wünsche stehen. Können Sie diese mittlerweile besser vertreten?

Frau R.: *Jedenfalls kommt es öfter vor als früher. Ich bin ganz stolz, weil ich vor kurzem zum ersten Mal meinen Bruder umarmt habe. Wir haben sonst nie Gefühle gezeigt, auch positive nicht. Und ich habe einem Kollegen offen meine Meinung gesagt. Er hatte mich auf eine Art und Weise kritisiert, die ich ungerechtfertigt fand. Das war er nicht gewohnt, mal Gegenwind zu bekommen.*

Th.: Das klingt so, als würden Sie Ihrem Ärger jetzt auch mal Luft machen.

Frau R.: *Ja, manchmal traue ich mich schon. Ich bin zwar etwas unsicher dabei, aber es ist eindeutig besser, als ihn runterzuschlucken. Und ich bin spontaner geworden. Auf einer Feier habe ich mich getraut, ganz allein zu tanzen, ohne darüber nachzudenken, wie mein Freund das findet. In der Musik konnte ich ganz bei mir sein.*

Am Ende der Therapie hat ihre »Selbst-Befreundung« zugenommen. Frau R. hat gelernt, »achtsamer« mit sich umzugehen. Sie führt ein Therapietagebuch und »ordnet« darin ihre Gefühle. Zugleich gelingt es ihr, sich mit ihren »Bedürfnissen und Gefühlen anzufreunden und sie ernst zu nehmen«. Sie hat den Eindruck gewonnen, dass »die ängstliche und verletzte Sonja in mir mehr Sicherheit bekommen hat« und »ich bin liebenswert, auch wenn ich mal nichts leiste«. In einem Tagtraum entwickelt sie dazu das innere Bild eines Bootes, »das ruhig auf einem See dümpelt, und ich genieße die Sonne, lasse mich tragen«.

4. Wieder zu sich finden in der Krise

Manche Menschen geraten in eine Krise, weil sie auf Entwicklungshemmnisse stoßen und sich blockiert fühlen. Sie können ihre Probleme bereits ganz gut benennen, kommen jedoch allein nicht weiter, weil ihnen ein geeigneter Gesprächspartner fehlt. Sie benötigen Impulse von außen und jemanden, der ihnen hilft, innerlich aufzuräumen. Haben sie Vertrauen zum Therapeuten gefasst, kann die Entwicklung sogar relativ schnell angestoßen werden. Der Therapieprozess erstreckt sich dann über einen eher kurzen Zeitraum von wenigen Monaten. So ist es auch bei Herrn D., von dem in diesem Kapitel die Rede ist. Am Beispiel seines Therapieprozesses kann man erkennen, wie die Arbeit mit dem »fokussierten Selbst« dabei hilft, Ordnung zu schaffen.

Der 37-jährige selbständige Grafiker fühlt sich seit der Trennung von seiner langjährigen Lebensgefährtin, die von beiden »auf ungewisse Zeit« vereinbart wurde, innerlich verloren. In ihm ist alles leer, und er weiß nicht mehr, wo er beruflich und privat hinmöchte. Er ist niedergeschlagen und antriebslos, »da ist eine Kontaktlosigkeit zu meinem Ich«. Die Trennung erfolgte einvernehmlich, da beide hofften, durch Abstand mehr Klarheit darüber zu entwickeln, wie sie aus einer »großen Monotonie«, die sich in der Beziehung ausgebreitet hatte, herausfinden können. Seine Freundin hatte ihm vorgehalten, dass er sich zu sehr auf seine Arbeit konzentriert. Darüber ist er sehr enttäuscht, denn er hat aus seiner Sicht viel für sie getan. Herr D. erlebt sie als starke Frau und berichtet, dass er in Auseinandersetzungen oft nachgegeben habe. Er hat die Hoffnung, dass die Trennung nur vorläufig ist, und will die Partnerschaft retten, denn beide hätten viele gemeinsame Werte. Da seine Lebenspartnerin ihm vorwarf, in der Partnerschaft immer passiver geworden zu sein, möchte er an sich arbeiten.

Außerdem verspürt er bei der Arbeit eine zunehmende Unsicherheit und Gehemmtheit den Kunden gegenüber. Herr D. nimmt sich sehr zurück, obwohl er weiß, dass er gute Fähigkeiten besitzt. Er kommt ins Stottern, wenn Kunden Anregungen von ihm wünschen. Dann zweifelt er an sich selbst und fragt sich, wie es jetzt weitergehen soll. Er stellt infrage, ob er »überhaupt dazu taugt«, freiberuflich zu arbeiten. Er hat keinen »Mumm« und kommt sich vor wie ein »Boot, das von den Wellen ziellos hin und her geschaukelt wird«.

Biografische Aspekte

Herr D. wuchs mit einem drei Jahre jüngeren Halbbruder bei der Mutter und seinem Stiefvater auf, nachdem der leibliche Vater sich von der Mutter trennte, als der Patient zwei Jahre alt war. Die Mutter trank zu diesem Zeitpunkt viel Alkohol und lebte mit ihm zunächst in einer WG. Manchmal blieb sie einige Tage weg, und keiner wusste, wo sie war. Kurze Zeit später lernte sie ihren neuen Mann kennen. Aus dieser Beziehung stammt sein vier Jahre jüngerer Halbbruder.

Der Patient hatte eine enge Beziehung zu seiner Mutter und fühlte sich grundsätzlich geliebt. Durch den damaligen Alkoholkonsum und die Unzuverlässigkeit der Mutter hatte er oft Verlustängste, was zu einem sehr angepassten Verhalten seinerseits führte. Der leibliche Vater hielt regelmäßig Kontakt und war ein wichtiger Halt. Mit ihm konnte er über seine Probleme reden, »er war und ist wie ein guter Freund«. Zum Stiefvater bestand ein eher freundschaftliches Verhältnis. Diesen erlebte er dominant und »emotional hart, ein Geschäftsmann durch und durch«.

In der Schule war Herr D. beliebt und akzeptiert, weil er selten Schwierigkeiten machte oder »aus der Reihe tanzte«. Nach dem Abitur Ausbildung zum Grafiker, mittlerweile mit einem stabilen Kundenstamm, auf den er »eigentlich stolz« sein kann. Nach ersten wechselnden Beziehungen ab dem 16. Lebensjahr führte er eine fünfjährige Beziehung und war danach eine Weile allein. Seine derzeitige Freundin lernte er vor zehn Jahren kennen.

Vor diesem Hintergrund kann man vermuten, dass Herr D. zwar einerseits geliebt wurde, andererseits seine eigenen Bedürfnisse zurückhalten musste. Er war früh darauf bedacht, keinen zusätzlichen Ärger zu bereiten, um die Mutter nicht noch mehr zu belasten und seine Verlustängste in Schach zu halten. Konflikte bereiten ihm bis heute Angst. Um des lieben Friedens willen gibt er lieber nach. Eigene Belange stellt er tendenziell hinten an. Er wirkt sehr verunsichert darüber, ob es auch um *ihn* gehen darf.

In der zweiten Sitzung nach den Vorgesprächen bitte ich Herrn D., sein inneres Erleben bildhaft auszudrücken. Er zeichnet zunächst seine Kindheit und dann sein aktuelles Erleben. Den Kreis für die Zukunft lässt er in dieser Sitzung frei.

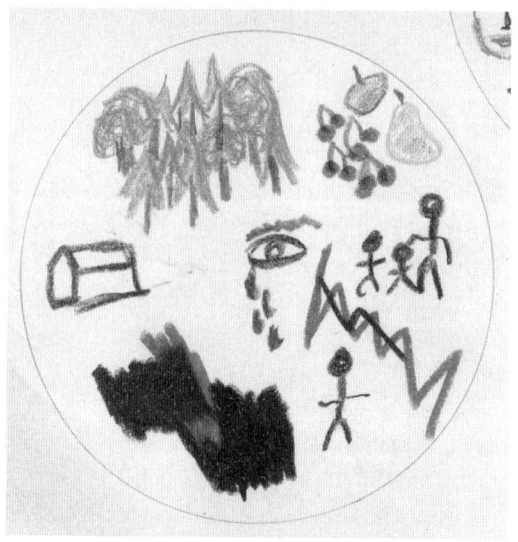

Das ist meine Kindheit. Meine Familie war durch die Trennung zerrissen und ich innerlich auch. Oft habe ich mich allein gefühlt. Die schwarzroten Flecken stehen für meine Trauer und die Liebe, die trotz allem da war. Das weinende Auge steht für meinen Schmerz und meine Traurigkeit. Doch es gab auch sonnige Phasen, da waren der Wald und die Natur, darin habe ich Schutz gefunden. Das war mein Spielraum. Ich mochte die Obstbäume und die Früchte.

Was zu beachten ist

Herr D. verbildlicht in seinem Rückblick nicht nur die schmerzhaften Erfahrungen, sondern bezieht auch seine Ressourcen, die Halt gebenden und stärkenden Erlebnisse in der Natur mit ein. Im Gespräch ordnet er diese seinem »Kern« und seinem »Wesen« zu. Dies ist prognostisch bedeutsam und ermöglicht im Verlauf der Therapie, diese wichtige Quelle immer wieder einzubeziehen und zu nutzen.

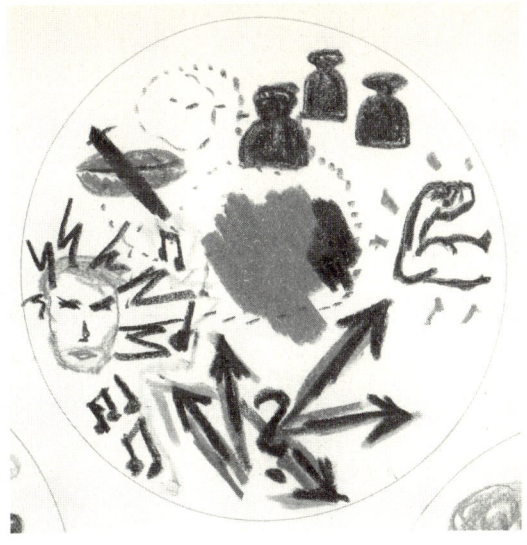

Da sind drei Gewichte, die mir auf den Schultern liegen. Eine Schwere, die mich bedrückt. Dann ist da mein Kopf, der mir brummt, weil ich mir viel zu viele Gedanken mache. Ich grüble ständig und stelle mich infrage, das ist anstrengend. Das rot-schwarze Feld in der Mitte stellt ein Relikt meiner Kindheit dar. Das ist ein Überbleibsel, weil ich als Kind oft geglaubt habe, dass ich schuld am Zustand meiner Mutter bin, was ich heute aber infrage stelle.

Die kleinen Pünktchen sollen zeigen, dass ich mich im Kreis drehe und einen Weg suche. Die bunten und schwarzen Pfeile stehen für all die Dinge, die ich tue und mache. Das ist auch schön, aber es geht in viele verschiedene Richtungen. Mir fehlt eine klare Ausrichtung, daher das Fragezeichen. Ich weiß nicht weiter. Der mit einem Balken verschlossene Mund ist wichtig, denn es fällt mir sehr schwer, mich anderen gegenüber zu öffnen bzw. mich so zu zeigen, wie ich bin. Ich mache zu viel mit mir selber ab.

Die Noten stehen für die Musik, die ich gerne höre. Sie erinnern mich daran, dass ich als Jugendlicher gern Gitarre gespielt habe. Rechts befindet sich ein muskulöser Arm, denn ich fühle mich auch kräftig, manchmal sogar anderen überlegen.

Gute Ressourcen

Auch in diesem Bild wird sichtbar, dass Herr D. über gute Ressourcen verfügt und sich bereits mit seiner Vergangenheit beschäftigt hat. Er hat erkannt, dass die kindlichen Schuldgefühle in der damaligen Situation entstanden sind und aus heutiger Sicht nicht mehr angemessen erscheinen.

Im Verlauf des Gesprächs über seine Zeichnung wird Herrn D. immer bewusster, wie viele »Altlasten« aus der Vergangenheit sein Beziehungsleben belastet haben. Er berichtet von seiner Unfähigkeit, Probleme in der Beziehung anzusprechen und eigene Standpunkte zu vertreten. Er spürt, wie traurig er darüber ist und wie sehr ihn das in seiner persönlichen Entwicklung behindert: »Es tut schon weh, die Zusammenhänge so klar vor Augen zu haben, aber jetzt möchte ich lernen, darüber hinauszuwachsen.« Daher widmet sich Herr D. in der Folgesitzung seinen Wünschen für die Zukunft.

III. Zukunft

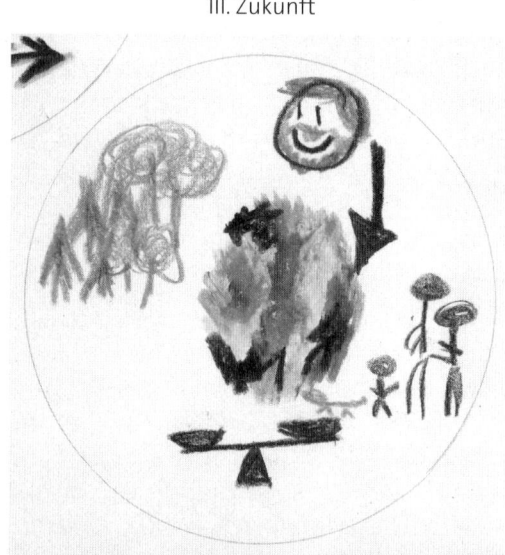

Ich kann mir perspektivisch vorstellen, die Stadt zu verlassen und auf dem Land zu leben. Ich brauche den Kontakt zur Natur, so wie früher. Ich will nicht immer nur vernünftig sein, sondern das Bunte in mir leben lassen. Der Pfeil zeigt, dass ich mit dem Bunten, das ja fast wie mein Bauch aussieht, besser verbunden bin. Schon als Kind hatte ich eigentlich ein rei-

ches Fantasieleben. Das will ich mir jetzt mehr erlauben, statt zu denken, das geht doch nicht.

Die Waage steht für eine größere Ausgeglichenheit und innere Balance. Ich will nicht reich und berühmt werden, sondern neben der Arbeit, die mir wichtig ist, mehr Zeit für meine Beziehung haben. Ich kann mir vorstellen, eine Familie zu gründen und zu heiraten. Dafür stehen die zwei Ringe. Und ich kann wieder lachen.

Zwischenbetrachtung

Nachdem Herr D. seine Themen anfänglich sehr rational reflektiert, vertieft sich durch begleitende Körperspürübungen allmählich sein emotionales Erleben. Er betrauert eine Weile die Umstände seiner Kindheit und beginnt damit, sich einem Freund zu öffnen, um mehr über »Gutes wie Schlechtes« zu sprechen. Parallel nimmt er wieder Kontakt zu seiner Lebensgefährtin auf und tauscht sich mit ihr über seine Empfindungen aus, wodurch sich beide wieder annähern. Eine ganze Zeit hadert er mit seiner Zurückhaltung im Beruflichen, kann kaum Entscheidungen treffen und ist immer noch blockiert. Erst nachdem er versteht, dass er sich für seine Unsicherheiten nicht schämen muss und Zweifel durchaus zum Leben dazugehören, kann er diese Seite an sich besser akzeptieren. Zunehmend gewinnt er den Eindruck, sich selbst nähergekommen zu sein. Da er als Grafiker einen guten Zugang zu seiner schöpferischen Seite besitzt, greift er das Angebot, seine Bilder erneut zu betrachten, dankbar auf. Beim ersten Blick auf seine Zeichnungen äußert er spontan, dass er sich jetzt schon mehr wie im dritten Zukunftskreis fühlt, so, als hätte er »eine Brücke« zu seinem Ziel-Bild gebaut.

Was zu beachten ist

Berichtet ein Patient von solchen Fortschritten, freue ich mich zunächst einmal ganz offen mit ihm. Zugleich bitte ich ihn aber auch, darüber nachzudenken, was er denn getan oder gelassen (!) habe, um seinem Ziel näher zu kommen. Einige führen »die Zeit« an, die angeblich »alle Wunden heilt«. Sicher ein interessanter Gesichtspunkt, doch man sollte nicht darauf hereinfallen! Denn viel wichtiger ist es, die *Eigenanteile* herauszuarbeiten, die zu einer Verbesserung der Stimmung beigetragen haben. Die Ursachenzuschreibung auf die Zeit ist zu passiv. Bedeutsamer ist es, das Selbstwirksamkeitsgefühl des Betreffenden zu fördern, indem man ihn bittet, genauer hinzugucken, was *er selbst* zur Verbesserung seiner Lage beigetragen hat. Dadurch wird ihm bewusster, wie er *aus sich* heraus sein seelisches Wohlbefinden unterstützen kann. Es ist also wichtig, den Patienten zu fragen, *wie* es ihm gelungen ist, seiner Zielvorstellung näher zu kommen.

Herr D. beschreibt seinen Weg folgendermaßen:
Durch die Gespräche mit Ihnen und meinen Freunden bin ich aus der Stagnation herausgekommen. Es ist, als wäre eine Tür aufgegangen. Ich habe mich in Bewegung gesetzt und Neues ausprobiert. Früher habe ich mich manchmal richtig ins Grübeln reingesteigert. Es hat mir geholfen, Abstand zu meinen Problemen zu bekommen. Je näher man an ein Problem herangeht, umso größer erscheint es. Durch den Abstand des Zeichnens wurde ich größer und die Probleme kleiner. Mit mehr Abstand konnte ich meine Probleme aus unterschiedlichen Perspektiven betrachten.
Ich bin jetzt mehr im rechten Bild. Das bunte Knäuel in der Mitte ist mein buntes Gefühlsleben, und der Kopf darüber lächelt, denn ich habe mein Lächeln wiedergefunden. Die Richtungslosigkeit des mittleren Bildes ist jetzt weg, weil ich aktiver geworden bin. Ich stelle mich klarer auf, und bei Anfragen von Kunden bleibe ich mehr am Ball. Wo ich vorher unsicher war und verstummt bin, frage ich jetzt nach und führe die Gespräche zielorientierter. Früher habe ich mich geschämt zuzugeben, dass ich bei einer Sache noch unsicher bin. So als wäre ich »unterbelichtet«. Jetzt spreche ich Unsicherheiten schon mal offen an und kläre diese gemeinsam mit meinem Gesprächspartner.

Bei einem solch guten Verlauf taucht selbstverständlich die Frage auf, ob die Therapie beendet werden kann. Herr D. kann sich das in absehbarer Zeit gut vorstellen, ist jedoch noch etwas unsicher, wie tragfähig die Veränderungen sind. Von allein bringt Herr D. das Gespräch auf die Waage unten im Bild: »Um weiter voranzukommen, ist es wichtig, mich weiter auszubalancieren, denn da hapert es noch.« Er bemerkt, dass ihn die Frage, was ihn eigentlich »ausmacht«, noch sehr beschäftigt, »da gibt es noch einige Verunsicherungen, beruflich wie privat«. Im Gespräch darüber entsteht die Idee, seine Freunde um eine Rückmeldung zu dieser Frage zu bitten. Nach einigem Zögern traut er sich, mit diesem Anliegen an sie heranzutreten. Zu seiner Überraschung wird sein Wunsch von fast allen gern erfüllt. Die differenzierten und wohlwollenden Rückmeldungen kann er annehmen, und er freut sich darüber, dass er seinem Wunsch nach Resonanz und Spiegelung

Ausdruck verliehen hat: »Das tat gut. Ich habe dadurch wieder ein Gefühl für mich bekommen und gemerkt, wie gut mich meine Freunde kennen. Durch das Feedback und die Bestätigung stehe ich wieder auf sicherem Boden.«

In der nachfolgenden Sitzung zeichnet er seine aktuelle Befindlichkeit und vergleicht sie noch einmal mit seinem Zielbild.

IV. Jetzt – ein halbes Jahr später

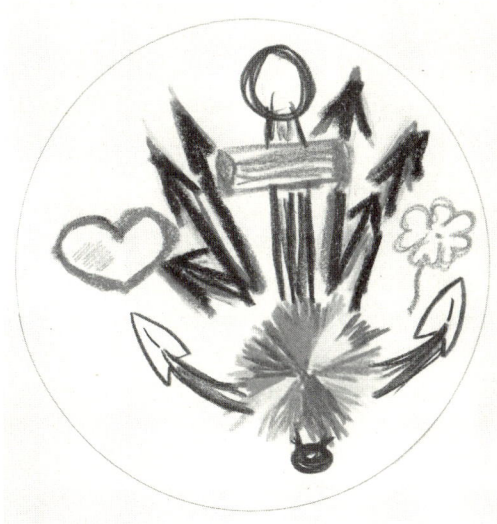

Mein Innenleben ist jetzt bunt und zentriert. Da ist ein großer Anker, der ausdrückt, wie gut verbunden ich mich mit mir fühle. Links befindet sich ein Herz, ich bin meiner Liebe wieder nah. Rechts sieht man ein Kleeblatt, das steht für die neu gewonnene Zuversicht.

Das Fragezeichen und die bunten Pfeile in alle Richtungen, die damals für meine Verwirrung und Unentschlossenheit standen, sind jetzt eher gebündelt. Sie zeigen in eine Richtung, weil ich besser auf meine Ziele ausgerichtet bin. Die Pfeile verdeutlichen auch, dass da gute Kräfte in mir sind. Sie sind jetzt gebündelter und aufstrebend, das fühlt sich gut an.

Die drei Gewichte sind jetzt nicht mehr da. Die innere Schwere, die ich damals hatte, ist verflogen. Ich weiß aber auch, dass eine gewisse Schwermut zu mir gehört und ich sie manchmal brauche, da sie mich auch erdet.

Mein Wunsch, eine Familie zu gründen, den ich im letzten Bild rechts unten gemalt habe, ist für mich und meine Freundin derzeit nicht so wichtig. Wir freuen uns momentan an gemeinsamen Projekten, die uns beflügeln. Der Wald aus dem letzten Bild steht für die Natur, und wir können uns vorstellen, in einigen Jahren die Großstadt zu verlassen und ländlicher zu wohnen – aber es drängt nicht.

Der Kopf mit den Schmerzen sagte damals, dass ich zu verkopft und zu wenig bei mir bin. Das ist jetzt anders, ich fühle mich mehr. Auch die Lippen, die damals verschlossen waren, weil ich alles mit mir selbst ausgemacht und mich dadurch isoliert habe, sind jetzt offen. Ich trage mein Herz zwar nicht auf der Zunge, aber ich öffne mich jetzt den Menschen gegenüber, denen ich vertraue.

Wir kommen überein, die Therapie an diesem Punkt zu beenden, und vereinbaren ein Abschlussgespräch einige Wochen später.

5. Auf den Punkt kommen – Da ist nichts mehr

Anhand des folgenden Beispiels möchte ich zeigen, dass die Einladung zur Fokussierung überraschende Ergebnisse hervorbringen kann. Diese Fallskizze verdeutlicht außerdem, dass es bei der Arbeit mit den Kreisen keinesfalls darum geht, elaborierte Kunstwerke hervorzubringen. Viel essentieller ist es, den *Fokus* aufzugreifen, ihn zu halten und immer wieder zu ihm zurückzukehren. Dadurch erhält die therapeutische Arbeit mitunter sogar etwas Meditatives und lädt dazu ein, ein Thema, einen Konflikt oder ein Problem zu unterschiedlichen Zeitpunkten erneut zu betrachten. Oft ergeben sich daraus neue Perspektiven und Bewertungen, die für den Fortschritt in der Therapie wegweisend sind.

Ich habe mich verloren
Vor diesem Hintergrund möchte ich Herrn S. vorstellen. Er ist 40 Jahre alt und von Beruf Mathematiker. Er berichtet mir davon, dass er eigentlich in der »Bestform« seines Lebens ist, eine nette Frau und drei Kinder hat. Im Beruf ist er beliebt und erfolgreich. Er betont, kein Arbeitstier oder Karrieremensch zu sein und dass Statussymbole für ihn bedeutungslos sind. Und sagt:

»Das klingt alles toll, oder? Aber es ist alles nur Fassade. Ich sterbe innerlich und kenne kein Glück mehr, keine Freude, nur noch Wut, Hass und Frustration. Ich komme mir vor wie ein Automat, der die gesellschaftliche Fassade darstellt und auch perfekt funktioniert. Meine Frau bezeichnet mich als Eisblock, meine Ehe steht vor dem Ende. Wenn ich

nichts tue, zerbricht unsere Familie. Ich tröste meine Kinder, ohne mit-
zufühlen. Mein Vater starb vor einigen Monaten, ohne dass da richtige
Trauer war. Ich habe seit Jahren nicht mehr geweint und fast jede Empa-
thie verloren. Es fällt mir immer schwerer, mich in die Lage anderer zu
versetzen. Ich kann diese zwar verstehen, aber ich kann es nicht mehr
nachfühlen. Es sind zum Teil ausgeprägte Gewaltfantasien da. Ich habe
Angst, die Kontrolle über diese destruktiven, ja brutalen Gedanken zu
verlieren. Kleinste Alltagskonflikte eskalieren im Kopf weiter bis hin zu
Tötungsfantasien. Ich habe Angst vor einer Eskalation. Ich fange schon
an, Streitgespräche mit mir selbst zu führen, und stoße die übelsten Be-
schimpfungen aus, wenn ich mich unbeobachtet glaube. Manchmal ver-
sinke ich tagelang in solchen Zuständen. Ich habe mich verloren. Nur
noch mein Geist ist aktiv, mein Gefühlsleben abgestorben.«

Am Ende bemerkt Herr S., dass er in eine »sehr stereotype und dramatisierende Darstellung« seiner Lebensumstände verfallen ist, diese
»plakative Darstellung« seine derzeitige Verfassung jedoch gut zum
Ausdruck bringt.

»Irgendetwas läuft bei mir gewaltig schief, und ich möchte Sie bitten,
mir zu helfen, das herauszufinden.«

Daraufhin erläutere ich ihm das Konzept des »fokussierten Selbst«
und bitte ihn, zwei Kreise zu zeichnen. Ich lade ihn ein, in dem einen
bildhaft zum Ausdruck zu bringen, wie es zurzeit in ihm aussieht. Und
im zweiten, wie er sich gern fühlen würde. Während dieser Sitzung fällt
ihm jedoch zu dem zweiten Aspekt noch nichts ein.

Biografische Aspekte

Herr S. berichtet von einer schrecklichen Kindheit. Die Mutter habe ihn massiv
geprügelt, um sich dann wieder schützend vor ihn zu stellen, wenn der Vater
gewalttätig wurde. Der Vater erniedrigte ihn oft als »nicht lebensfähigen Halb-
affen«, machte ihm später wiederum großzügige Geschenke. Herr S. schildert
eine ständige Angst vor dessen Unberechenbarkeit, »er hat immer versucht,
mich klein zu halten«. Seine jüngere Schwester verunglückte im zwölften Lebensjahr schwer, sodass die Eltern sich vorwiegend um ihre Tochter kümmer-
ten. Herr S. flüchtete sich früh in seine eigene Fantasiewelt und in die Musik,
»da war ich sicher und geborgen«.

Im Verlauf der weiteren Gespräche stellt sich heraus, dass die berufliche
und familiäre Situation nicht so ideal ist, wie er sie zu Beginn dargestellt
hat. Ein seit Jahren anhaltender Familienkonflikt belastet ihn sehr, und

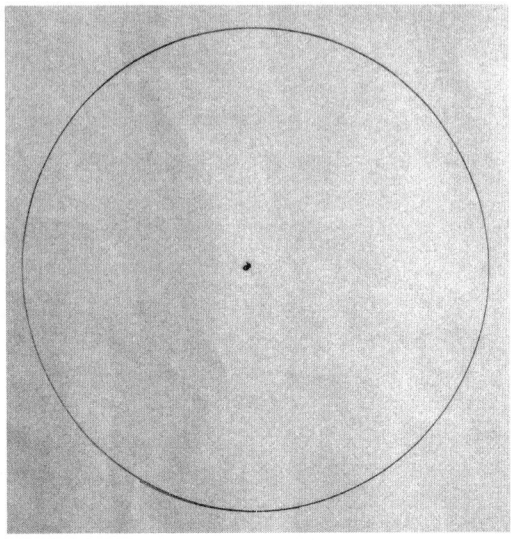

Ich bin innerlich tot. Das ist gar nichts mehr. Ich bin reduziert auf ein unscheinbares Nichts. Um mich herum ist nur noch Leere, ein Vakuum.

am Arbeitsplatz fühlt er sich von einem Vorgesetzten, der ihn von oben herab abkanzelt, tief getroffen. Es wird zunehmend deutlich, dass er über viele Jahre Frust und Ärger in sich hineingefressen hat, weil er sich »gar nicht vorstellen kann, dass ich überhaupt ernst genommen werde«.

Während der Therapie zeigt sich, dass er aus Angst vor Beschämung und Kontrollverlust ausgeprägte Duldungs- und Unterwerfungsmuster entwickelt hat. Ihm wird allmählich der Zusammenhang zu seinem innerlichen Absterben und seinem großen inneren Druck verständlicher. »Mein ungelebter Zorn richtet sich wohl gegen mich und lebt sich in meiner Fantasie aus.«

In den Vorgesprächen und im Anamnesebogen erkundige ich mich bei jedem Patienten nach dessen Ressourcen und Fähigkeiten, die er zur Überwindung seiner Probleme nutzen könnte. Herr S. hat, neben seiner Gabe zur Selbstbeobachtung, die Fähigkeiten angegeben, gut assoziieren und Analogien bilden zu können. Darüber hinaus kann er komplexe Sachverhalte auf den Punkt bringen und vereinfacht darstellen.

Ressourcen entdecken

Ich erinnere ihn an diese Begabungen und bitte ihn, erneut einen Blick auf sein Bild zu werfen.

Th.: Was kommt Ihnen denn heute in den Sinn, wenn Sie es betrachten?

Herr S.: Es ist immer noch ein Punkt, aber wenn ich näher rangehe, sehe ich, dass da noch Leben drin ist.

Th.: Da ist noch Leben drin?

Herr S.: Ja, irgendwie schon. Der Punkt sieht aus wie ein Samenkorn, aus dem noch etwas erwachsen kann. Oder wie ein Keimling.

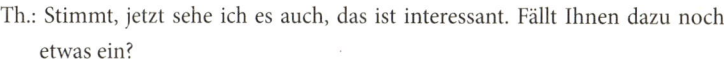

Th.: Stimmt, jetzt sehe ich es auch, das ist interessant. Fällt Ihnen dazu noch etwas ein?

Herr S.: Ja, ich kann mich an kleinen Dingen erfreuen, früher war ein Waldlauf ein tolles Erlebnis für mich. Ich mochte den Geruch der Blätter im Frühling, die Sonne, die Wärme. Das hat mit viel gegeben.

Daraufhin folgt eine längere Phase, in der Herr S. zwischen Zuversicht und Verzweiflung changiert. Er übt sich darin, seinen Gefühlen mehr Ausdruck zu verleihen, schießt dabei manchmal allerdings übers Ziel hinaus und ist dann unzufrieden mit sich selbst. Es folgen zahlreiche Gespräche über den Umgang mit seinen Emotionen, die Tragik seines Elternhauses und die Möglichkeiten, seine Gefühle adäquat auszudrücken. Seine Tendenz, sich innerlich zurückzuziehen und dadurch den Kontakt zu seiner Familie zu verlieren, wird immer wieder thematisiert und aufgegriffen. Zunehmend entdeckt er jedoch Wege, sich besser auszubalancieren. Dabei helfen ihm Gespräche mit seiner Frau sowie Wanderungen und Radtouren in der Natur. Einige Wochen später bitte ich Herrn S. darum, sich dem zweiten Kreis zuzuwenden, den er zunächst leer gelassen hatte, da ihm dazu damals nichts eingefallen war.

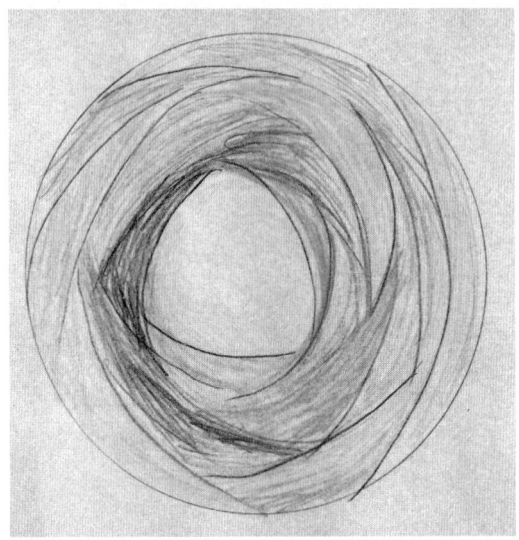

Farbtafel
Bild 12

Mein Leben ist bunter geworden, weil ich innerlich wieder aufgeblüht bin. Meine Lebendigkeit und mein Lebenswille sind zurückgekehrt. Die bunten Farben erinnern mich daran, wie gern ich als Kind mit Lego-Steinen gespielt habe. Im Spiel war ich ganz versunken und konnte meine eigene Welt erschaffen. Das hat sogar meine Mutter gewürdigt, die mir was zu essen hinstellte und mich gewähren ließ.

Da ist jetzt Vielfalt statt Öde. Der Raum ist mit mir und meinen Talenten gefüllt, ich kann nämlich sehr kreativ sein. Und da ist Licht in der Mitte, die dunklen Gewaltfantasien sind verschwunden. Ich will wieder leben und habe Frieden gefunden.

Ausklang

Da ich Herrn S. in den folgenden Wochen selten sehe, weil er beruflich ein Projekt in einer anderen Stadt betreut, erhalte ich in der Zwischenzeit Briefe und E-Mails von ihm, in denen er mir Fotos mit Naturmotiven zuschickt und mir selbstverfasste Gedichte anvertraut. Dazu beschreibt er mir, was innerlich in ihm vorgeht, und betont, dass er das Gefühl hat voranzukommen. Er freut sich darüber, sein Seelenleben mitteilen zu können, und spricht davon, einen großen Gefühlsreichtum in sich zu tragen, der sich ihm jetzt allmählich erschließt. Außerdem befasst er sich mit Literatur zum »Inneren Kind«, und es fällt ihm leicht, die darin beschriebenen Imaginationsübungen für sich zu nutzen. »Dadurch kann ich in meinem Kopf-Kino endlich Filme sehen, die mir gefallen und guttun.« In einem längeren Text beschreibt er seine Erfahrungen mit der »Reise zum weisen Mann«. Daraus einige Auszüge:

Ich sitze in meiner Höhle und blicke in die Landschaft. Meine Beine baumeln über dem Abgrund. Die Landschaft ist weit weg, pastellfarben, und durch den Nebel sehe ich diffus die Sonne. Sie wärmt. Ich kann den feuchten Duft der Vegetation bis hier oben riechen.

Ich bin ein Kind, und Frieden durchströmt mich. Ich bin glücklich, denn der Weise ist bei mir. Er ist groß, schlank und trägt ein langes weißes Gewand. Ich halte seine Hand. Seine Augen sind gütig und lächeln. Hier oben bin ich sicher. Ich sehe über meine Fußspitzen in die Tiefe, dabei hält mich der Weise ganz sicher fest. Außer dem leisen, feinen Rauschen des Windes ist nichts zu hören. Der Weise blickt nur und sagt nichts. Ich weiß, dass er immer da ist. Seine Hand ist sanft und warm. Unsere Hände sind miteinander verbunden, und ich spüre ein warmes Gefühl. Es strömt in mein Herz.

Ich bin alt genug, um zu sehen, zu jung, um zu verstehen. Ich lächle. Ich blicke abwechselnd zu meinem Weisen und in die Landschaft. Ich bin nur ein Junge. Ich bin von nirgendwoher. Habe keine Familie, keine Eltern, keine Geschwister, keine Freunde. Ich habe kein Ziel und kein Bedürfnis. Ich möchte nur so wie jetzt sein. Auch ich trage weiße Kleidung. Eine Art Tunika. Manchmal, wenn ich von einer dritten Position aus in die Höhle blicke, stehe ich und sehe zu dem Weisen auf. Wenn ich aus der Höhle blicke, sitze ich, denn so ist es wohl sicherer. Ich fühle mich geborgen und angenommen, so wie ich bin. Ich bin nicht allein. Da sind ganz viel Halt und Vertrauen.

Die Beschäftigung mit seinem inneren Kind und ein wachsendes Verständnis dafür, welchen Niederschlag die deprimierenden und verunsichernden Erfahrungen in seiner Kindheit in seinem Gefühlsleben gefunden haben, ermöglichen einen tief gehenden Trauerprozess. In der Endphase der Therapie ist seine Stimmung sichtlich aufgehellt. Die Gewaltfantasien treten kaum noch auf, er versteht den Zusammenhang mit seinem zurückgehaltenen Ärger und experimentiert mit »kleinen Wut-Proben«, indem er sich am Arbeitsplatz traut, Dinge, die ihn ärgern oder verunsichern, anzusprechen. Er stellt fest, »dass ich meinen Gefühlen trauen kann. Sie zeigen mir an, wenn etwas für mich nicht in Ordnung ist. Ich lerne, das jetzt auch auszusprechen. Der Druck wird dann weniger, und ich habe das Gefühl, wieder atmen und leben zu können.«

Da ist noch Leben

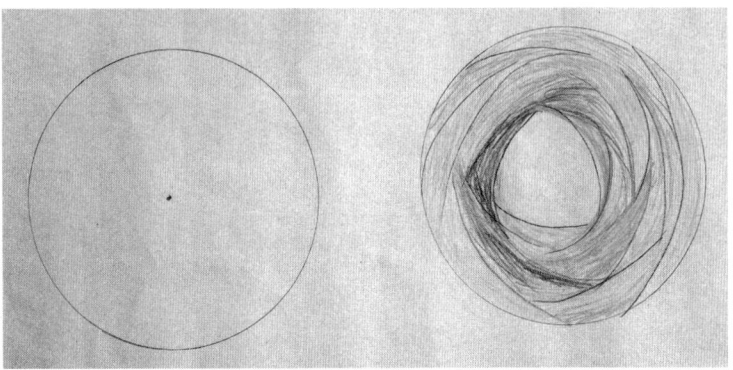

6.   Einen Fokus setzen – und halten

Es gibt Therapieverläufe, die seitens des Therapeuten in besonderer Weise eine aktiv steuernde Haltung erfordern. Insbesondere dann, wenn dysfunktionale Schemata noch sehr unreflektiert oder strukturelle Defizite erkennbar sind. Aber auch, wenn depressive Symptome aufrechterhalten werden, weil einseitige Wahrnehmungsgewohnheiten vorliegen und dadurch die Weltsicht und das Selbstbild resignativ eingetrübt werden. Auch die übermäßige Identifikation mit an sich ehrenwerten Idealen und Werten kann Leiden hervorrufen. Gerade dann kann sich die bildhafte Darstellung des Erlebens als wertvoller Ausgangspunkt für eine tiefer gehende Reflexion des problematischen Musters erweisen. Am Beispiel von Herrn G. möchte ich aufzeigen, wie sich der Therapieprozess mithilfe eines fokussierten Vorgehens steuern lässt.

Herr G. bringt zu einer Sitzung mehrere Bilder mit, die er zu Hause angefertigt hat. Er fand Gefallen daran, »seine Gefühle endlich mal systematisch ausdrücken zu können«. Im ersten Bild hat er den Ist-Zustand erfasst. Dazu hat er in Klammern ergänzt »evtl. war es so«, um anzudeuten, dass sich sein Befinden möglicherweise bereits verändert hat bzw. ändern könnte.

In Bild sieht man einen Panzer, der eine Vielzahl an Geräuschen von sich gibt. Herr G. erläutert, dass er sich in diesem Panzer befindet

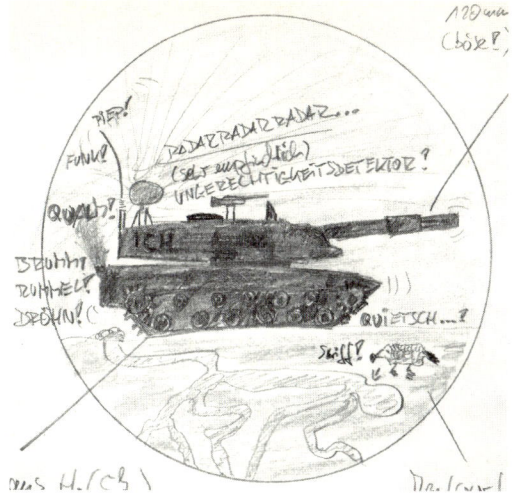

und allein ist. »Wie so oft geht es mir vor allem darum, *sicher* zu sein und bloß nichts zu riskieren. Aber ich bin eben auch gepanzert und eingeschlossen, das gefällt mir eigentlich nicht mehr. Unter der Erde ist ein Maulwurf, das heißt, da ist auch Leben.« Im Verlauf des Gesprächs wird deutlich, dass der auf dem Panzer befindliche »Ungerechtigkeitsdetektor« eine enorme Bedeutung für ihn hat, denn dieser ist sehr empfindlich eingestellt und terrorisiert Herrn G. Zum besseren Verständnis stelle ich zunächst einige Facetten aus dem Leben des Patienten voran.

Biografische Aspekte
Herr G. fühlt sich der 68er-Generation und dem Geist von Woodstock sehr verbunden. Soziales Engagement war ihm schon immer wichtig. Die Botschaft »Mach kaputt, was euch kaputt macht« sprach ihn aus tiefster Seele an. Die Berichte über den Vietnam-Krieg haben ihn sehr berührt, ein Gefühl für die Ungerechtigkeiten in der Welt war sehr früh ausgebildet. In der Schule engagierte er sich als Schulsprecher. Seine Entscheidung, zur Bundeswehr zu gehen, war unter anderem dadurch motiviert, die Institution von innen her aufzuweichen. So überrascht es nicht, dass er wegen linker Agitation durch das Verteilen von Flugblättern in dieser Zeit strafversetzt wurde. Hinzu kommt, dass er bereits in seiner Frühbiografie äußerst verunsichernde Bindungserfahrungen machte: »Ein Wunschkind war ich wohl nicht.« Seine Eltern und sein zwei Jahre älterer Bruder lebten zur Zeit der Schwangerschaft in sehr beengten Verhältnissen. Sie

wohnten gemeinsam mit der Familie der Schwester seiner Mutter in einer Wohnung. Die Mutter des Patienten berichtete ihm vor einigen Jahren davon, dass ihre Schwester damals versucht hatte, einen Schwangerschaftsabbruch zu erzwingen, da kein Platz für ein weiteres Kind da sei. Später lauschte Herr G. oft verängstigt den Streitigkeiten der Eltern im Schlafzimmer, immer in der Sorge, seiner Mutter könnte etwas zustoßen oder die Eltern könnten sich trennen. Der Bruder habe ihn oft gepiesakt und sadistisch behandelt, einmal lebensbedrohlich im Sand vergraben. Im zehnten Lebensjahr trennten sich die Eltern, Vater und Bruder zogen aus, Herr G. blieb bei der Mutter und tat alles, »damit es ihr gut geht«. Zwei Jahre später heiratete die Mutter erneut, und im zwölften Lebensjahr zog sein Stiefvater ein, der bereits drei Söhne hatte. Diesen schildert Herr G. als zwanghaften, gewalttätigen, revanchistischen heimatvertriebenen Ostpreußen, der ihn oft schlug und ihn in ein Erziehungsheim abgeben wollte. Herr G. wurde oft »runtergemacht und erniedrigt, ich habe ihn gehasst«.

Anhand dieses kurzen Abrisses wird deutlich, dass es Herrn G. an sicherer Bindungserfahrung, Wertschätzung und äußerer wie emotionaler Sicherheit mangelte. So ist es nachvollziehbar, dass er sich leicht in das Leiden der Schwachen und Benachteiligten hineinfühlen und sich mit ihnen solidarisch zeigen konnte. Vor diesem Hintergrund wird außerdem verständlich, wie sich der äußerst sensible »Ungerechtigkeitsdetektor« entwickelte und wie überlebenswichtig dieser war.

Den Fokus benennen

Es gibt sicherlich viele Elemente, die man aus diesem Bild aufgreifen könnte, etwa den kleinen Maulwurf in der Erde oder das Gewehr auf dem Panzer. Doch es gilt auszuwählen und den Aspekt herauszugreifen, der aus therapeutischer Sicht die höchste Relevanz besitzt.

In vielen Sitzungen ist mir aufgefallen, dass Herr G. oft davon spricht, wie sehr ihn das Unrecht in dieser Welt ärgert, es ihn aufwühlt und nicht zur Ruhe kommen lässt. Zugleich hat ihn ein tiefes Gefühl von Ohnmacht erfasst, welches ihn lähmt und wie in einem Hamsterrad aus Empörung und Ratlosigkeit gefangen hält. Oft resigniert er und hat den Eindruck, eigentlich nichts bewirken zu können, was ihn zusätzlich deprimiert. Seine Lebensenergie scheint er nicht wirklich kanalisieren und produktiv nutzen zu können, zumal die hohe Empfindlichkeit seines Radars eine hohe Affektivität hervorruft, die ihn zuweilen überfordert.

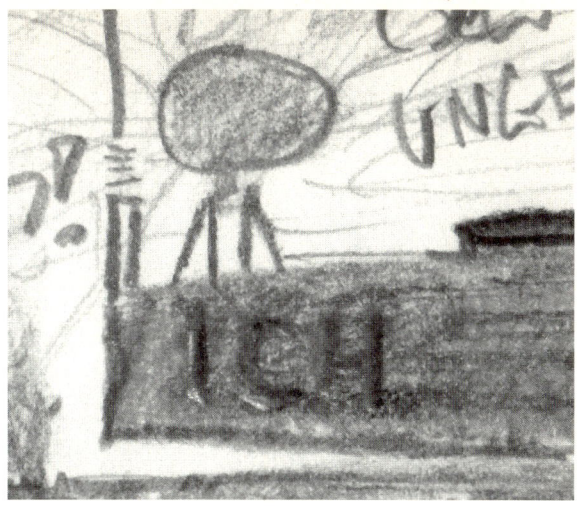

Ich schlage ihm daher vor, sich nur mit diesem Thema zu befassen, und weise in der folgenden Sitzung auf den entsprechenden Bildausschnitt hin.

Dann bitte ich Herrn G. darum, noch einmal etwas über diesen »Ungerechtigkeitsdetektor« zu sagen. Wie so oft, beginnt er damit, das Leid der Welt zu beklagen:

Dieses Teil ist mir total wichtig, das gehört zu mir, ich will nicht blind werden für soziales Unrecht. Erst gestern habe ich wieder im Fernsehen einen Bericht …

Den Fokus erläutern

An dieser Stelle unterbreche ich Herrn G. mit der Bemerkung, dass ich ihm zustimme, dass es viel Beklagenswertes auf der Welt gibt. Zugleich weise ich darauf hin, dass es jetzt nicht um den *Inhalt* geht, sondern um die *Funktion* seines Radars. Herr G. ist zunächst irritiert, als würde er prüfen, ob ich eventuell mit ihm nicht einer Meinung bin, dass seine Beschreibungen der sozialen Missstände gerechtfertigt sind. Daraufhin zeigt er erneut auf, was ihm in der Welt alles ungerecht erscheint, und es wird deutlich, wie sehr es ihn aufwühlt. Ich bitte ihn ein zweites Mal innezuhalten und bestätige, dass ich ihm inhaltlich in vielem zustimme, es in der Therapie jetzt aber darum geht, besser zu verstehen, *wie* sich der von ihm so gut gezeichnete und beschriebene »Ungerechtigkeitsradar« auf sein inneres Erleben und seine Gefühlswelt auswirkt.

Was zu beachten ist

In diesem Zusammenhang und in einem fortgeschrittenen Therapieprozess sind Fragen nach dem »Warum ist es so?« und »Wo kommt es her?« nur noch bedingt hilfreich. Wichtiger ist das Erfassen der Wirkung in der Gegenwart. Um diese zu erforschen, kann man sich beispielsweise von folgenden Fragen leiten lassen:

■ Könnten Sie bitte genauer etwas über die Funktion dieses hochsensiblen Gerechtigkeitsdetektors sagen? Wie genau wirkt er?
■ Wozu ist er gut? Welche Vorteile hat er?
■ Welche Nachteile hat er? Welche Probleme ruft er jetzt hervor? Wie denken Sie darüber?

Solche Fragestellungen ermöglichen es dem Patienten, Forscher in eigener Sache zu werden. Sie ermuntern ihn, ein Problem aus anderen Blickwinkeln zu betrachten und sich auf die Suche nach Antworten zu machen. Dadurch fördern sie die Selbstexploration und schulen dessen Introspektionsfähigkeit. Er wird aktiv an der Therapie beteiligt, die Compliance festigt sich. Hier nun in Kurzfassung die Essenz aus dem weiteren Gespräch mit Herrn G.

Die Getriebenheit macht mich wahnsinnig
Ich bin immer in Habt-acht-Stellung, ständig in Alarm, getrieben, als würde ich das Leid der Welt selbst erleiden. Das kommt mir irgendwie auch unreif, un-erwachsen und undifferenziert vor. Es ist aber auch ein Antrieb, der mich wachhält und mir hilft, Zusammenhänge in der Welt zu erkennen. Andererseits fühle ich mich oft getrieben, und diese Getriebenheit macht mich wahnsinnig, fast, als würde ich mich dadurch selbst boykottieren, denn ich komme zu nichts anderem mehr. Ich will es aber auch nicht abstellen, eher regulieren, weiß aber nicht wie.

Diesen letzten Aspekt gilt es zu markieren und festzuhalten, indem man deutlich aufzeigt, dass dem Patienten anscheinend etwas Wichtiges fehlt, nämlich die Fähigkeit, diesen Prozess *selbst* zu steuern. Dadurch fungiert man kurzzeitig als Hilfs-Ich und greift exemplarisch steuernd ein, um auf der Meta-Ebene gemeinsam über die Problematik der fehlenden Regulierung nachzudenken.

Nun geht es darum, dass Herr G. selbst eine Vorstellung davon entwickelt, wie er den Nutzen seines Radars *erhalten* und die negativen Auswirkungen *begrenzen* kann. Es wird hierbei deutlich, dass das Wahrnehmen von Ungerechtigkeit in der Welt einen wesentlichen Teil seiner Identität ausmacht, der ihm wertvoll und wichtig ist. Andererseits wird ihm erst jetzt klar, dass die hochsensible Einstellung seines Wahrnehmungsfilters auch eine große Schattenseite besitzt. Sie überfordert ihn und begünstigt depressive Stimmungen, die ihn lähmen. Da es Herrn G. durch die Fokussierung möglich wird, diese Aspekte jetzt besser zu unterscheiden, bitte ich ihn, zur nächsten Stunde ein »Steuergerät« für seinen Gerechtigkeitsdetektor zu entwerfen, welches *seinen* Vorstellungen entspricht.

Hausaufgabe: Ein »Steuergerät« entwerfen

Obwohl Herr G. sich spontan für diese Aufgabe begeistert, ruft sie bei ihm dennoch zunächst unerklärliche Widerstände hervor. Dann zeigt sich, dass durch meinen Vorschlag in Herrn G. ein alter Unterwerfungskonflikt wachgerufen wird: »Mein Leben lang habe ich versucht, die Erwartungen anderer zu erfüllen, das will ich aber nicht mehr! Immer war ich der dumme August, und erst ganz am Ende geht es um mich.« Kurzfristig gleitet Herr G. in eine depressiv eingefärbte Stimmung und resignative Haltung ab. Er ist deprimiert und entdeckt eine neue Seite in sich: »Ich will nicht mehr sollen. Da ist ein kleiner Junge in mir, der vollkommen überfordert und müde ist. Am liebsten wäre ich unsichtbar, dann könnte keiner mehr etwas von mir wollen. Mein Stiefvater hat da ganze Arbeit geleistet. Es war mir schon damals zuwider, mich an seine Vorstellungen anzupassen.«

Es ist nicht ungewöhnlich, dass in der Endphase einer Therapie noch einmal schmerzhafte Themen wachgerufen werden, und manchmal braucht deren Verarbeitung noch etwas Zeit. Es dauerte einige Wochen, bis Herr G. sich dazu entschließen konnte, diese Aufgabe anzunehmen. Erst nachdem wir seinen Konflikt ausführlich besprochen hatten, erkennt Herr G., »dass es ja nicht darum geht, mich zu unterwerfen oder anzupassen, sondern darum, gesund zu werden und meine Gefühlswelt in Ordnung zu bringen«.

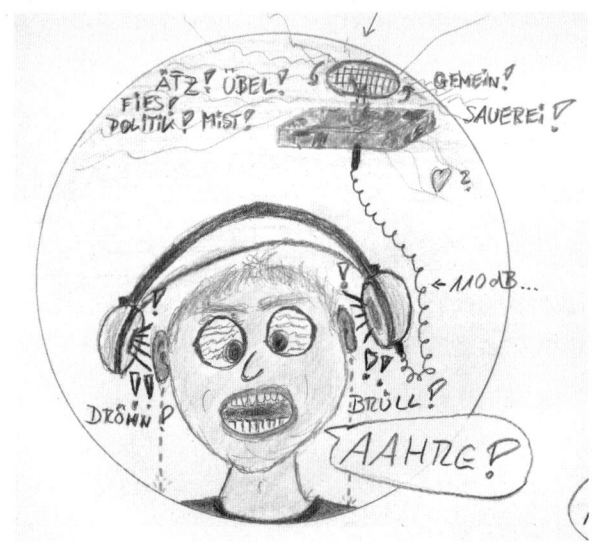

*Ich bin in Aufruhr und Schrecken, weil ich nur das Negative herausge-
filtert habe. Das kleine Herz mit dem Fragezeichen bedeutet, dass ich gar
nicht weiß, ob es überhaupt Gutes auf der Welt gibt. Da kommt sogar Blut
aus meinen Ohren, ich verliere Lebenskraft.*

II. So wünsche ich es mir

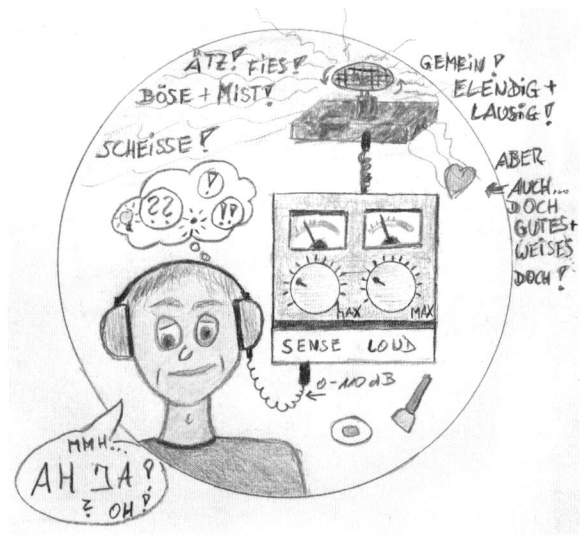

Jetzt habe ich ein Steuergerät, mit dem ich die Sensibilität und die Lautstärke einstellen kann. Ich kann es sogar auf 0 Dezibel einstellen, dann habe ich meine Ruhe. Das Herz hat jetzt kein Fragezeichen mehr, weil ich weiß, dass es auch Gutes in der Welt gibt – ich muss mich bloß daran erinnern!

Herr G. hat jetzt eine Vorstellung davon entwickelt, wie er seinen Wahrnehmungsfilter regulieren kann. Jetzt gilt es, ihn anzuwenden. Er ruft sich sein Bild innerlich auf und achtet bewusst darauf herauszufiltern, »was trotz der Ungerechtigkeiten in der Welt, an Gutem und Positivem vorhanden ist. Da ist doch mehr als ich dachte: Die Natur ist wunderschön, eine freundliche Verkäuferin, meine Freunde und ein kleiner Flirt an der Supermarktkasse.«

Ich brauche Sensoren nach innen
Im weiteren Gespräch kommt Herr G. zu einer wichtigen Erkenntnis: »Ich kann mich ja nicht nur mit den Signalen der Außenwelt befassen. Wenn ich herausfinden will, was ich möchte, muss ich lernen, mehr in mich hineinzuhorchen. Ich brauche Sensoren nach innen!« Zu seiner Freude taucht dazu bald ein inneres Bild auf: »Ich könnte ja wie ein Arzt mit einem Stethoskop meinen Bauch abhören und lauschen, was mir meine Gefühle zu sagen haben.« Am Ende der Sitzung bitte ich Herrn G., noch genauer darüber nachzudenken, wie er die Sensibilität für sich und seine Bedürfnisse fördern kann.

Als Therapeut ist es immer wieder spannend mitzuerleben, zu welchen Ergebnissen ein Patient kommt. Ich fiebere mit und bin neugierig auf den weiteren Prozess des Patienten. So überrascht mich Herr G. in der folgenden Sitzung mit der Mitteilung:

Ich habe eine Woche lang auf das Internet und die Lektüre der Zeitungen verzichtet und bin zur Ruhe gekommen. Da war eine angenehme Stille, ich konnte den Vögeln lauschen und abschalten.

Zusätzlich malt er in der darauffolgenden Woche ein Bild, welches diesen neuen Ruhemodus versinnbildlicht.

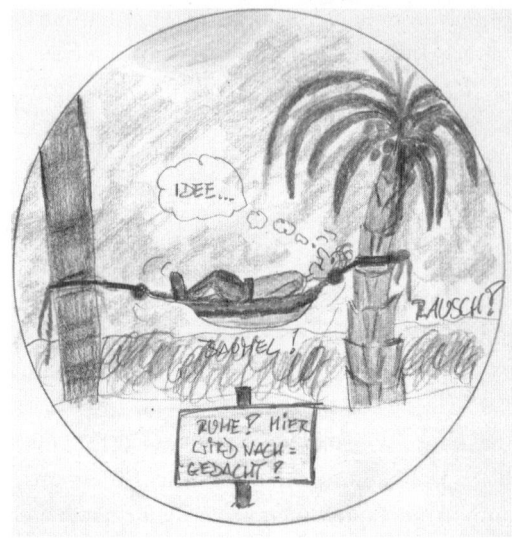

Farbtafel
Bild 15

Das ist schön, jetzt habe ich eine Vorstellung davon, wie Ruhe und Frieden aussehen könnten. Ich habe erlebt, dass ich den Detektor ausschalten kann und dann mehr Muße habe, um in Ruhe nachzudenken. Ich kann mich und meinen Körper spüren. Im Hintergrund höre ich das Rauschen des Meeres, es beruhigt mich.

7. Perspektivwechsel ermöglichen – Auf den Kopf gestellt

In der Therapie ist oft davon die Rede, wie wichtig es für Veränderungen zum Guten ist, Probleme aus anderen Blickwinkeln wahrnehmen zu können. Ein großer Vorteil der Kreisbilder ist es, dass sich diese beliebig drehen und wenden lassen. Der berühmte Perspektiv-Wechsel kann dadurch konkret erfahren werden. Ganz unmittelbar kann ein Patient erfassen, was damit gemeint ist, auch wenn es ihm zunächst ungewohnt erscheint. Doch das ist der Sinn eines Perspektivwechsels, er will irritieren und die vertrauten Wahrnehmungsgewohnheiten infrage stellen und erweitern. Anhand eines Beispiels möchte ich das verdeutlichen. Vorangestellt finden sich einige Informationen zur Ausgangssituation am Beginn der Therapie und zum Background der Patientin. In einer Krise hatte sie bereits vor einigen Jahren psychotherapeutische Hilfe in Anspruch genommen und diese als unterstützend und hilfreich erlebt. Sie kann also an gute Vorerfahrungen anknüpfen.

Ich habe am ganzen Körper gezittert
Jetzt berichtet die 36-jährige Werbekauffrau im Erstgespräch von einem »Nervenzusammenbruch«. Nachdem sie von ihrem Chef »wegen einer Kleinigkeit angebrüllt und gedemütigt wurde, konnte ich nur noch weinen und habe am ganzen Körper gezittert«. Doch auch zuvor wurde sie bereits monatelang von ihm »kleingemacht«, und auch aktuell wird sie von ihm schikaniert, »das macht er bei fast allen, dafür ist er bekannt«. Anfangs hatte der Vorgesetzte sie für ihr überdurchschnittliches Engagement noch gelobt. Als sie sich jedoch dagegen wehrte, ständig Überstunden machen zu müssen, ohne dafür eine Bezahlung oder einen Freizeitausgleich zu erhalten, nahmen die »Gemeinheiten« zu.

Am Beginn der Therapie hat Frau E. keinen Antrieb mehr. Sie fühlt sich minderwertig und gibt sich selbst die Schuld an den Vorfällen. Sie sieht sich als Versagerin und weiß nicht, wo sie die Kraft und das Selbstvertrauen hernehmen soll, um sich anderweitig zu bewerben. Im Moment traut sie sich nichts mehr zu und grübelt nachts darüber nach, ob sie sich bei der Arbeit hätte mehr zusammenreißen sollen. Sie hat massive Zukunftsängste. Insbesondere befürchtet sie, keine neue Arbeit zu finden bzw. an einem neuen Arbeitsplatz »vom Regen in die Traufe zu kommen«.

Biografischer Hintergrund
Frau E. wuchs mit drei älteren Schwestern als Tochter einer Krankenschwester und eines Lehrers auf. Die Mutter saß oft angetrunken in der Küche und weinte. Die Patientin versuchte bereits als kleines Kind, sie zu trösten. Sie ging dann nicht zum Spielen, weil die Mutter sie bat, stattdessen bei ihr zu bleiben, »dann musste ich ran und sie ablenken«. Manchmal zeigte die Mutter auch »ihr anderes Gesicht, wenn sie mich angiftete oder bei meinem Vater anschwärzte«. Für den Vater kann die Patientin bis heute nur Hass empfinden, da er sie häufig ohne einen für sie erkennbaren Grund prügelte. Sie erzählt unter Tränen, dass sie sich als kleines Kind »mehrfach aus Angst vor ihm in die Hose machte«. Sie war immer bestrebt gewesen herauszufinden, was er von ihr wollte, um nicht wieder seine Hand im Gesicht zu spüren. Der Vater war als gewalttätig bekannt, doch niemand griff ein. In der Familie habe er sich aufgeführt wie ein Tyrann. In der Schule hatte sie einige gute Freundinnen, die sie aber nur in der Schule treffen

durfte. Die Lehrer kannten ihren Vater und hatten Mitleid mit ihr, ohne dass sie ihn zur Rede stellten. Der Vater hatte den Lehrern sogar erlaubt, die Patientin zu schlagen, was diese aber ablehnten. In der Pubertät wurde sie vom Vater stark »gegängelt, er hatte wohl Angst, die Kontrolle über mich zu verlieren«.

Frau E. lebt seit acht Jahren mit ihrem Mann zusammen und ist glücklich in ihrer Ehe. Von ihrem Ehemann erhält sie viel Halt und Unterstützung, »er kennt meine Geschichte. Auch wenn er nicht immer alles versteht, kann ich mich hundertprozentig auf ihn verlassen.«

Das Vergangene wirkt in die Gegenwart

Nachdem Frau E. die Anfangsphase der Therapie gut nutzen konnte, um die aktuelle Situation zu reflektieren, entsteht Raum, um auf ihre Vergangenheit zurückzublicken. Frau E. äußert den Verdacht, dass ihre heftige Gefühlsreaktion auf die Probleme am Arbeitsplatz auch damit zu tun haben könnte, dass Erfahrungen aus ihrer Ursprungsfamilie zu einer besonderen Anfälligkeit für Kränkungen, Erniedrigungen und Ungerechtigkeiten geführt haben.

In der vorangegangenen Sitzung hatte sie bereits die drei Kreise zur Vergangenheit, Gegenwart und Zukunft gezeichnet. Da es in diesem Kapitel lediglich um Aspekte des Perspektivwechsels gehen soll, beziehe ich mich bei der gerafften Darstellung ausschließlich auf die Besprechung des folgenden Bildes.

I. Meine Vergangenheit

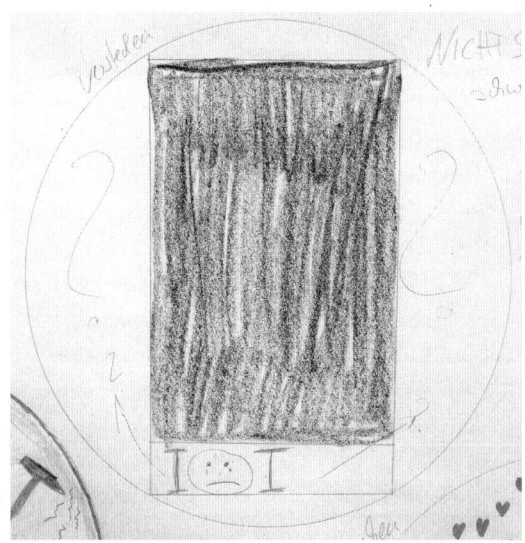

Das ist die Last meiner Kindheit und meiner Familie, die ich trage. Sie überfordert mich und meine Kräfte. Ich laufe Gefahr zusammenzubrechen. Ich habe nicht den ganzen Raum des Kreises genutzt, denn ich hatte als Kind auch nicht viel Raum. Ich hatte ständig die Angst vor meinem Vater im Nacken. Ich wollte nichts Schönes zeichnen, denn da war wenig Schönes. Ich hätte noch viel mehr Fragezeichen malen können. Ich fühlte mich immer bedrückt und eingeengt, das soll dieses Bild ausdrücken. Auch meine Trauer ist in dem kleinen Gesicht ganz unten zu sehen, denn ich war eigentlich immer unglücklich.

Er hat einen an der Waffel

Th.: Sie haben den Verdacht geäußert, dass die aktuelle Situation am Arbeitsplatz sensible Punkte aus der Vergangenheit berühren könnte. Welche Parallelen sehen Sie?

Frau E.: In meiner Familie war ich immer das schwarze Schaf. Eigentlich wurde mir immer vermittelt, dass mit mir etwas nicht stimmt.

Th.: Sie wurden ständig infrage gestellt?

Frau E.: Ja, das ist bis heute so. Wenn ich mit einer meiner Schwestern telefoniere, ist es genauso. Die haben das irgendwie übernommen. Unter uns gab es nie die Solidarität, die ich mir eigentlich gewünscht hätte.

Th.: Sie wurden also angefeindet und waren allein mit Ihren Sorgen und Nöten?

Frau E.: Das steckt auch in dem Bild drin. Alles wurde auf mir abgeladen, ich könnte kotzen!

Th.: Sie haben die Nase voll davon?

Frau E.: Und wie! Deswegen bin ich auch so sauer auf meinen Chef. Aber leider konnte ich ihm das nicht zeigen und habe stattdessen geheult. Das ärgert mich jetzt doppelt.

Th.: Sie suchen einen Weg, Ihren Ärger ausdrücken zu können, ohne zu weinen?

Frau E.: Ja, genau. Aber ich breche eben innerlich immer noch ein. Mir steckt die Gewalt meines Vaters noch in den Knochen.

Th.: Sie meinen, dass es Ihnen deshalb so schwerfällt, sich von Ihrem Vorgesetzten abzugrenzen und sich vor seinen Ausfällen zu schützen?

Frau E.: So ist es wohl. Aber ich habe schon Fortschritte gemacht, denn ich zerfleische mich selbst nicht mehr so stark mit Selbstvorwürfen wie noch vor einigen Wochen. Schließlich hat mein Chef einen »an der Waffel« – und nicht ich!
(lacht)

Th.: Lassen Sie uns doch Ihr Bild noch einmal betrachten. Wie wirkt es auf Sie, wenn wir es einfach umdrehen und auf den Kopf stellen?

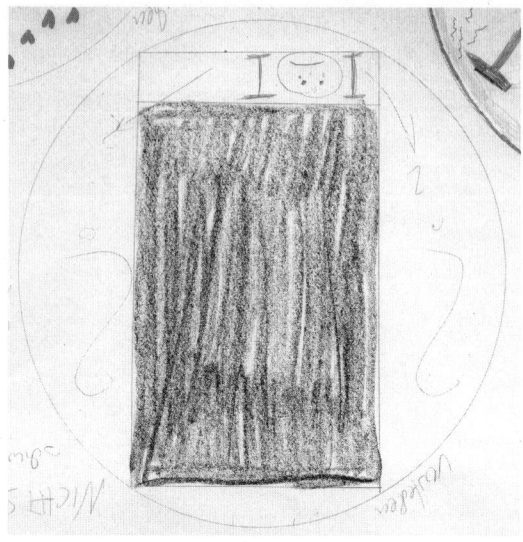

Jetzt bin ich oben

Jetzt sieht es aus wie ein Bett, in dem ich liege. Die schwarze Fläche ist wie ein Betttuch, das ist jetzt zumindest kuscheliger und nicht so wie ein Klotz, den ich zu tragen habe. Und ich bin obenauf, allerdings immer noch eingesperrt. Aber es sieht jetzt witziger aus.

Th.: Macht es einen Unterschied, wenn Sie es jetzt aus dieser Warte betrachten? Es bleibt ja das gleiche Bild, nur steht es jetzt eben auf dem Kopf.

Frau E.: Ein bisschen schon. Immerhin bin ich jetzt obenauf statt untendrunter.

Th.: Das ist interessant. Und wie ist es, wenn Sie obenauf statt untendrunter sind?

Frau E.: Deutlich besser. Und vor allem trage ich so die Last nicht mehr. Aber ich bin immer noch eingesperrt in dem Kasten da oben.

Th.: Da ist also noch etwas, was Ihnen nicht gefällt, dieses Eingesperrtsein.

Frau E.: Ich will raus aus dieser Rolle des schwarzen Schafes und Sündenbocks. Früher hieß es immer, werde bloß nicht so wie Dorothea (ihr Vorname). *Ich will mich nicht mehr rechtfertigen müssen.*

Th.: Ist das möglicherweise ein erster Ansatzpunkt, um aus dem Gefängnis herauszukommen?

Frau E.: Sie meinen, wenn ich aufhören würde, mich zu rechtfertigen?

Th.: Ja, daran dachte ich.

Frau E.: Das nehme ich mal mit nach Hause und denke darüber nach.

In der nächsten Sitzung bringt Frau E. zu meiner Überraschung ein neues Bild mit. Sie hat in ihr Notizbuch einen Kreis gezeichnet und das Vergangenheitsbild aktualisiert.

III. So ist es jetzt

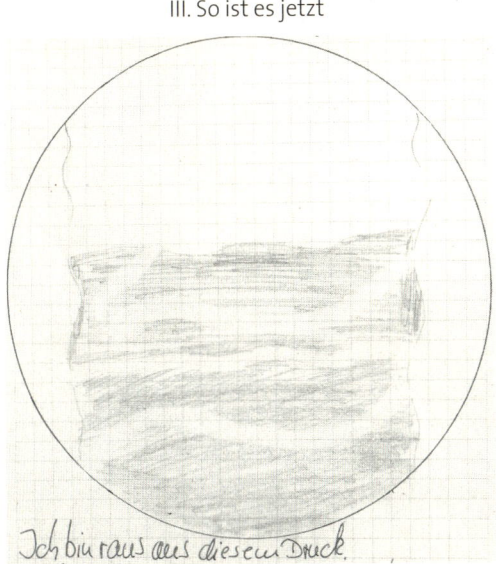

Ich bin kein Kind mehr

Frau E.: Ich habe lange nachgedacht und dabei festgestellt, dass das erste Bild eine Beschreibung früherer Zustände beinhaltete.

Th.: Genau. Sie haben aufgezeichnet, wie es früher war.

Frau E.: Und jetzt ist es anders, denn ich bin kein Kind mehr.

Th.: Das stimmt.

Frau E.: Jetzt bin ich erwachsen, und die Misere von früher wirkt vielleicht noch nach, so wie ein Erdbeben Erschütterungen hervorruft. Aber mein »Ich« muss eigentlich nicht mehr einstürzen.

Th.: Da ist jetzt mehr Stabilität?

Frau E.: Zumindest denke ich schon anders über die Situation als früher. Es kann sein, dass ich ein übertriebenes Gerechtigkeitsempfinden hatte, weil ich so schlecht behandelt wurde. Jetzt behaupte ich einfach mal, ich habe ein ausgeprägtes Gerechtigkeitsempfinden, und dazu stehe ich auch. Meine Trauer und mein Ärger sind vollkommen berechtigt.

Th.: Den Eindruck habe ich auch.

Frau E: Als ich das neue Bild gemalt habe, habe ich zwar geweint, aber keinen

Hass mehr auf meinen Vater gespürt, sondern nur noch Schmerz. Das hat mich seltsamerweise erleichtert.

Th.: Da war nur noch der Schmerz, und Sie sind irgendwie aus Ihren heftigen Gefühlen herausgekommen?

Frau E.: Ja, ich glaube, weil ich jetzt verstanden habe, dass meine Kindheit vorbei ist. Ich bin jetzt raus aus diesem Druck, der in meiner Familie herrschte und den mein Vater ausgeübt hat.

Th.: Und das hat anscheinend etwas Befreiendes?

Frau E.: Ja, so ist es. Obwohl der Schmerz noch da ist, geht es mir besser. Ich bin mehr obenauf und aus dem Gefängnis ein gutes Stück raus.

In den folgenden Wochen stellt sich heraus, dass Frau E. wegen dieses Konfliktes einen Arbeitsgerichtsprozess bestreiten muss. Obwohl sie diesen gern vermeiden würde, sucht sie sich einen Rechtsbeistand und tritt insgesamt selbstbewusster auf. Ihr ausgeprägter Unterwerfungskonflikt, der zu Beginn der Therapie im Vordergrund stand, ist deutlich abgemildert. Möglicherweise hat der »kleine Dreh« durch den Perspektivwechsel heilsame Prozesse in Gang gebracht. Zumindest hat er zu einem intensiven Nachdenken geführt und dazu beigetragen, aus dem starken Gefühl ohnmächtiger Wut herauszufinden und sich innerlich neu zu positionieren. Sie ist selbstbewusster geworden und freut sich darüber, »dass da eine innere Stärke gewachsen ist«.

8.   Wachstum fördern und sichtbar machen

Im Verständnis der Humanistischen Psychologie gibt es in jedem Menschen ein Selbstentfaltungspotential. So wie ein Samenkorn bereits die Anlagen der späteren Pflanze beinhaltet, schlummert auch im Menschen eine Kraft, die dessen Anlagen zur Entfaltung bringen möchte. Dieses Selbstverwirklichungspotential kann jedoch brachliegen oder durch eine noch nicht gelungene Verarbeitung schmerzhafter Lebensumstände stagnieren. In der Vorstellung der Humanistischen Psychologie pendeln wir ein Leben lang zwischen unserem Bedürfnis nach Sicherheit und dem Wunsch, zu wachsen und uns zu entfalten.

An diese Überlegungen musste ich denken, als ich die folgenden Bilder einer Patientin nach dem Ende der Therapie noch einmal betrachtete. Was kommt Ihnen in den Sinn, wenn Sie diese Bildfolge auf sich wirken lassen?

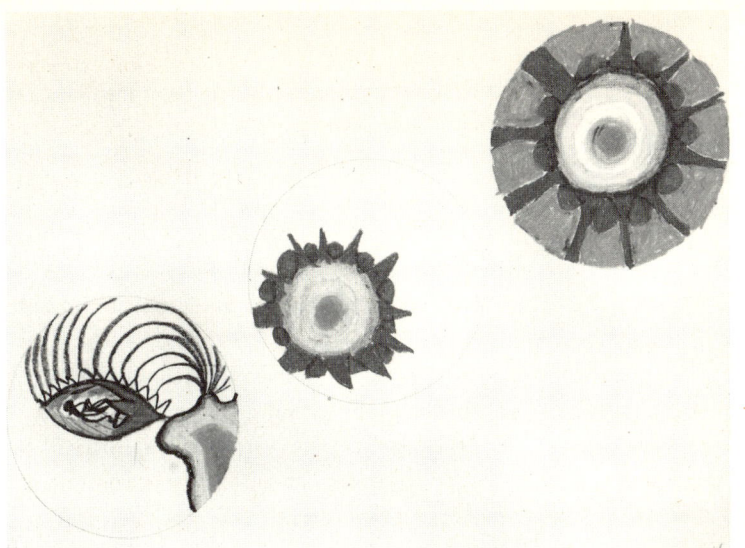

Diese Bilder hat Frau I. im Verlauf der Therapie gemalt. Anhand ihrer Geschichte wird deutlich, das schmerzhafte Lebensereignisse, die aufgrund ungünstiger Umstände kaum verarbeitet werden konnten, die Lebensenergie einfrieren und den Lebensfluss unterbrechen können. In ihrem Fall sind es die Trennung der Eltern und der frühe Tod des Vaters, die zu einer zunächst suboptimalen Entwicklung beitrugen. Durch das Angebot, mit den drei Kreisen zu arbeiten, wurden einerseits schwierige Gefühle wie Scham, Angst und Wut hervorgerufen, andererseits der Kontakt zu ihrem verborgenen Potential ermöglicht. Das eingangs erwähnte Wechselspiel von Sicherheits- und Wachstumsimpulsen ist in diesem Therapieprozess deutlich zu sehen.

Als ich Frau I. kennenlerne, verströmt sie im Erstgespräch eine große Trauer. Ich möchte sie Ihnen kurz vorstellen.

Ich weine ohne Anlass
Die 32-jährige Tochter eines Deutschen und einer Österreicherin »möchte von der ganzen Welt in Ruhe gelassen werden«. Sie leidet unter depressiven Verstimmungen, Gefühlen der inneren Leere und Ausweglosigkeit. Oft erlebt sie sich unfähig und hat keine Kraft, sich um alltägliche Dinge zu kümmern. Sie »krümelt« sich zu Hause ein, räumt zeitweise ihre Wohnung nicht auf und hat keine Lust, Freunde zu treffen. »Ich bemitleide mich selbst und weine ohne den geringsten Anlass.

105

Es gibt keine Zielsetzung oder etwas in der Zukunft, auf das ich mich freue. Ich müsste mir einen neuen Job suchen, weil ich den alten schon viel zu lange mache und da hängen geblieben bin. Ich würde gern mein Studium wieder aufnehmen, aber irgendwie kümmere ich mich nicht darum. Ich fühle mich so verloren und weiß nicht, wie es mit mir weitergehen soll.«

Frau I. lebt seit einigen Jahren von ihrem Mann getrennt, den sie »nur aus Mitleid« geheiratet hatte, um ihm ein Bleiberecht in Deutschland zu sichern. Die Ehe ist kinderlos geblieben. Mit ihrem Mann ist sie mittlerweile »befreundet, und bis auf ein paar Meinungsverschiedenheiten kommen wir gut miteinander aus«. Danach lernt sie ihren jetzigen Ex-Partner kennen, der sie aber zunehmend abwertet, sodass sie sich letztendlich vor einigen Monaten von ihm trennt. Seitdem wird sie von ihm bedrängt. Sie kann sich nicht ausreichend abgrenzen und denkt: »Wenn eine Beziehung zu Ende gegangen ist, versuche ich immer, dass es in Freundschaft weitergeht. Ich möchte niemanden verletzen.«

Zudem lässt sie sich mit Männern ein, die nicht auf sie eingehen und sie schlecht behandeln. Es wird deutlich, dass ihr Selbstwert »im Keller ist« und es ihr schwerfällt, »überhaupt noch an sich zu glauben«. Phasenweise ist sie suizidal und ganz verzweifelt: »Ich würde so gern leben, aber ich weiß nicht wie!«

Biografische Aspekte

Frau I. wuchs als jüngstes von vier Geschwistern als Tochter eines Arztes und einer Krankenschwester auf. Die Eltern ließen sich scheiden, als die Patientin zehn Jahre alt war. Die Mutter war eine hilfsbereite und engagierte Frau, die für alle ein offenes Ohr hatte, »leider kaum für mich. Ich habe sie mit vielen anderen teilen müssen«. Die Beziehung der Patientin zur Mutter war »immer etwas distanziert und leider kompliziert«. Frau I. vermeidet es, mit ihr »über schwere Themen« zu reden. Sie hat auch den Eindruck, die Erwartungen der Mutter – »Mach was aus deinem Leben, gründe eine Familie!« – enttäuscht zu haben. Der Vater war kreativ, vielseitig und sehr engagiert. Frau I. wurde oft von ihren Freundinnen um ihn beneidet, »alle fanden ihn toll«. Allerdings wurde er zu Hause aufbrausend und wütend, wenn etwas nicht so geklappt hat, wie er das wollte. »Das endete oft mit Tränen.« Der Vater starb im 17 Lj. der Patientin an Krebs.

Frau I. machte Abitur und begann ein Studium, das sie im siebten Semester abbrach, weil sie lieber »etwas Handwerkliches« machen wollte. Dies klappte jedoch nicht. Seitdem arbeitet sie als Hilfskraft in einem Büro und jobbt zusätzlich in der Gastronomie. Mit diesem Arrangement ist sie sehr unzufrieden. Sie macht sich oft Gedanken darüber, was aus ihr werden soll. »Ich fange an, alle Hoffnungen zu verlieren, und bin sehr verzweifelt. Ich bin sicher, dass ich es zu etwas bringen könnte, wenn ich nur einen Job finden würde, der mich herausfordert und mich zufrieden macht. Ich schäme mich oft dafür, nichts Richtiges gelernt zu haben.«

In der Anfangsphase der Therapie nimmt das Gespräch über die Probleme mit dem Ex-Freund viel Raum ein. Eine große Ambivalenz zwischen dem Wunsch, sich um ihn zu kümmern, weil es ihm so schlecht geht und der Notwendigkeit, besser für sich selbst zu sorgen und sich vor ihm zu schützen, muss immer wieder besprochen werden. Zunehmend wird klarer, dass sie diese Zerrissenheit aus ihrer Ursprungsfamilie kennt. Eine große Sehnsucht nach Sicherheit und Geborgenheit kollidiert mit dem Wunsch, sich aus einer zerstörerischen Verstrickung zu lösen. Das Gefühl, »innerlich festzustecken«, kehrt immer wieder.

Ich schäme mich so
In einer der folgenden Sitzungen schlage ich Frau I. vor, ihr inneres Erleben in einem Kreisbild auszudrücken. Sie ist zunächst ganz irritiert und kann erst nach einer Weile formulieren, was mein Vorschlag in ihr auslöst:

»Ich möchte eigentlich gar nicht, dass jemand sieht, wie es in mir aussieht. Ich schäme mich so, weil es in mir so traurig und leer ist.«

Selbstverständlich ist es in einer solchen Situation nicht angemessen, den Patienten zum Zeichnen zu überreden. Viel wertvoller ist es, die durch das Angebot ausgelösten Empfindungen aufzugreifen und sensibel zu betrachten. Wir nehmen uns also Zeit, um diese Scham zu erkunden. Dabei stellt sich heraus, dass Frau I. die Scheidung ihrer Eltern im 10 Lj. und den Tod ihres Vaters, als sie 17 war, »nie verarbeitet hat«. Sie hatte bereits die Trennung ihrer Eltern als großen Bruch erlebt. Insbesondere die Tatsache, dass die Mutter bald darauf einen neuen Mann kennenlernte, konnte sie ihr nicht verzeihen.

»Wir waren eine so tolle Familie, aber nach der Trennung war alles kaputt und mein Vater ein gebrochener Mann.«

Sie spricht davon, dass in dieser Zeit keine Gespräche miteinander stattfanden, so als wäre es tabu gewesen, über Gefühle zu sprechen, obwohl sie genau dies so sehr gebraucht hätte. Am Ende der Sitzung wirkt Frau I. sichtlich entlastet und kommentiert dies so:

»Ich habe damals wohl den Glauben an mich selbst verloren.«

Die Scham ernst nehmen

Einige Wochen später wiederhole ich mein Angebot. Diesmal mache ich die Patientin mit dem Gedanken vertraut, dass es in einer Therapie häufig vorkommt, dass Menschen Verluste und schmerzhafte Erfahrungen erst im Nachhinein betrauern. Und dass dadurch die Chance steigt, dass der Fluss des Lebens wieder in Gang kommt. Frau I. hört mir interessiert zu, doch so ganz überzeugt ist sie nicht. Erneut meldet sich ihre Scham:

Frau I.: Aber ich schäme mich so, dass ich das so lange mit mir rumgetragen habe. Das ist doch nicht normal.

Th.: Ich weiß, ehrlich gesagt, nicht, was eine normale Trauerzeit ist. Aber was ich verstanden habe, ist, dass es damals für Ihre Trauer und Ihren Schmerz keinen Raum gegeben hat. Ich stelle mir vor, dass Sie deswegen sehr viel mit sich allein abgemacht haben und all Ihre Gefühle weggepackt haben. Könnte das sein?

Frau I.: Ja, aber es fällt mir schwer, zu akzeptieren, dass ich das so lange gemacht habe, das hat mir nicht gutgetan.

Th.: Es hört sich so an, als würden Sie sich das selbst vorwerfen und als würden Sie in dieser Hinsicht Ihren eigenen Ansprüchen nicht genügen. Ist das so?

Frau I.: Ja, ich will eigentlich schon längst weiter sein. Ich habe das Gefühl, emotional stehen geblieben zu sein. Das ärgert mich auch!

Th.: Wenn ich Sie richtig verstehe, ist da neben Ihrer Trauer auch ganz viel Ärger darüber, innerlich stehen geblieben zu sein.

Frau I.: Das ist traurig, aber wahr. Ich möchte so gerne weiterkommen, weiß aber nicht wie.

Th.: Ich habe die Erfahrung gemacht, dass diese Mischung ein guter Ausgangspunkt für eine Weiterentwicklung sein kann, wenn man sich diesem Gefühl von Stillstand respektvoll nähert und es mit Abstand betrachtet. Können Sie sich vorstellen, mit dieser Haltung Ihrem inneren Erleben jetzt in einem Kreis Ausdruck zu verleihen? So kann für uns beide sichtbar werden, wie es seit vielen Jahren in Ihnen aussieht. Dann haben wir einen Startpunkt. In einem nächsten Schritt können wir später schauen, wo Sie sich hinentwickeln möchten. Auch wenn Sie im Moment noch nicht genau wissen, wie Sie dorthin kommen können.

Für die Verbildlichung werben

Möglicherweise wundern Sie sich, dass ich diesen Vorschlag so schnell erneut einbringe. Ich tue dies, weil ich im Laufe der Zeit durch die positiven Rückmeldungen der Patienten gelernt habe, dass dieser Schritt der »Verbildlichung« für sie wichtig ist. Vielen gelingt es dadurch zum ersten Mal, einen schwierigen Gefühlszustand einzugrenzen und dadurch handhabbar zu machen. Das unangenehm erlebte Gefühl wird weniger vereinnahmend und in der Folge nur noch zu *einem* Teil ihres Seelenlebens, sodass in der Folge *andere* Gefühle und Wünsche Platz einnehmen können. Daher *werbe* ich an geeigneten Stellen des Prozesses erneut für die Verbildlichung, indem ich erläutere, warum es mir sinnvoll erscheint, diesen Schritt zu vollziehen.

Nach einer Zeit des Nachdenkens greift Frau I. meine Anregung auf.

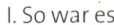

I. So war es

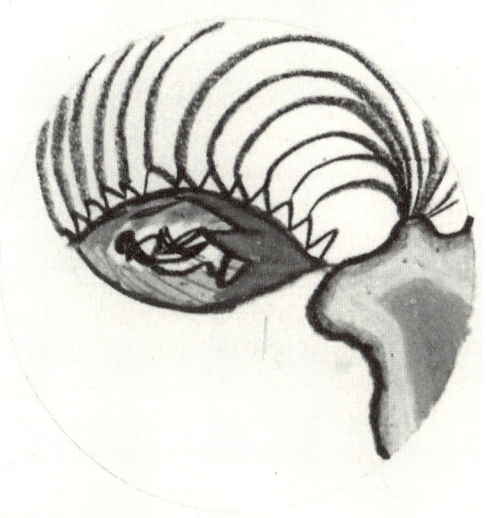

Farbtafel
Bild 17

Das ist mein altes Selbst. Ich bin irgendwie eingekapselt und gefangen. Fast wie noch im Mutterleib und noch nicht geboren. Als wäre ich unverbunden mit meinem Potential. Ich muss an die Tarot-Karte »Der Tod« denken. Das kleine Wesen in der Kapsel ist schwarz, da ist wohl viel Trauer.

Ambivalente Liebesgefühle dürfen sein

In den nachfolgenden Therapiestunden berichtet Frau I. von ihren Liebesgefühlen zu ihrem Vater. Es zeigt sich, dass sie diese aus Loyalität zur Mutter nie wirklich zugelassen hat. Ein Zorn auf die Mutter, die aus der Sicht der Patientin die Familie zerstörte, bricht sich ebenso Bahn wie Ärger über den Vater. Dieser hatte ihr nie von der Schwere seiner Krankheit erzählt, und die Patientin fand ihn überraschend eines morgens tot im Bett. Es wird immer deutlicher, dass sie diesen Ärger all die Jahre in Form von Schuldgedanken und Selbstvorwürfen gegen sich selbst gewendet hat. Es kommt ihr jetzt so vor, als wäre sie es nicht wert gewesen, dass man ihr die Wahrheit sagt. Andererseits wirft sie sich vor, sich nicht genug um ihn gekümmert zu haben. Doch sie entdeckt zunehmend auch das »positive Erbe« ihres Vaters: »Er hat meine Sensibilität immer gemocht. Das kreative Potential habe ich von ihm, auch meine Vorliebe für Sprachen.« In einem Traum, den sie am Abend vor einer Therapiesitzung träumt, gelingt es ihr, den Vater »für kurze Zeit wiederzubeleben. Aber dann starb er doch.« Sie versteht diesen Traum so, dass sie sich *wünscht*, er wäre noch bei ihr und für sie da. Gleichzeitig erkennt sie an, dass sie »jetzt den Verlust wohl endgültig akzeptieren muss«.

Der weitere Prozess verläuft zunächst äußerst wechselhaft. Frau I. spürt eine große Sehnsucht nach Nähe und lässt sich auf eine Beziehung zu einem deutlich älteren Mann ein. »Ich bin so bedürftig. Ich brauche wohl so eine Art Vaterersatz, auch wenn ich spüre, dass diese Beziehung keine Zukunft hat.« Oft macht sie sich »klein« und ordnet sich unter, »um ein kleines bisschen Liebe zu bekommen«. Allmählich wächst jedoch ihr Selbstbewusstsein, und sie spürt, »dass ich doch einen Wert habe«. Außerdem entscheidet sie sich, »Altlasten aufzuarbeiten« und die Scheidung einzureichen. In dieser Situation bitte ich sie, innezuhalten und in den zweiten Kreis zu zeichnen, wie es derzeit in ihr aussieht.

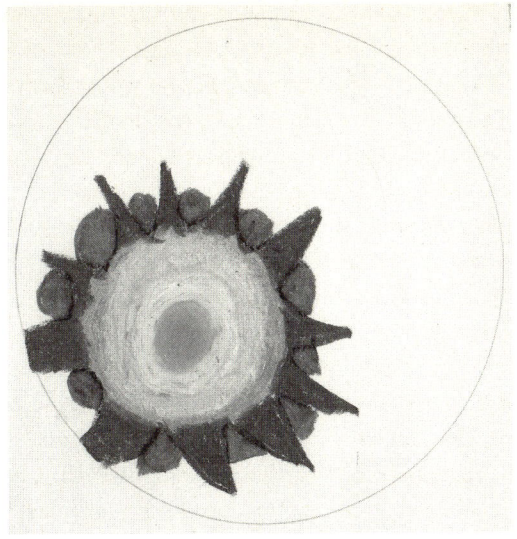

Farbtafel
Bild 18

*Ein bisschen aufgeblüht bin ich schon. Der Kern in der Mitte ist rot,
da sind durchaus Lebenskraft und Wille. Der gelbe und grüne Innenkreis
stehen für Licht und Zuversicht, beides ist gewachsen. Ich bin auch etwas
stacheliger geworden, grenze mich manchmal besser ab.*

Zehn verlorene Jahre
Im weiteren Verlauf der Therapie ringt sie sich dazu durch, ihr Studium
wieder aufzunehmen, und freut sich darüber, dass die meisten ihrer
bisher erworbenen Scheine anerkannt werden. Zwischenzeitlich taucht
immer wieder die »Trauer über zehn verlorene Jahre« auf, in denen sie
scheinbar »ziellos durchs Leben vegetierte«. Manchmal schämt sie sich
für ihr »übergroßes Bedürfnis, einfach mal in den Arm genommen zu
werden«, um dann zu entdecken, »dass das eigentlich bei meiner Geschichte ganz normal ist«. Zum ersten Mal traut sie sich, mit ihrer Mutter über ihre Gefühle und Gedanken in Bezug auf die Trennung der Eltern und den Verlust des Vaters zu sprechen. Zu ihrer Überraschung
konnten beide »auf einmal zusammen weinen« und sich sagen, »was
wir schon lange loswerden wollten«. Sie besucht das Grab ihres Vaters
und lässt ihren Tränen auch dort freien Lauf. »Ich habe ihm all das gesagt, was sich an Gefühlen aufgestaut hatte, und dann habe ich ihn um
seinen Schutz gebeten.«

In der Endphase der Therapie trennt sie sich von ihrem »väterlichen Freund«, nachdem sie sich in einen gleichaltrigen Mann verliebte. Sie beginnt zögerlich damit, sich dem neuen Partner mit ihren Ängsten und Wünschen nach Zuwendung anzuvertrauen, wobei phasenweise wieder große Zweifel an ihrem Liebeswert aufkeimen. Sie fragt sich dann, »ob sie das wirklich verdient habe«. Sie erlebt diese Gefühlsdurchbrüche eine Zeit lang als Rückschlag, kann sich jedoch zunehmend besser stabilisieren, indem sie sich kleine »Beziehungsauszeiten« verordnet, um sich »neu zu sortieren«. Sie spricht dann mit dem »verlassenen und ängstlichen Kind« in sich und versucht, »weniger Mitleid« und »mehr Mitgefühl« für sich selbst zu entwickeln. Ihre Rückzugsbedürfnisse kann sie zunehmend besser würdigen und als Schutz vor zu viel Nähe und einer großen Angst, wieder im Stich gelassen zu werden, begreifen. Obwohl sie den Eindruck hat, noch nicht ganz fertig zu sein, entscheidet sie sich, die Therapie zu beenden, weil sie nicht »abhängig werden will«. Sie hat den Eindruck gewonnen, »jetzt selbständig und erwachsener« geworden zu sein. In der vorletzten Sitzung zeichnet sie erneut ihre aktuelle Gefühlslage.

III. So ist es jetzt – 2

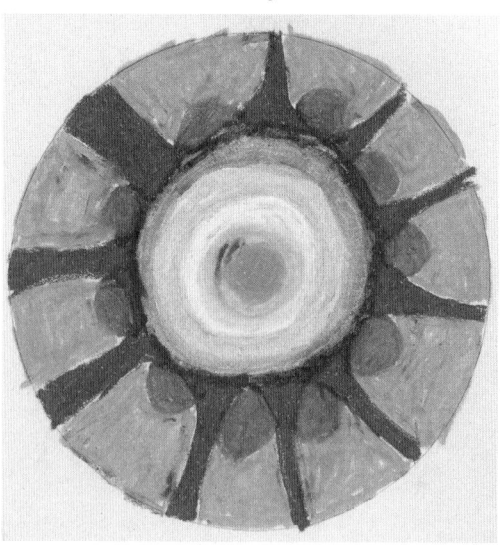

Farbtafel
Bild 19

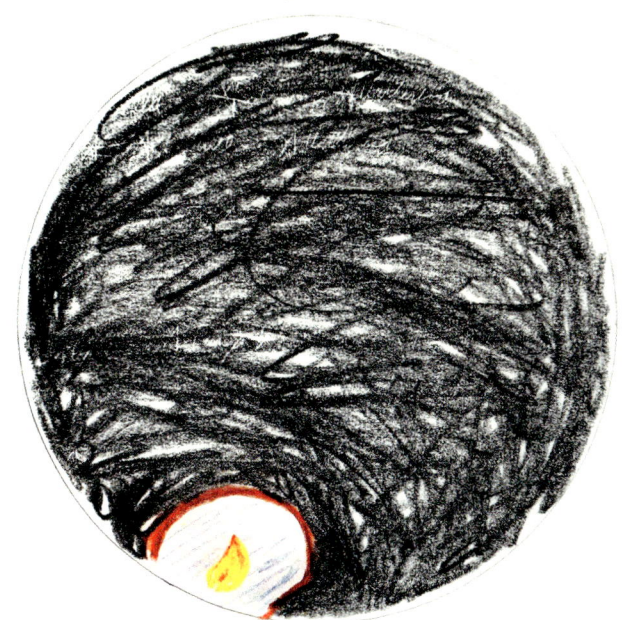

Bild 1

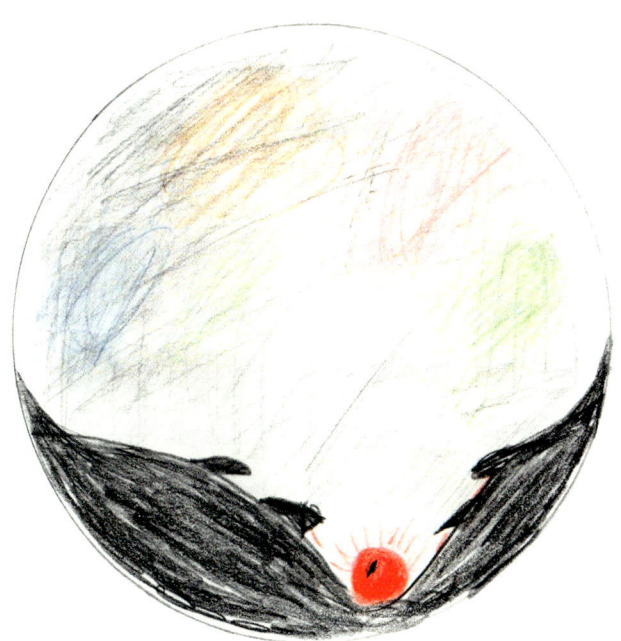

Bild 2

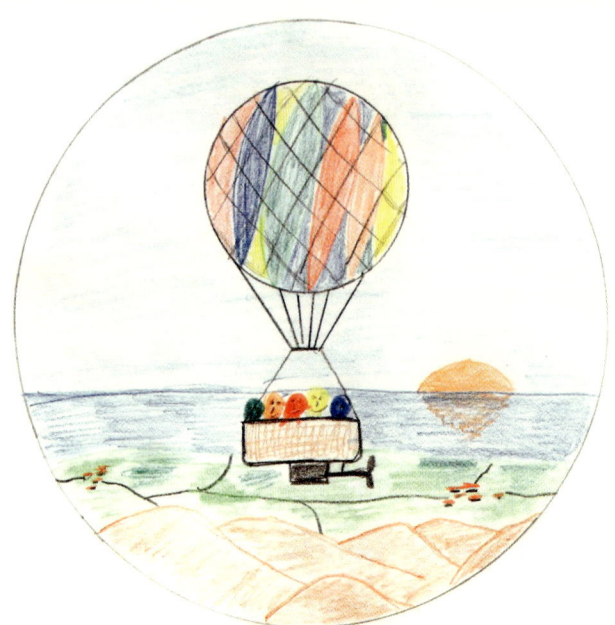

Bild 3

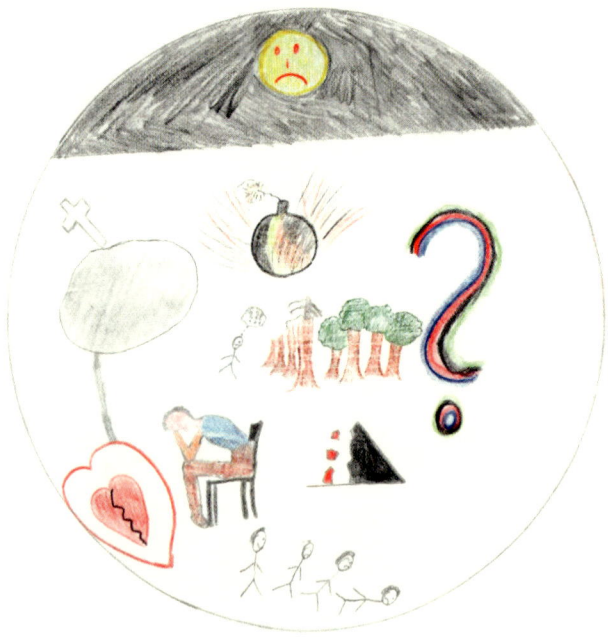

Bild 4

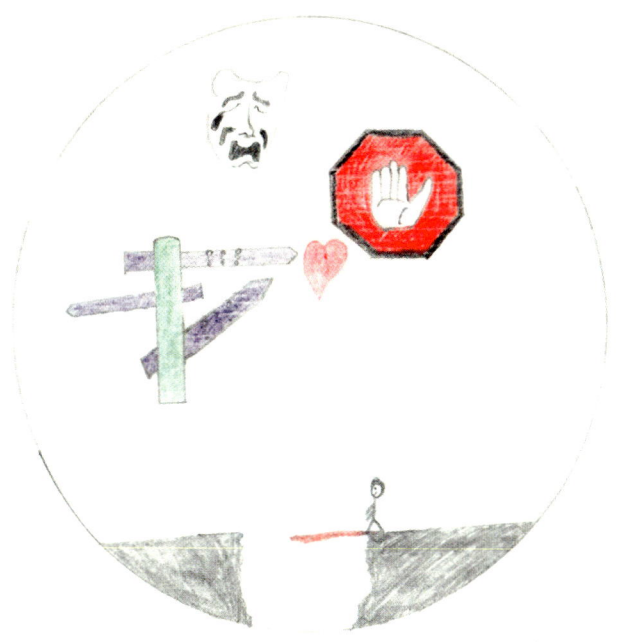

Bild 5

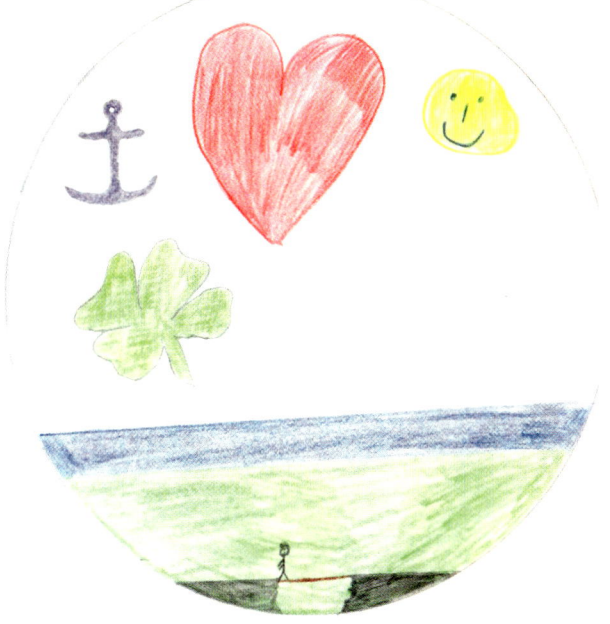

Bild 6

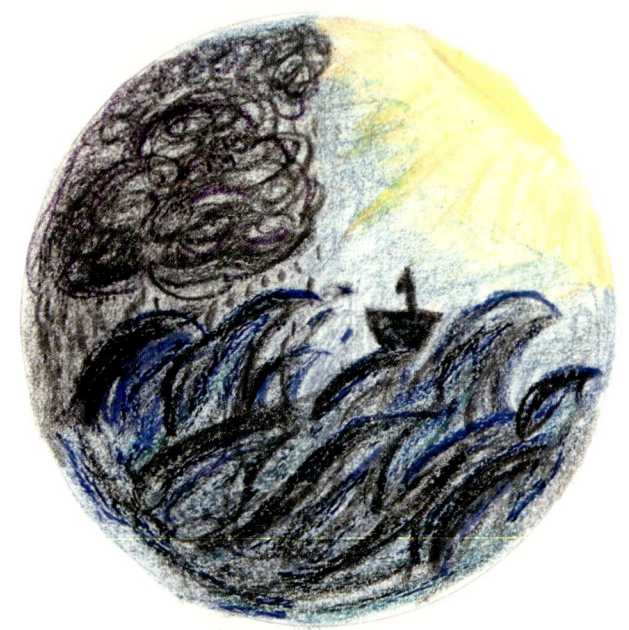

Bild 7

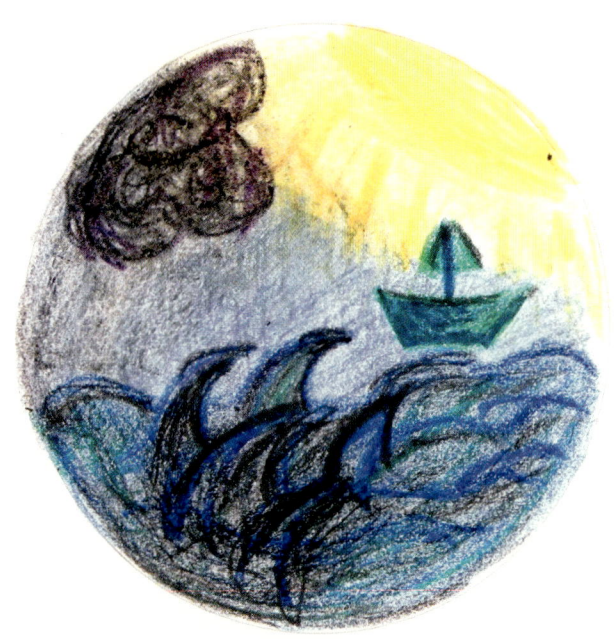

Bild 8

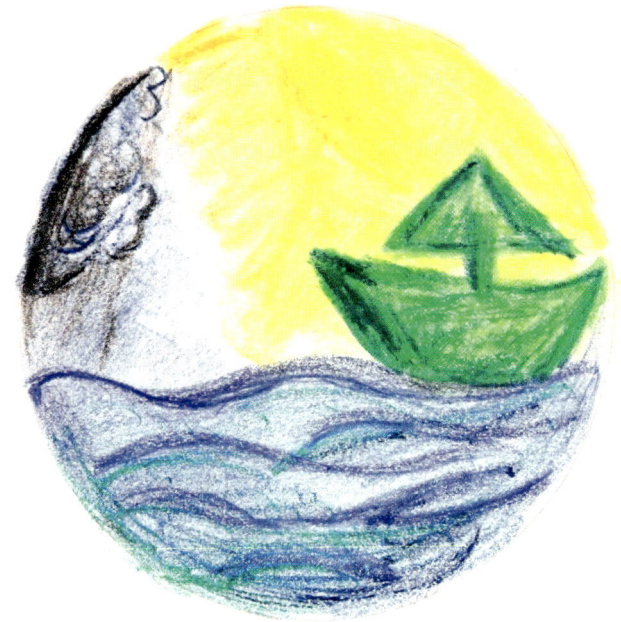

Bild 9

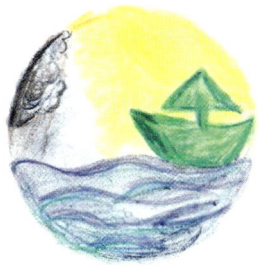

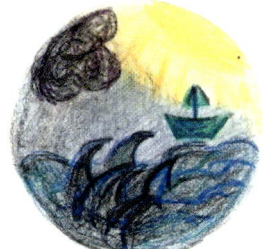

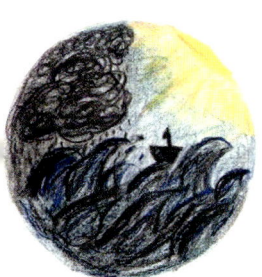

Bild 10

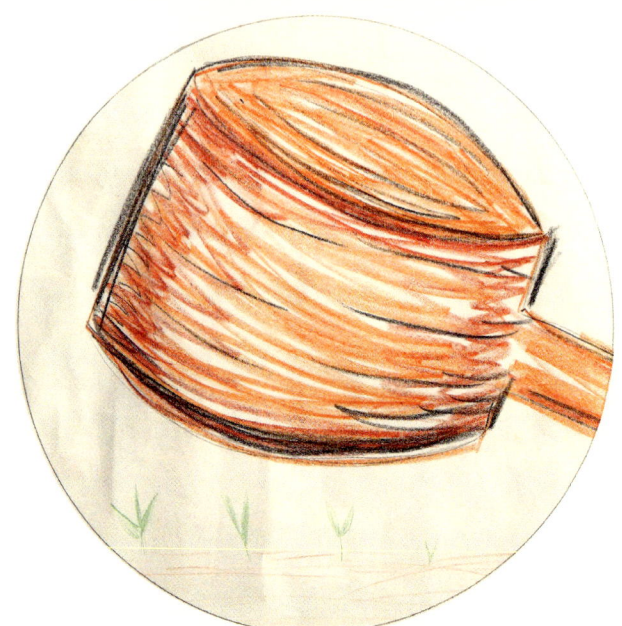

Bild 11

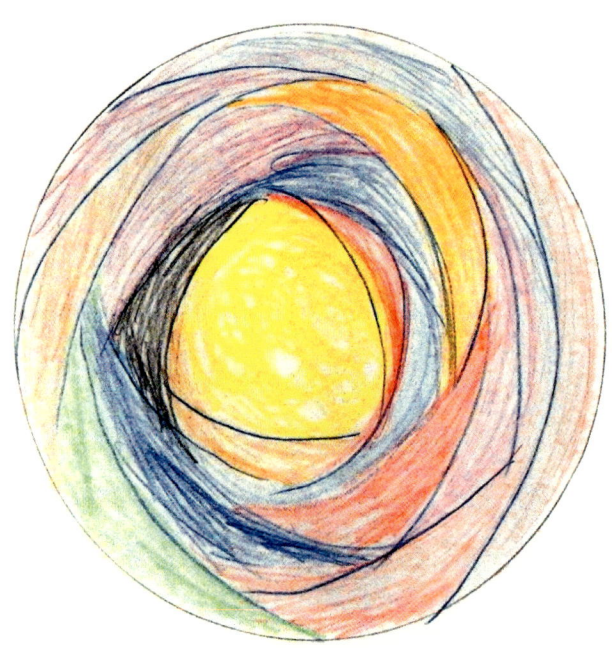

Bild 12

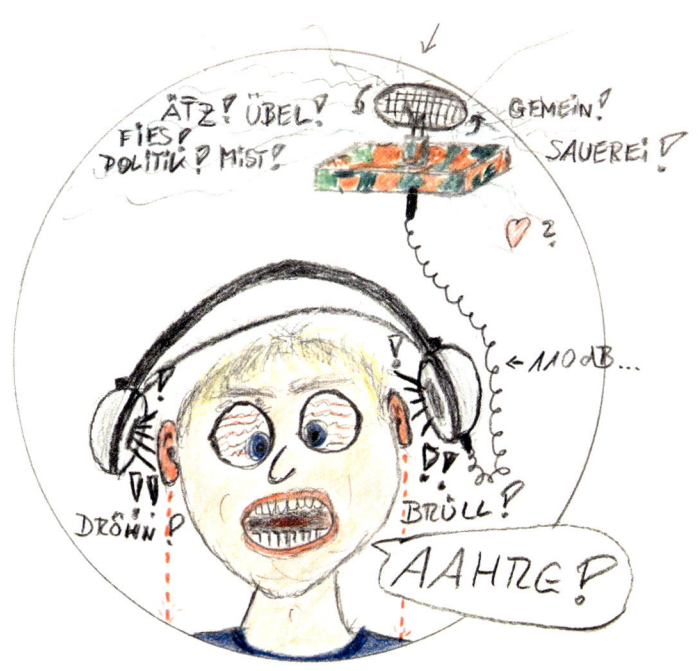

Bild 13

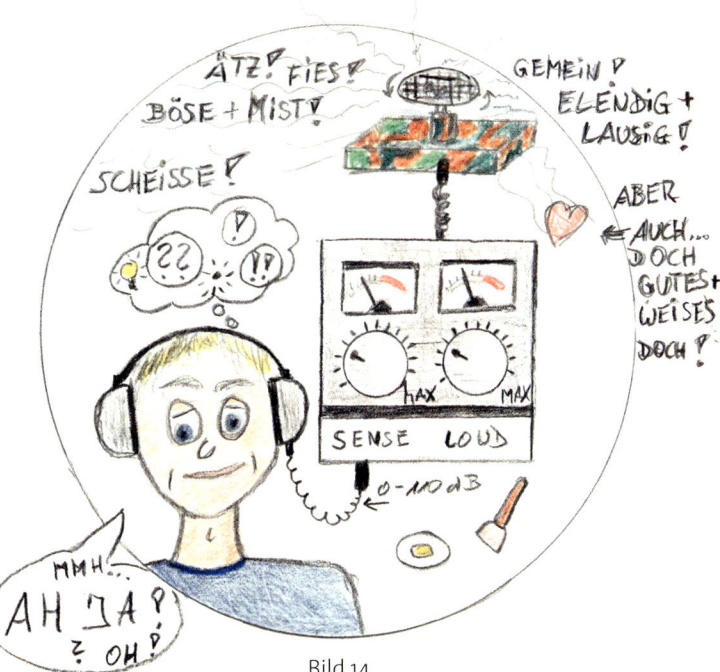

Bild 14

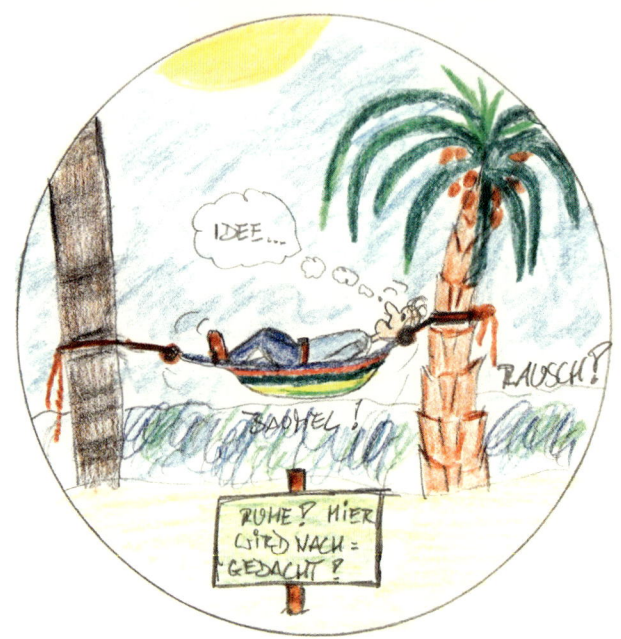

Bild 15

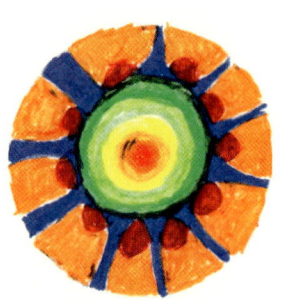

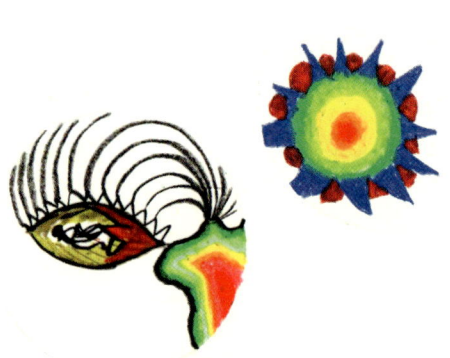

Bild 16

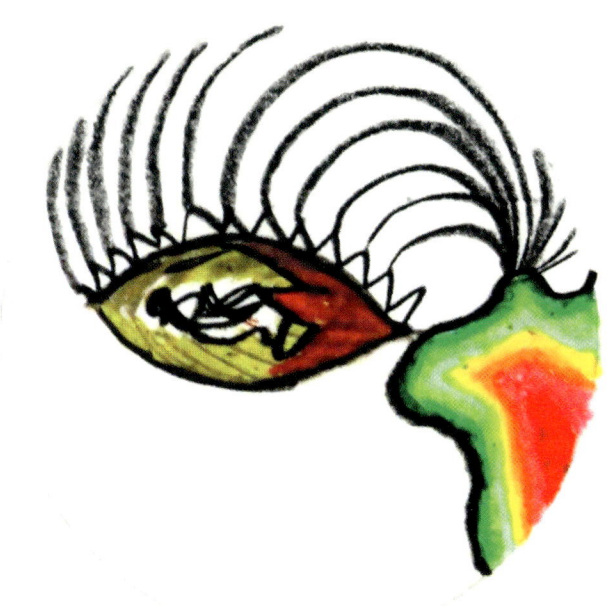

Bild 17

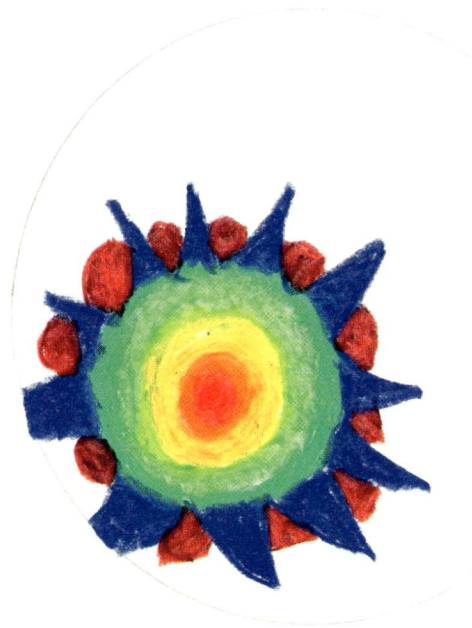

Bild 18

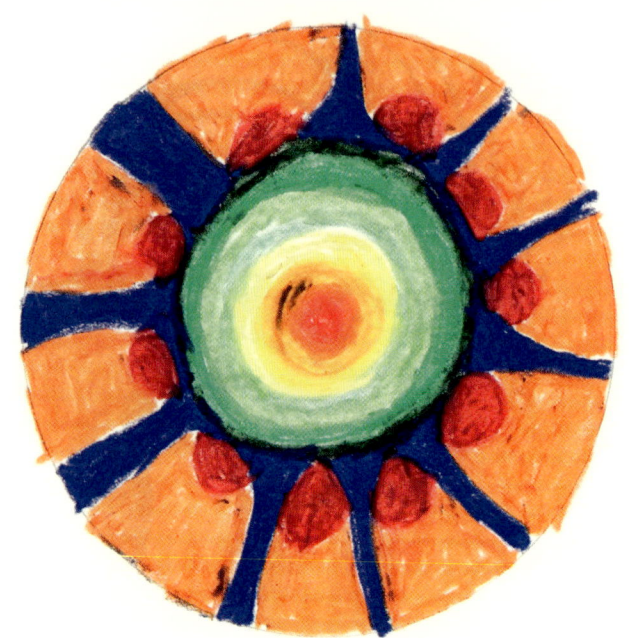

Bild 19

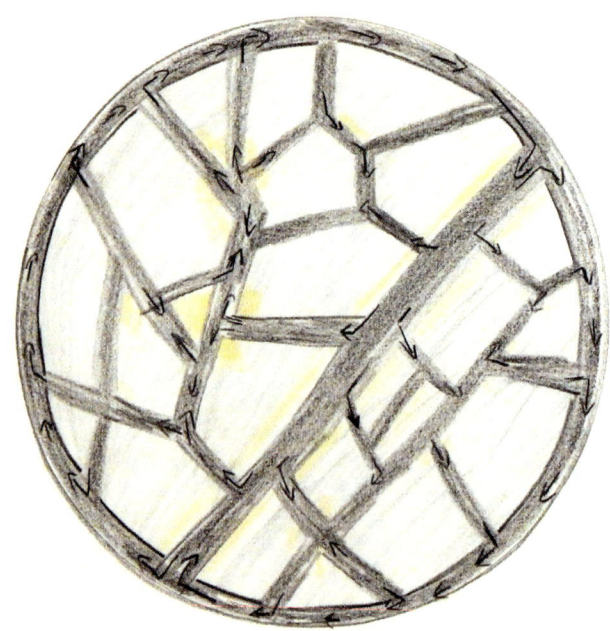

Bild 20

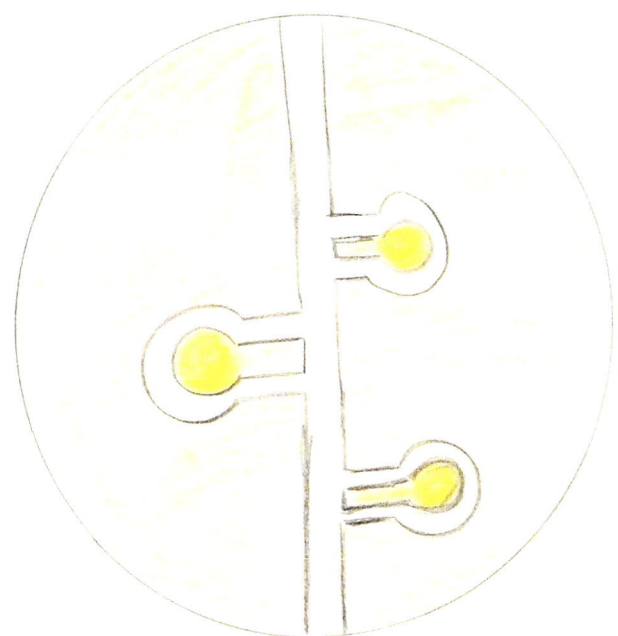

Bild 21

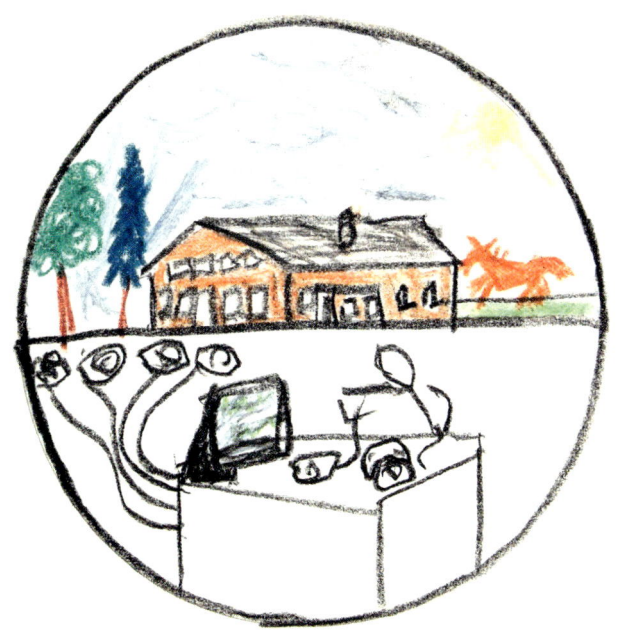

Bild 22

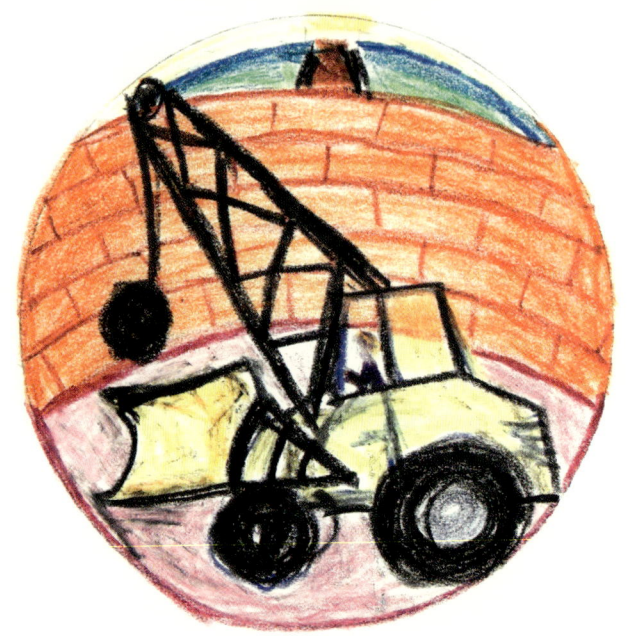

Bild 23

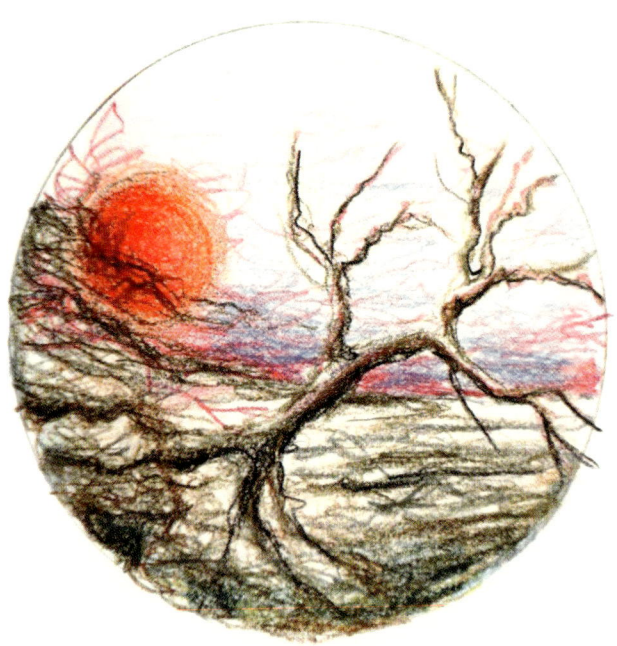

Bild 24

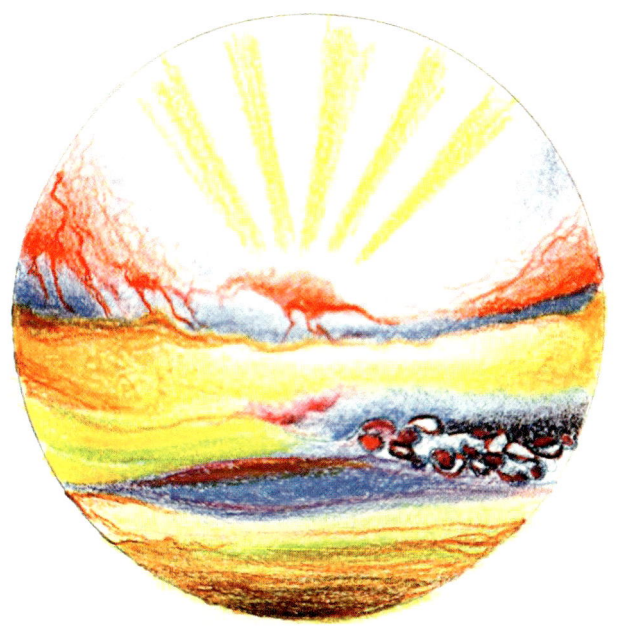

Bild 25

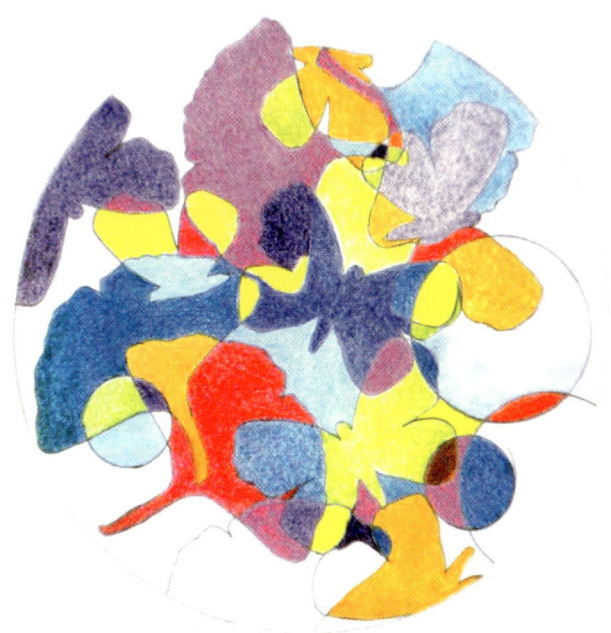

Bild 26

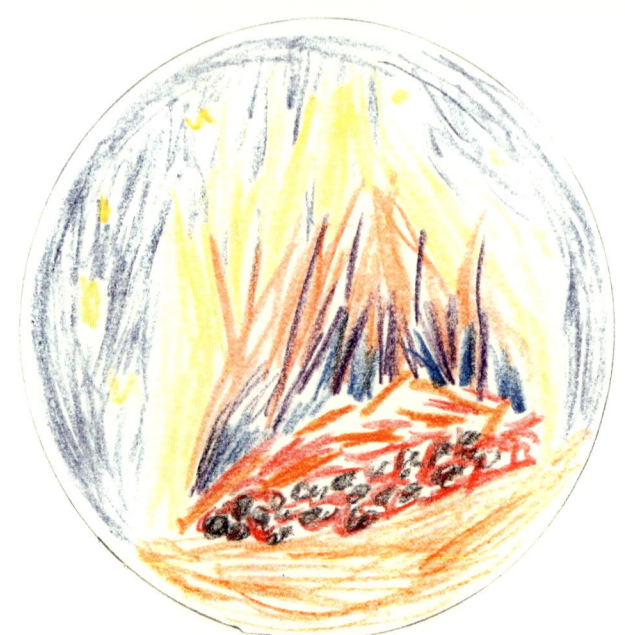

Bild 27

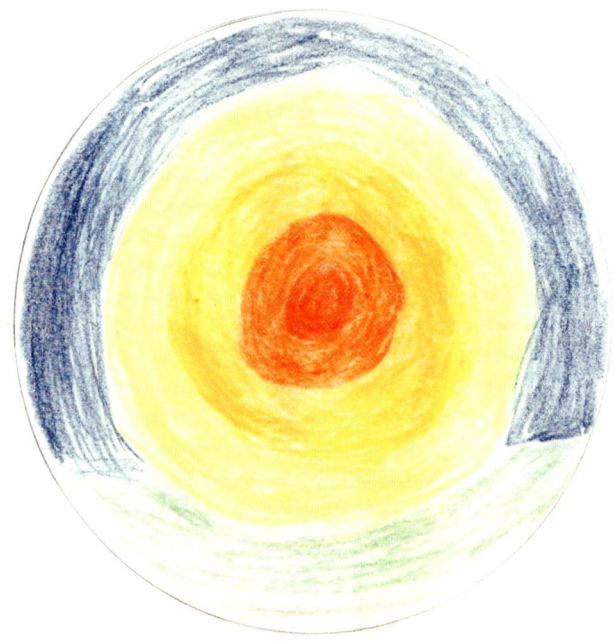

Bild 28

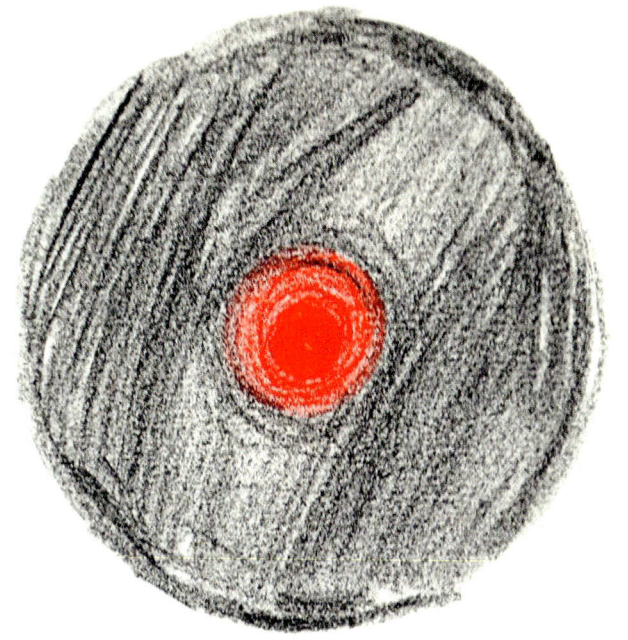

Bild 29

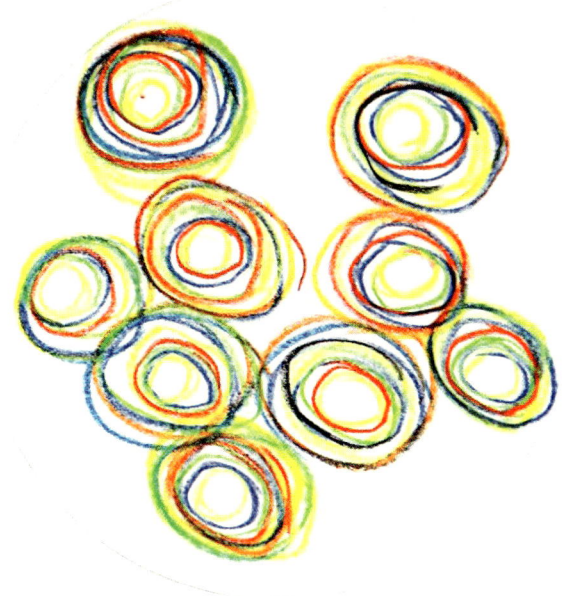

Bild 30

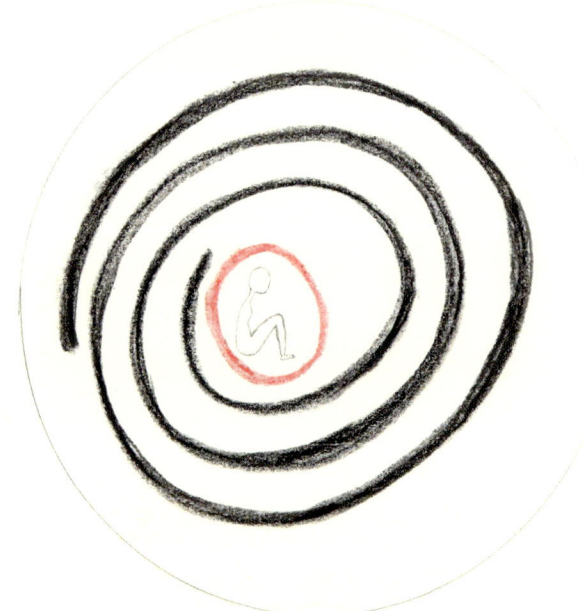

Bild 31

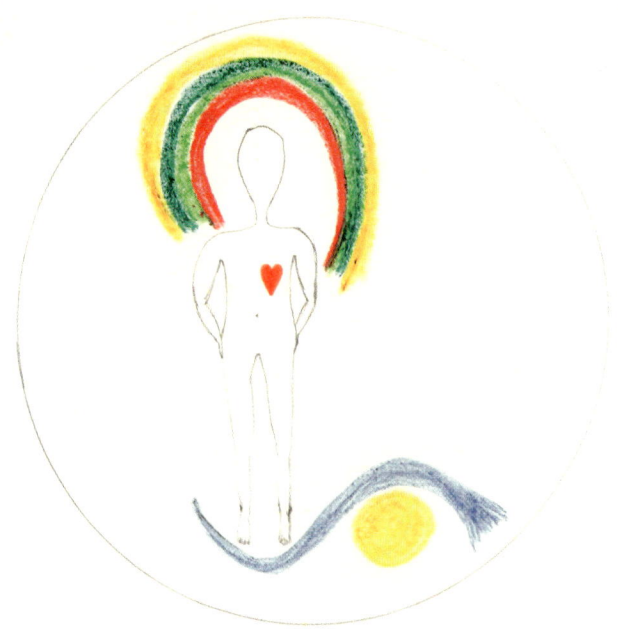

Bild 32

Jetzt ist es runder. Mein Kern ist erhalten geblieben und gefestigt. Ich bin stabiler, meine Stacheln kann ich ein- und ausfahren, je nach Situation. Zwischen den blauen Stacheln ist es orange, das ist die Kraft meiner Persönlichkeit und bedeutet für mich Lebensfreude und Beziehungsfähigkeit. Das Leben hat mich wieder. Ich kann viel mehr in mir ruhen, weil ich im Kontakt mit meinem Potential bin. Ich bin angefüllter und erfüllter mit meiner Kraft.

Grundlos fröhlich

In der letzten Sitzung spricht sie davon, dass sie jetzt besser für sich sorgen und auf sich aufpassen könne. Sie kann neben der Trauer mittlerweile auch den Zorn und die Enttäuschung über den Vater, der sie zu früh verlassen hat, gelten lassen. Manchmal ist sie »grundlos fröhlich«. Sie fühlt sich von der Familie des neuen Partners angenommen und ist mit ihrer neuen Beziehung zufrieden. Mit den Kommilitoninnen kann sie »spontan losgiggeln«. Zum Abschied bringt sie mir einen großen Topf mit diversen Kräutern wie Thymian und Rosmarin mit:

»Das ist ein Symbol für meine innere Natur und all das, was im Laufe der Therapie gewachsen ist.«

9. Depressive Phasen – Depressions- und Wohlfühlmodus

In eine Depression zu geraten ist mit viel Leid verbunden. Es kostet Patienten erfahrungsgemäß viel Zeit und Mühe, die Depression zunächst anzuerkennen und sich dann aus einer solchen Stimmungslage wieder herauszuarbeiten. Auch für den Begleiter ist es nicht immer einfach, das schmerzhafte Erleben des Patienten auszuhalten und mit der gebotenen Sorgfalt und Geduld zu begleiten. Schnell läuft man Gefahr, zu drängeln, weil man als »guter« Therapeut selbstverständlich möchte, dass es dem Betreffenden besser geht. Doch selbst, wenn eine zusätzliche medikamentöse Begleittherapie entlastend wirkt, erspart sie Therapeut und Patient nicht die Mühe, sich die Wirkzusammenhänge einer Depression zu erschließen und daraus die richtigen Schlussfolgerungen zu ziehen.

Die persönliche Note

Die Symptome einer Depression in ihren Schweregraden lassen sich leicht nachlesen und aufzählen. Sie sind gut erfasst und kategorisiert. Man könnte daher auf den Gedanken kommen, dass sich jede Depression wegen der sich ähnelnden Symptome im Patienten auch gleich *abbildet*. In etwa so, dass der Betreffende wohl irgendwie im dunklen Keller sitzt, düstere Wolken über ihm schweben und er in unterschiedlichen Abstufungen verzweifelt an seiner Schwermut leidet. Doch dies ist nicht der Fall. Jede Depression hat eine persönliche Note und wird trotz charakteristischer Befunde individuell erlebt, erlitten und verarbeitet. Depressives Leiden bildet sich in den Patienten ganz unterschiedlich ab. Genau dieser Aspekt macht die therapeutische Arbeit – trotz der mitunter mühsamen Wegstrecken – so spannend.

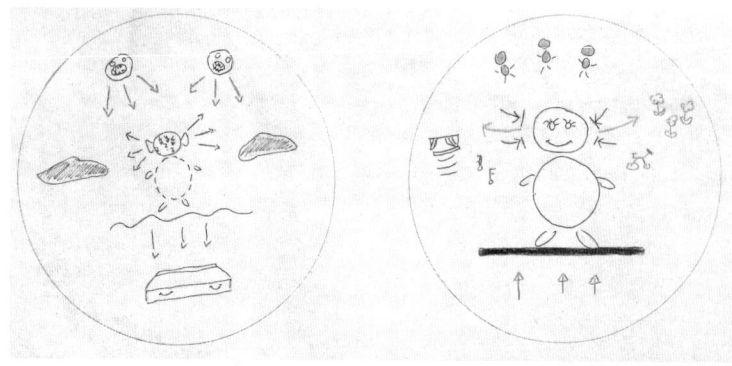

Daher ist es mir ein Anliegen geworden, Patienten zu ermuntern, genauer zu erforschen, was sie in diesen schwierigen Zeiten erleben und wie es in ihnen aussieht. Und mindestens genauso bedeutsam ist es herauszuarbeiten, wie es ihrer Ansicht nach sein sollte und wohin sie sich entwickeln möchten. Gerade weil es typisch für eine Depression ist, genau diesen Blickwinkel zunächst nicht mehr einnehmen zu können, ist es wichtig, den Patienten in dieser Perspektivlosigkeit nicht allein zu lassen. Vielmehr geht es darum, sich *gemeinsam* mit ihm auf die Suche nach den für ihn richtigen Ansatzpunkten für eine Verbesserung zu begeben. Und darüber hinaus eine Vorstellung, besser noch ein *konkretes Bild* zu erarbeiten, an dem er sich stimmig ausrichten kann. Anhand eines Fallbeispieles möchte ich zeigen, wie man Patienten, die immer wieder in depressive Phasen abgleiten, auch in dieser Hinsicht sinnvoll begleiten kann. Wie die Arbeit mit dem »fokussierten Selbst«

dabei hilft, diesen Prozess auch für den Patienten interessant zu gestalten, soll in diesem Kapitel schrittweise deutlich werden.

Wie ticke ich eigentlich?

Frau B. kommt nach einem Klinikaufenthalt zu einer Anschlussbehandlung zu mir in die Praxis. Sie hatte dort wegen einer Alkoholproblematik und starker Depressionen Unterstützung gesucht. Im Vorgespräch äußert sie dann einen wichtigen Wunsch:

»*Mir geht es immer wieder schlecht, und jetzt möchte ich endlich mal wissen, wie ich eigentlich ticke!*«

Eine solche Steilvorlage sollte man sich als Therapeut nicht entgehen lassen, schließlich bezeugt sie eine große Motivation und ein wirkliches Interesse. Ich habe sie daher gerne aufgenommen und diesen Aspekt zu einem Schwerpunkt der Behandlungsplanung gemacht. Allerdings mit einer wichtigen Ergänzung:

Th.: Sie möchten herausfinden, wie Sie »ticken«, wenn es Ihnen schlecht geht. Habe ich das richtig verstanden?

Frau B.: Ja. Ich will endlich wissen, was die Ursachen sind und was da in mir abläuft. Wieso rutsche ich immer wieder ab und falle in diese Löcher?

Th.: Das kann ich gut verstehen, und damit sollten wir auch bald beginnen. Ich würde zusätzlich noch einen weiteren Ansatz vorschlagen, wenn Sie einverstanden sind.

Frau B.: Und welchen?

Th.: Mich würde genauso sehr interessieren, wie Sie »ticken«, wenn es Ihnen gut geht.

Frau B.: Das klingt interessant, aber wozu soll das denn gut sein?

Th.: Wenn Sie wissen, was Sie brauchen, damit es Ihnen gut geht, können Sie besser auf sich achten. Dann können wir gemeinsam überlegen, wie Sie diesen Zustand erhalten und eventuell sogar ausbauen können. Meiner Erfahrung nach sind Sie dann auch etwas besser gegen die Widrigkeiten des Lebens geschützt.

Frau B.: Aber hilft mir das denn auch, wenn es mir mal wieder schlecht geht?

Th.: Ich kann es Ihnen nicht versprechen, aber ich weiß von vielen Patienten, wie gut es ist, in einer solchen Phase eine Orientierung zu haben. Wenn Sie sich Klarheit darüber verschafft haben, was Sie tun oder lassen sollten, um wieder in den »grünen Bereich« zu kommen, haben Sie immerhin erste Ansatzpunkte. Dann können Sie zumindest üben und selbst herausfinden, was sich für Sie schlechter oder besser anfühlt.

Frau B.: Das stimmt. Da muss ich noch mal drüber nachdenken.

Th.: Tun Sie das. Vielleicht gefällt Ihnen ja der Gedanke, es in Zukunft selbst etwas mehr in der Hand zu haben, wie es Ihnen geht und wie Sie auch in schlechten Zeiten besser für sich sorgen können.

Frau B.: Das kann ich jetzt schon sagen, dass ich das gut finden würde.

Einen Hoffnungsschimmer geben

Wie Sie dem Gesprächsverlauf entnehmen können, kann der ergänzende Blickwinkel für den Patienten anfänglich durchaus irritierend sein, weil er anderes erwartet. Er möchte in seiner Situation vordringlich in seinem Leiden verstanden werden. Das ist selbstverständlich nachvollziehbar, und diesem Anliegen sollte angemessen Raum gegeben werden. Zugleich weckt dieser Ansatz erfahrungsgemäß aber auch Interesse, weil er gleich zu Beginn einen kleinen Hoffnungsschimmer einfügt, auf den man immer wieder zurückgreifen kann. Darum lege ich so viel Wert auf eine Würdigung der leidvollen sowie auch der freudvollen Seiten des menschlichen Erlebens.

Den zuvor im Gespräch ausführlich ausgeloteten Aspekt der Salutogenese halte ich für jede Behandlungsplanung für unerlässlich. Darauf zu verzichten, käme einer unterlassenen Hilfeleistung gleich. Ich bin davon überzeugt, dass eine reine Problemorientierung, zu der manche Patienten – und mitunter auch Psychotherapeuten – neigen, nicht wirklich weiterhilft. Das gilt ebenso für das andere Extrem, eine zu schnelle Lösungsorientierung, die unter dem Kostendruck des Gesundheitssystems manchmal seltsame Blüten treibt. Sie schadet oft mehr, als dass sie nutzt, weil sie Patienten überfordert und nicht selten eine Pseudo-Entwicklung hervorbringt, die noch keinen inneren Boden besitzt.

»Fahre nicht schneller, als dein Schutzengel fliegen kann«, lautet der Leitspruch des Hamburger Motorradgottesdienstes. »Therapiere nicht schneller, als die Psyche deiner Patienten vertragen kann«, könnte das analoge Motto für eine angemessene Entschleunigung im Therapiezimmer lauten.

Ich möchte Frau B. jetzt etwas näher vorstellen, damit ihr Ringen um eine Verbesserung ihres Befindens und die damit einhergehenden Konflikte verständlicher werden.

Ich erlebe sie als eine sympathische, kontrolliert wirkende Frau Ende 50, die sich geschmackvoll kleidet. Seit ihrem 18. Lebensjahr leidet sie an wiederkehrenden Depressionen. Deswegen hat sie bereits mehrfach Unterstützung in ambulanten Therapien und einigen statio-

nären Aufenthalten gesucht. Seit sieben Jahren ist die gelernte Sprechstundenhilfe frühberentet. Hinter ihr liegt eine mehrjährige Phase, in
der sie regelmäßig trank. Jetzt ist sie seit über einem Jahr trocken. Sie
wird psychiatrisch gut begleitet und hat zur Unterstützung eine päda-
gogisch-psychologische Betreuung erhalten, um alltagsnahe Probleme
im Zusammenhang mit Behördengängen, Arztbesuchen oder der
Haushaltsführung besser bewältigen zu können.

Alles bleibt an mir hängen
Als sie auf Empfehlung ihrer Ärztin nach einem stationären Aufenthalt
zu mir kommt, ist ihr Vater schwer erkrankt. Nach einer Herz-OP muss
er erneut ins Krankenhaus. Die Mutter fordert in dieser Zeit häufig die
Hilfe der Patientin an, weil sie mit den Formalitäten und dem Allein-
sein überfordert ist. Frau B. fühlt sich daraufhin äußerst deprimiert
und niedergeschlagen, weil wieder alles an ihr »hängen bleibt«. Seitdem
schläft sie schlecht und ist äußerst angespannt. Sie »hadert« mit sich
und ihrem Leben. Aus dem Freundeskreis hat sie sich zurückgezogen,
weil sie von der Situation »ganz vereinnahmt wird«. Sie wünscht sich
sehr, sich besser abgrenzen zu können, »doch dann habe ich sofort ein
schlechtes Gewissen«.

Biografische Aspekte
Frau B. wuchs als Einzelkind in einer niedersächsischen Großstadt auf. Die
Mutter war Hausfrau, der Vater Handwerker. Die Mutter zeigte sich kühl, un-
persönlich und zugleich sehr fordernd. Frau B. berichtet, dass sie sich in ihrer
Gegenwart nie sicher und geborgen fühlen konnte. Sie hatte ständig Angst, etwas verkehrt zu machen und dann von der Mutter bloßgestellt oder tagelang
nicht beachtet zu werden. Außerdem war sie für die Mutter die Ansprechpartnerin für deren Eheprobleme. »Doch wenn ich selbst Probleme hatte, bekam
ich zu hören, dass ich nicht so empfindlich sein solle. Als ich mich einmal mit
einem intimen Problem an sie wandte, bekam ich zu hören: ›Lass den Sex über
dich ergehen‹, das war niederschmetternd.«
Der Vater war Alkoholiker. Frau B. erlebte ihn als sehr schwach und ohne
Durchsetzungsvermögen: »Ich hatte immer das Gefühl, ihn beschützen zu
müssen. Ich war seine Ansprechpartnerin für seine Sorgen, wenn meine Mutter
nicht da war. Er hat mir sein Leid geklagt, aber meiner Mutter hat er nie Paroli
geboten, außer, wenn er betrunken war.« Wenn Frau B. sich mit eigenen Fragen
an ihn wandte, war er »hilflos. Er könne mir keinen Rat geben, und außerdem
solle ich nicht meinen, dass es nur mir schlecht gehe.«

Nach dem Realschulabschluss absolvierte sie eine Ausbildung zur Sprechstundenhilfe und arbeitete bis vor einigen Jahren im erlernten Beruf. Seitdem bekommt sie eine Erwerbsunfähigkeitsrente.

Den ersten festen Freund hatte Frau B. mit 18 Jahren. Kurz darauf beendete sie ihre Ausbildung und begann zu arbeiten. Obwohl beide Eltern strikt dagegen waren, zog sie aus dem Elternhaus aus. Es folgte eine 15-jährige Partnerschaft zu einem 16 Jahre älteren Versicherungskaufmann. Einige Jahre nach der Trennung lernte sie ihren späteren Ehemann kennen, von dem sie fünf Jahre später geschieden wurde. Sie erlebte diese Ehe von Anfang an unglücklich, da sie eigentlich gar nicht heiraten wollte. »Meine Eltern und mein Mann haben so lange auf mich eingewirkt, dass ich nachgegeben habe. Ich war damals so verunsichert und habe mich kaum getraut, noch eine eigene Meinung zu haben.« Mittlerweile lebt Frau B. seit zwölf Jahren als Single in einer eigenen Wohnung.

Darf es um mich gehen?

Was man vor diesem Hintergrund sehen kann, ist, wie tief die Verunsicherung in Frau B. verankert ist: Darf es wirklich um mich gehen, oder muss ich meine Bedürfnisse erneut zurückstellen? Muss ich mich schon wieder um meine Eltern kümmern und meine Belange aufgeben? Wir werden im Verlauf der Therapie noch sehen, wie sehr Frau B. mit diesen existentiellen Fragestellungen und der Tendenz zur Selbstaufgabe immer wieder ringt.

Nachdem Frau B. zunächst gute Fortschritte macht, Kontakte wieder aufgreift und ihre Freizeit aktiver gestaltet, gerät sie erneut in ein Stimmungstief, nachdem jetzt auch die Mutter erkrankt und beide Elternteile ihre Hilfe benötigen. Frau B. zieht kurzfristig zu ihren Eltern, um sie zu unterstützen, was sie jedoch massiv überfordert und ihre Not verschärft: »Da habe ich nicht auf mich geachtet und meine Kräfte vollkommen falsch eingeschätzt. Ich bin wieder in die Falle getappt und habe meine Bedürfnisse aufgegeben. Dabei brauche ich selber Unterstützung und Halt.« Dies scheint mir ein guter Zeitpunkt zu sein, um Frau B. mit dem Modell des »fokussierten Selbst« vertraut zu machen. Ich schlage ihr zunächst vor, in einem Kreis zu verbildlichen, wie es in ihr aussieht, wenn sie sich in ihrem Depressionsmodus befindet, um anschließend zu erforschen, wie sie darin »tickt«.

Die Schere im Kopf

Frau B.: Oh je, das kriege ich ja nie hin. Das ist das Erste, was mir durch den Kopf geht.

Th.: Das kann ich nachvollziehen, denn das denken viele Patienten, wenn ich diesen Vorschlag mache. Sie wirken noch nicht wirklich überzeugt. Gibt es noch andere Stimmen und Bedenken in Ihnen?

Frau B.: Ja, da kommt sofort die Befürchtung, dass ich den Ansprüchen nicht genügen kann und jetzt was leisten muss.

Th.: Und diesen Teil kennen Sie, wie ich vermute, ziemlich gut.

Frau B.: Allerdings! Aber es ist auch eine Neugier da, denn ich wollte mich ja eigentlich besser verstehen lernen und weiterkommen. Ich hatte sogar sofort eine Idee und ein Bild vor Augen, aber die Schere im Kopf arbeitete schon.

Th.: Die Schere im Kopf?

Frau B.: Ja, es tauchten Stimmen auf, die ich auch von meinen Eltern kenne: »Du bist doch zu blöd.« »Das kannst du doch nicht.«

Th.: Also sehr unangenehme und entmutigende Botschaften?

Frau B.: Ja. Und ich spüre da auch eine Angst. Jetzt kommt mir ein ganz verrückter Gedanke.

Th.: Darf ich fragen welcher?

Frau B.: Es ist mir etwas unangenehm, aber warum nicht. Mir schoss es durch den Kopf: Dann sehen Sie ja, wie es in mir aussieht.

Dann sehen Sie ja, wie es in mir aussieht

Th.: Das klingt so, als wäre das etwas ganz Fürchterliches?

Frau B.: Das stimmt. Ich glaube, ich habe Angst, vorgeführt zu werden. Das kenne ich aus vielen Situationen mit meiner Mutter. Sie haben mich oft vor Bekannten lächerlich gemacht und als »Dummerchen« dargestellt. Das war beschämend.

Th.: Da kann ich mir gut vorstellen, dass Sie so etwas nicht noch einmal erleben möchten.

Frau B.: Ganz sicher nicht. Aber eigentlich ist es hier in der Therapie auch Blödsinn, so zu denken. Ich sehne mich ja danach, richtig wahrgenommen und verstanden zu werden.

Th.: Stimmt, darüber hatten wir oft gesprochen. Aber vielleicht brauchen Sie noch etwas Zeit, um über meinen Vorschlag nachzudenken.

Frau B.: Ja, ein Teil von mir möchte immer alles auf die lange Bank schieben, wenn es um mich geht. Aber davon habe ich auch die Nase voll. Ich bin zwar etwas unsicher, aber ich mache das jetzt einfach.

In diesem kurzen Dialog wird deutlich, dass Frau B. einen wichtigen Schritt vollzieht. Sie nimmt sich und ihren Veränderungswunsch ernst. Dabei erlaubt sie sich, ihrer Neugier nachzugeben und ihren spontanen Impulsen mehr Raum zu geben. Dadurch überwindet sie die »Tyrannei« der verinnerlichten elterlichen Gebote und beginnt damit, sich von der Hemmung, die durch die beschämenden und entmutigenden Erfahrungen im Elternhaus begünstigt wurden, zu befreien. Sie gewinnt an Autonomie, die sie sich, wie in dem Gespräch sichtbar wird, innerlich erst hart erarbeiten muss.

Was zu beachten ist

An der Art und Weise, wie Frau B. ihre inneren Konflikte mittlerweile handhaben kann, zeigt sich auch, dass sie sich in den bisherigen Therapien bereits gute Grundlagen für ihre Genesung erschließen konnte. Als ich ihr das zurückmelde, ist sie gerührt und freut sich: »Ja, das stimmt, und es tut gut, das zu hören. Manchmal denkt man ja, es war alles für die Katz.« Gerade Menschen, die vielleicht schon mehrere Therapien hinter sich haben, laufen Gefahr, sich selbst unmerklich »als hoffnungslosen Fall« zu betrachten, der »schon wieder bei null anfängt«. Ihr Selbstwertgefühl und Selbstwirksamkeitserleben hat dann kaum eine Chance zu wachsen. Dabei vergessen sie oft, dass nicht nur die Behandler, sondern auch sie selbst viel Zeit und Mühe in ihre Gesundung investiert haben. In dieser Zeit haben sie sicher einiges gelernt und ausprobiert. Es ist daher wichtig, dies ausdrücklich zu würdigen. Dadurch erhält der Patient eine ermutigende Rückmeldung und sein möglicherweise eingetrübtes Selbstbild ein Stück Klarheit darüber, welche Fähigkeiten bereits vorhanden sind.

Frau B. zeichnet zunächst ein Bild (S. 121), in dem sie festhält, wie es in ihr aussieht, wenn es ihr »ganz schlecht geht«.

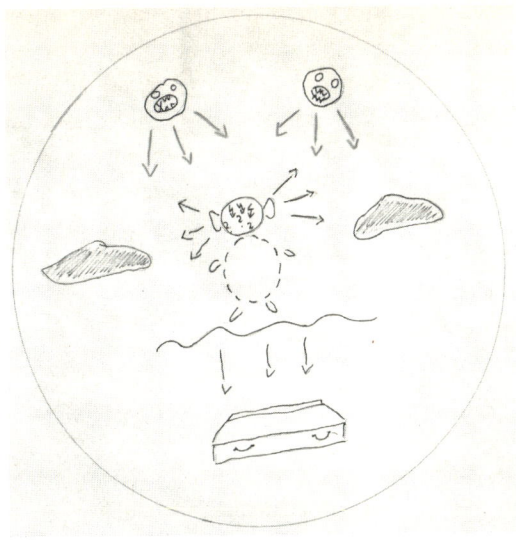

Der gestrichelte Kreis in der Mitte, mein Körper, das bin ich. Viel zu durchlässig und verletzlich. Ich möchte mich eigentlich ganz klein in der Ecke verkriechen. Dann will ich nicht mehr leben und kann nicht mehr an mich glauben. Der Boden unter mir ist wellig, eine Berg-und-Talfahrt, es zieht mich nach unten, in den Sarg.

Eine Sitzung später ergänzt sie:

Da sind schwarze Wolken um mich rum. Ich erlebe die Menschen als feindselig, sie haben scharfe Zähne, als wollten sie mich auffressen. Die Pfeile am Kopf sind meine Antennen. Sie sind nach außen gerichtet. Ich kriege alles mit, aber im Kopf befinden sich nur Fragezeichen und kleine Blitze, das ist meine Existenzangst. Ich fürchte, vernichtet zu werden.

Dann wendet sie sich ihrem Erleben zu, wenn es ihr gut geht:

II. Wohfühl-Modus

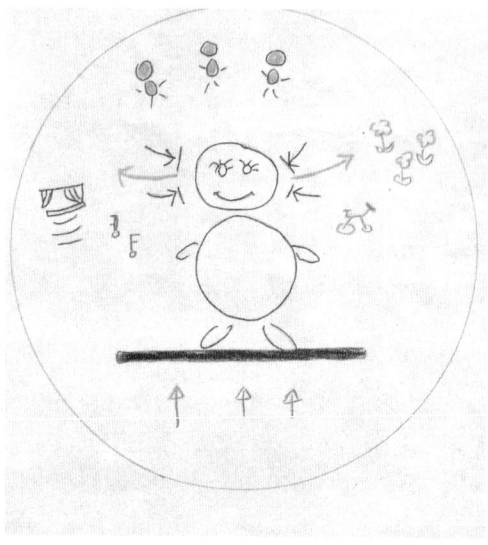

Da bin ich größer und in mir abgeschlossen. Ich stehe auf festem Boden. Von unten kommen gute, grüne Kräfte, die mich tragen und heben. Die Menschen oben im Bild in Orange sind freundlicher, der orangefarbene Pfeil an meinem Kopf bedeutet, dass ich mich mit anderen austausche (wie in den letzten Tagen beim Einkaufen). Da sind Blumen und links die Bühne und der Vorhang eines Theaters, das ich gerne besuche. Die Noten stehen für die Musik, die ich mag. Dann habe ich ein Rad gezeichnet, weil mir radeln Spaß macht und Bewegung guttut.

Ich bin froh, dass ich diesen Schritt gemacht habe
Als Frau B. die Bilder mit etwas Abstand betrachtet, wird ihr klar, »welche Kluft zwischen diesen beiden Bildern liegt. Das sind ganz unterschiedliche Welten.« Zugleich freut sie sich darüber, dass sie den Mut hatte, sich auf dieses Wagnis einzulassen:

Ich bin froh, dass ich diesen Schritt gemacht habe. Es ist gar nicht schlimm, dass es jetzt mal raus ist, wie es in mir wirklich aussieht, wenn ich schlecht drauf bin. Vor allen Dingen sehe ich jetzt selbst mal, wie sich die Lage darstellt, wenn ich in den depressiven Modus abrutsche. Das ist nicht schön, aber wenigstens klar.

Nachdem ein Patient seine Bilder erläutert hat, ist es wichtig, das Gesagte festzuhalten. Das ist ratsam, weil in der Zeit zwischen zwei Therapiesitzungen der Alltag wieder mehr Raum einnimmt und manches in Vergessenheit gerät. Darum ist es gut, sich in der Folgesitzung erneut an den Zeichentisch zu begeben und den Patienten zu bitten aufzuschreiben, was genau das Bild aussagt. Gerade dann, wenn es darum geht die unterschiedlichen Erlebnisweisen herauszuarbeiten, dürfen Worte nicht fehlen. Sie ergänzen das Bild um einen wichtigen Aspekt, denn konkrete Verhaltensweisen und Denkmuster bekommen einen Namen und können dadurch besser identifiziert werden.

Es ist wichtig, Worte für das innere Erleben zu finden
Die einzige Spielregel für den Patienten dabei lautet: Bitte notieren Sie jetzt *außerhalb* des Kreises, was genau in Ihnen in diesem Modus vorgeht.

▪ Beschreiben Sie bitte, was Sie denken und fühlen.
▪ Notieren Sie auch, wie Sie sich in diesem Modus verhalten.

In diesem Schritt kann Frau B. einige charakteristische Muster herausarbeiten. Da sie bereits über Therapieerfahrung verfügt, kann sie das fast allein. Es bereitet ihr sogar »fast Vergnügen, mal so ganz praktisch an sich zu arbeiten«.

III. Depressiver Modus – In Worte fassen

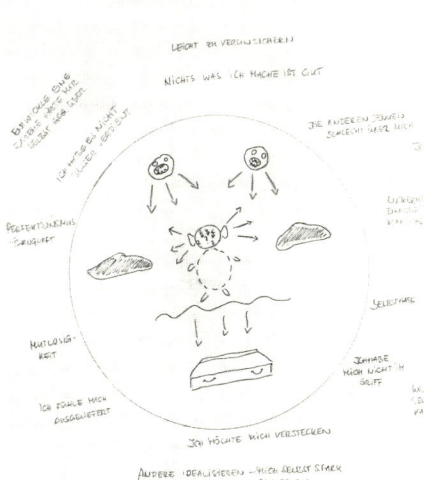

*In meinem Depressions-Modus fühle ich mich mutlos und ausgelie-
fert. Und ich hasse mich selbst dafür, dass es mir so schlecht geht. Dann
denke ich, dass nichts, was ich mache, gut ist und dass ich es auch nicht
besser verdient habe. Es besteht dann die große Gefahr, dass ich mich
nicht mehr im Griff habe und wieder Bier trinke. Ich will mich dann nur
noch verstecken und ziehe mich vom Leben und meinen Kontakten zurück.*

In der folgenden Sitzung – das Bild liegt bereit – setzt sie sich spontan wieder an den Tisch.

Ich mache mich klein
*Mir ist in den letzten Tagen klar geworden, dass ich in diesem Modus an-
dere Menschen idealisiere und mich klein mache. Das ist ganz typisch für
mich in diesem Zustand. Und ich bin wieder im »Muss-Denken« und
meine, alles Mögliche schaffen zu müssen, was aber dann erst recht nicht
klappt, weil ich perfektionistisch, fast zwanghaft werde. Das sind Dinge,
da bin ich ganz zerbrechlich und sehr leicht zu verunsichern.*

Doch Frau B. wendet sich mit Interesse erneut auch ihrem Wohlfühl-Modus zu:

IV. Wohlfühl-Modus – In Worte fassen

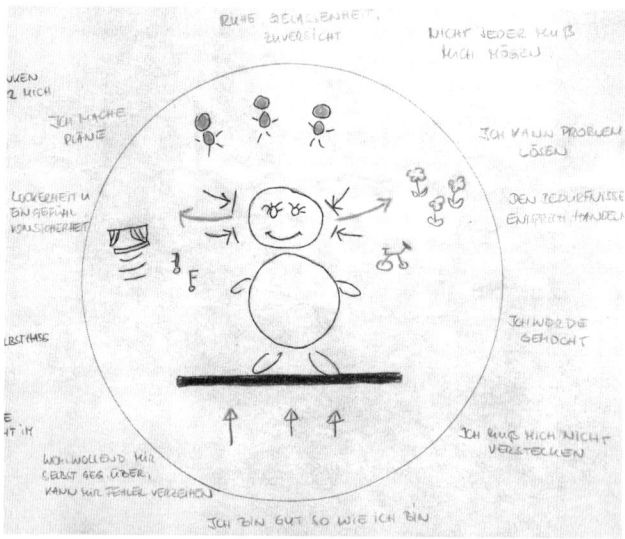

Im Grunde kann ich mich darin weitestgehend so annehmen, wie ich bin. Vermutlich bin ich deswegen auch ruhiger und gelassener. Da ist einfach mehr Zuversicht. In diesem Modus kann ich wahrnehmen, dass es Menschen gibt, die mich mögen. Gleichzeitig kann ich die Haltung einnehmen, dass mich nicht jeder mögen muss. Das ist entlastend. Außerdem ist mir dann klar, dass ich ja auch nicht jeden mag. Das erleichtert mir zu denken, dass ich mich nicht verstecken muss, schließlich habe ich was geschafft und auch was zu bieten. Ganz wichtig ist auch, dass ich in diesem Modus Pläne mache und mir etwas vornehme. Ich weiß, dass ich Probleme lösen kann, weil ich es schon oft geschafft habe.

Irgendwie ist es in diesem Modus so, dass ich mich mehr achte. Mein Selbstwertgefühl ist vorhanden. Ich bin lockerer und handele meinen Bedürfnissen entsprechend. Ich kann dann sogar mal mit gutem Gewissen etwas unvollendet liegen lassen.

Wie Frau B. bereits in der ersten Nachbetrachtung richtig festgestellt hat, liegen diese beiden Modi weit auseinander. Sie unterscheiden sich sehr, und es ist noch nicht klar, wie sie von A nach B kommen kann. Sie erhält daher zu diesen Bildern eine erste Hausaufgabe:

- Was kann ich tun oder lassen, wenn ich in meinem Depressions-Modus bin, damit es mir etwas besser geht?

Rückzug allein kann es nicht sein!

Frau B.: Ich habe viel über diese Frage nachgedacht und dabei ist mir klar geworden, dass ich mich viel zu weit zurückziehe, wenn es mir nicht gut geht. Ich brauche in diesen Phasen zwar Ruhe, aber ich isoliere mich zu sehr. Rückzug allein kann es nicht sein.

Th.: Das heißt, Rückzug ist eigentlich in Ordnung für Sie, aber Sie müssten das besser regulieren?

Frau B.: Ja, schon. Ich könnte darauf achten, nicht zu »maulfaul« zu werden und mit keinem mehr zu reden. Zumindest beim Einkaufen könnte ich ein paar Worte mit der Verkäuferin oder dem Nachbarn wechseln. Und wenn wir nur über das Wetter reden, ist es auch in Ordnung.

Th.: Dadurch würden Sie dann Ihre Isolation etwas abmildern?

Frau B.: Ich denke schon, »Small Talk« kann gut tun. Auf jeden Fall ist es besser, mit einem Fuß in der Welt zu bleiben, als ganz im Sarg zu landen und zu schweigen. Da rauszukommen ist viel schwerer.

Th.: Das leuchtet mir ein. Gibt es noch einen anderen Ansatzpunkt? Mir fällt beim Blick auf Ihre Zeichnung das Wort »Selbsthass« auf.

Frau B.: Der ist auch nicht gut, den möchte ich stoppen.

Th.: Das scheint mir eine gute Idee zu sein. Könnten Sie diesen Punkt noch etwas näher erläutern?

Frau B.: Der Selbsthass untergräbt irgendwie meinen Selbstwert. Und dann zieht es mich total runter. Da bin ich so verletzlich. Da brauche ich eine Art Stopp-Schild, das mich daran erinnert, freundlich zu mir zu sein. Denn achtsam mit sich selbst zu sein, wenn es einem gut geht, ist keine Kunst! Aber wenn ich mies drauf bin, muss ich das üben. Dann will ich sorgsam sein!

Th.: Lassen Sie uns überlegen, wie das aussehen kann.

Frau B.: Das ist mir für heute zu viel. Ich würde darüber gern noch mal in Ruhe nachdenken. Aber ich habe ja jetzt die Bilder, die sind wie eine Fotografie, die mir sagt, auf welchem Weg ich bin. Oder eine Landkarte, auf die ich gucken kann.

Intermezzo

Frau B. hat begonnen, an ihren beiden »Funktionsweisen« zu arbeiten. Das ist sozusagen die »halbe Miete«. Doch spannend wird es dann, wenn erneut schwierige Situationen auftauchen, die es zu bewältigen gilt. Außerdem sollte man trotz aller Klarheit, die die Modus-Arbeit mit sich bringt, nicht der Illusion erliegen, dass dadurch jegliches Leid vermieden werden kann. Krisen werden sich vermutlich niemals ganz »ausmerzen« lassen, und der »Wellengang des Lebens« mit seinem Auf und Ab wird wohl nie ganz zur Ruhe kommen. Doch schmerzhafte Erfahrungen, dunkle Stunden und Problemsituationen können unter Umständen einen guten »Humus« bilden, auf dem neue Fähigkeiten heranwachsen oder bereits vorhandene erprobt werden können. Daher ist es hilfreich, wenn es eine Orientierung gibt. Die Bilder, die aus der Fokussierung heraus entstehen, stellen in dieser Hinsicht eine wichtige Hilfe dar. Ich vermute, dass sie bei den Patienten so guten Anklang finden, weil sie diese selbst entwickelt haben und dadurch eine ganz eigene Kraft entfalten. Über ein selbst geschaffenes Bild zu verfügen, welches einen leitet, ist anscheinend wirkmächtiger als ein abstraktes oder »verkopftes« Ziel. Frau B. bekommt bald eine »Gelegenheit«, sich in einer schwierigen Situation zu »bewähren« und das, was sie sich erarbeitet hat, anzuwenden.

Achtsam zu sein, wenn es einem gut geht, ist keine Kunst

Der Konflikt mit ihren Eltern spitzt sich erneut zu, als die Mutter noch mehr Ansprüche an Frau B. richtet. Und dies in einer Situation, als die Patientin dabei ist, eine neue Wohnung zu beziehen. Danach zieht sie sich einige Tage lang ins Bett zurück: »Ich war so gefrustet und verzweifelt, dass ich mich wieder um meine Eltern kümmern soll, und hatte Angst, nie ein eigenes Leben führen zu können.« Sie berichtet davon, welche Bedeutung in dieser Phase ihre Bilder bekamen:

Ich habe immer den Sarg vor mir gesehen und gedacht, da will ich nicht hin. Ich wusste, dass ich jetzt im Depressions-Modus bin und mich mutlos und nichtig fühle. Mein Blick ist aber auch in die andere Richtung gegangen. Da stand ja schwarz auf weiß, dass ich mich nicht verstecken muss und ich gut so bin, wie ich bin. Als meine Mutter dann wieder anrief und was von mir wollte, ist mir der Kragen geplatzt. Ich habe sie fast angebrüllt und ihr gesagt, dass es nie wirklich um meine Belange geht. Ich bin die, die gerade umzieht und Unterstützung gebrauchen kann, doch das hat sie gar nicht interessiert. Immer wird mir unterstellt, ich sähe alles falsch, das empört mich nur noch. Ich habe meinen Eltern klargemacht, dass sie auch noch eine Tochter haben und es nicht immer nur um sie geht! Mir geht es auch mal schlecht und dann möchte ich, dass sie mir auch mal zuhören. Meine Mutter war ganz verdattert, und ich war danach total erschöpft, aber es war das erste Mal, dass ich meine Bedürfnisse und meinen Ärger so klar formuliert habe.

Und mir ist klar geworden, dass es keine Kunst ist, mit sich selbst achtsam umzugehen, wenn es einem gut geht. Wenn es einem schlecht geht, kommt es darauf an! Mir fiel das Motto der Anonymen Alkoholiker »Nur für diesen Tag« ein und das hat mir geholfen, in dieser gedrückten Stimmung jetzt abstinent zu bleiben, obwohl ich Suchtdruck hatte. Ich habe Schritt für Schritt die Verbindung zu meinem neuen Ich aufgebaut und dann gehandelt, indem ich eine intensivere Betreuung durch einen Pflegedienst auf den Weg gebracht habe. Ich kann und will den ganzen Aufwand nicht mehr leisten.

Die alte und die neue Ulrike

Wie man an dieser Schilderung sehen kann, hat Frau B. in dieser Krise innerlich heftig mit sich gerungen. Ihr großer innerer Konflikt zwischen Pflichtgefühl und eigenen Bedürfnissen hat in dieser Situation an Schärfe gewonnen und letztlich zu einem Durchbruch geführt. Sie beginnt, sich abzugrenzen, und lässt sich jetzt weniger von den Eltern einspannen, indem sie Schuldzuweisungen zurückweist und Aufgaben an den Pflegedienst überträgt. Phasenweise zeigt sie sich noch hin- und hergerissen zwischen der »neuen Ulrike, die weiß, was sie will« und »den alten Zweifeln, ob ich ein Recht dazu habe«. Doch im weiteren

Verlauf der Therapie gelingt es ihr zunehmend besser, den Schmerz, die Wut und die Trauer über ihre vereinnahmenden, ablehnenden und bedürftigen Eltern auszudrücken. Ihre Selbstfürsorge ist spürbar angewachsen, und sie versteht jetzt besser, »warum ich andere nie mit meinen Bedürfnissen belasten wollte. Es ging ja nie um mich, aber damit ist jetzt Schluss!« Sie entlässt sich aus der »Tyrannei des Müssens und Sollens« und erkennt ihre eigenen Bedürfnisse besser. Sie wird auch entschlossener in der Umsetzung eigener Wünsche. Sie gönnt sich zum ersten Mal seit Jahren eine Reise nach Rom, »da wollte ich immer mal hin«, und empfindet »Stolz auf sich selbst«. Ihr Durchsetzungsvermögen verbessert sich und ihr gelingt es, einen Handwerker auf Mängel hinzuweisen. »Das hätte ich mich früher nicht getraut.«

In dieser Krise trägt Frau B. heftige innere Kämpfe mit sich aus, die sie jedoch produktiv gestalten kann, und letztlich geht es ihr besser. Sie hat augenscheinlich etwas anders gemacht als in früheren Zeiten. Darum erinnere ich sie an ihre erste Hausaufgabe. Ergänzend bitte ich sie jetzt darum, bis zur nächsten Sitzung aufzuschreiben, wie es ihr gelungen ist, sich aus dem Depressions-Modus herauszuarbeiten.

Ich konnte gegensteuern

Frau B. überraschte mich in der darauffolgenden Woche mit einem »Brücken-Modell«. Sie hatte zu Beginn bereits angemerkt, dass beide Modi weit auseinanderliegen, und so hatte sie darüber nachgedacht, wie ein Weg zwischen beiden aussehen könnte. Sich eine Brücke vorzustellen, die aus dem »Minus-Bereich« der Depression in den »Plus-Bereich« des Wohlfühlens führt, hat sie zu folgender Zeichnung inspiriert:

Die Brücke von Minus nach Plus

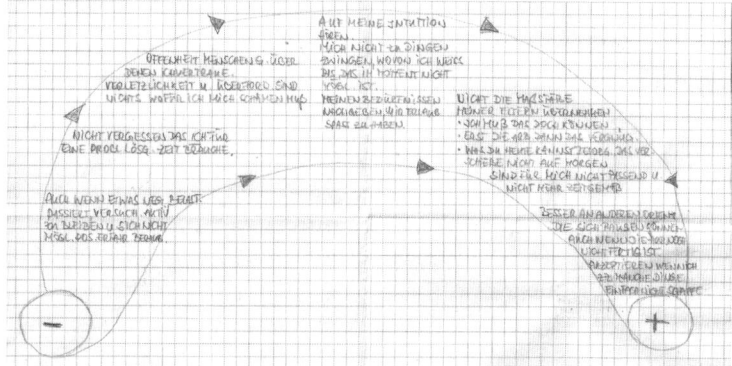

Auf der linken Seite hat sie notiert, worauf sie besonders achten muss, wenn sie »down« ist:

■ Auch wenn etwas negativ Belastendes passiert, versuchen, aktiv zu bleiben und sich nicht möglicher positiver Erfahrungen berauben.
■ Nicht vergessen, dass ich für eine Problemlösung Zeit brauche.
■ Offenheit Menschen gegenüber, denen ich vertraue.
■ Verletzlichkeit und Überforderung sind nichts, wofür ich mich schämen muss.

In der Mitte erinnert sie sich an weitere Erkenntnisse und erlaubt sich wichtige Dinge.

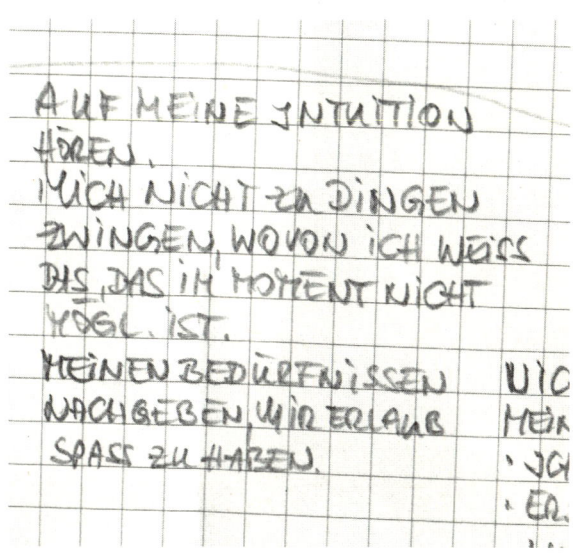

Im rechten Bereich fasst sie noch mehr »Essentials« für ihren Weg zum Wohlbefinden zusammen:

■ Nicht die Maßstäbe meiner Eltern übernehmen, wie: »Ich muss das doch können; Erst die Arbeit, dann das Vergnügen; Was du heute kannst besorgen, das verschiebe nicht auf morgen«. Diese sind für mich nicht mehr passend und zeitgemäß.
■ Besser ist es, mich an anderen zu orientieren, die sich Pausen gönnen, auch wenn die Arbeit noch nicht fertig ist.
■ Akzeptieren, wenn ich zur Zeit manche Dinge einfach nicht schaffe.

Die Bilder geben mir Sicherheit

Frau B. hat den Eindruck, den »Acker meiner Depression ordentlich durchgepflügt« zu haben. Sie beginnt damit, die Früchte ihrer Bemühungen zu ernten. Sie führt ein Tagebuch, indem sie ihre kleinen Erfolgsschritte notiert und das in der Klinik gelernte A-B-C-Modell praktiziert. Äußerlich dokumentiert sich ein gewachsenes Selbstbewusstsein in farbenfroherer Kleidung und dem Mut, »mal allein ins Theater zu gehen«. Es kommt immer mal wieder zu Irritationen und kleinen Rückschlägen, doch sie handhabt diese jetzt bewusster: »Am Wochenende war ich wieder kurz im Depressions-Modus und fühlte mich ausgeliefert, nachdem ich mich in einer Situation mit fremden Menschen überfordert gefühlt habe. Doch ich habe erkannt, dass ich anfangen wollte, mich niederzumachen, und habe gegengesteuert. Ich habe mich mit Wohlwollen betrachtet, und das war gut. Die Bilder haben mir Sicherheit gegeben.«

Sich selbst mit Wohlwollen betrachten zu können, ist für Frau B. mittlerweile zu einem wichtigen »Schlüssel« geworden, der die »Tür zu meinem Selbstwertgefühl öffnet«. Insgesamt gesehen ist sie trotz Zeiten der »Verzagtheit« alles in allem zuversichtlicher geworden und »auch stolz« auf sich selbst, »weil ich an meinen Mustern gearbeitet habe und es mir gelungen ist, die neuen Erkenntnisse anzuwenden. Ich weiß, dass ich dranbleiben muss und achtsam sein – in guten wie in schlechten Zeiten.«

10. Kreisende Gedanken und Einbahnstraßen – Ordnung im Kopf

Bereits im letzten Kapitel hatte ich in meiner Darstellung den Begriff des »Modus« verwendet. Ich möchte ihn jetzt etwas genauer erläutern. Unter einem Modus verstehe ich ein spezifisches Denk-, Wahrnehmungs- und Fühl-Muster. Es besteht außerdem aus der individuellen Art und Weise, wie jemand eine Erfahrung verarbeitet. Zum einen gehört dazu, wie er denkt und eine Situation bewertet. Zum andern besteht es aus einer korrespondierenden emotionalen Komponente, die mit dem entsprechenden körperlichen Erleben und dem sich daraus ergebenden Verhalten einhergeht.

Problem- und Lösungs-Modus
Ich unterscheide einen Problem-Modus von einem Lösungs-Modus.

▪ Der *Problem-Modus* ruft Symptome hervor und belastet den Patienten.

▪ Der *Lösungs-Modus* unterstützt ihn darin, Probleme konstruktiv zu bewältigen.

Das Bild einer anderen Patientin soll auf das in diesem Kapitel vorgestellte Fallbeispiel schon einmal einstimmen. Sie hat darin beide Modi verbildlicht und diese in ihrem Kopf verortet. Wir kommen später drauf zurück.

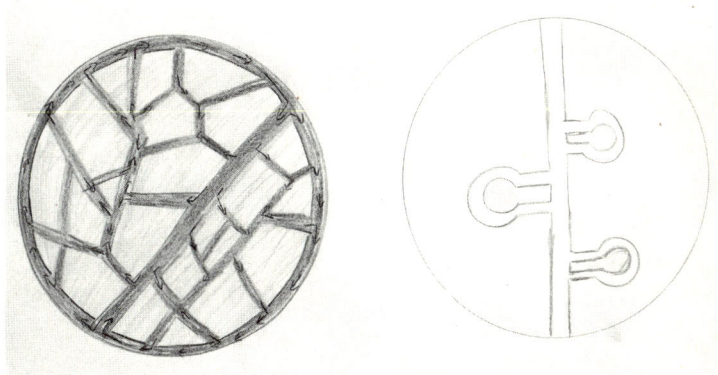

Diese beiden Modi gilt es, sorgfältig herauszuarbeiten und zu unterscheiden. Wie man bereits in den vorangegangenen Kapiteln sehen konnte, wird die fokussierte Darstellung dieser unterschiedlichen Modi unterstützend und klärend erlebt. Auch für den Therapeuten wird die Arbeit leichter. Nicht selten macht es viel Freude, Menschen auf diese Art in ihrem Veränderungs- und Erkenntnisprozess zu begleiten. Der Klient und der Therapeut sehen dadurch plastisch vor Augen, wie der Patient innerlich funktioniert, wenn er sich im jeweiligen Modus befindet. So kann zielgerichtet besprochen werden, was der Patient tun oder lassen kann, um aus dem Problem-Modus herauszukommen, bzw. wie er es verhindern kann, überhaupt dort hineinzugeraten. Zusätzlich entsteht durch die Verbildlichung des Lösungs-Modus eine neue, innere Repräsentanz, also ein inneres Bild davon, wie es besser gehen kann. Diesen Modus als Entwicklungsziel vor Augen zu haben, fördert die Motivation, ihn aufzubauen und zu erproben. Die Kombination aus

»Sprache und Bild« ermuntert den Patienten, dranzubleiben. Dieser Ansatz lässt sich ganz pragmatisch erläutern, indem man beispielsweise sagt: »Wir Menschen verfügen über zwei Gehirnhälften mit unterschiedlichen und sich ergänzenden Stärken. Warum soll man diese Fähigkeiten nicht sinnvoll nutzen?« Für Patienten, die genauere Informationen wünschen, kann man in einfachen Worten erläutern, wie das Gehirn arbeitet, und ergänzend hinzufügen:

Gutes Teamwork

- *Die linke Hemisphäre ist vorwiegend auditiv und sprachlich orientiert. Sie funktioniert rational und steuert die Bewegungen der rechten Körperhälfte. Eindrücke werden analysiert und geordnet. Abstraktes und intellektuelles Denken hat darin seinen Platz. Sie hilft beim Lesen, Sprechen und Reden und kann komplexe Zusammenhänge detailliert aufschlüsseln.*

- *Die rechte Hemisphäre hingegen ist visuell und emotionaler ausgerichtet. Bilder, Fantasien, Tagträume und räumliche Vorstellungen finden sich hier. Sie steuert die Motorik der linken Körperseite. An diesem Ort verschafft man sich einen Überblick für das große Ganze.*

- *Die beiden Gehirnhälften sind durch eine Brücke miteinander verbunden, sodass sie gut zusammenarbeiten können. Da die Synthese der beiden Seiten nicht nach dem Entweder-oder-Prinzip funktioniert, sondern Informationen aus beiden Bereichen integriert, entsteht ein produktives Sowohl-als-auch.*

- ***Fazit:*** *Dadurch, dass Sie in der Therapie nicht nur über Ihr Erleben* <u>sprechen</u>, *sondern es auch ins* <u>Bild</u> *übertragen, sorgen Sie dafür, dass beide Seiten Ihres Gehirns angeregt werden und somit zur Lösung Ihrer Probleme beitragen können.*

Ich wusste nicht, dass solche Gefühle in mir stecken

Anhand der Erfahrungen von Frau T. möchte ich diesen Ansatz erläutern. Ich stelle sie und ihre Lebensgeschichte kurz vor:

Die Pharmazie-Studentin kommt in die Beratung, weil sie seit einem Clubbesuch plötzlich Ohrgeräusche hört, die sie ängstigen. Die ärztliche Untersuchung ergibt, dass sie unter einem Tinnitus leidet, und bringt keine weiteren Befunde. Mit den Ohren ist alles in Ordnung. Frau A. befürchtet, nie wieder zu lauter Musik tanzen zu können. Sie berichtet, dass sie durch den Tanz in eine Art Trance-Zustand hineingleiten kann, indem sie sich »glücklich« fühlt. Er hilft ihr dabei, Abstand zu belastenden Gedanken über ihre Familie und dem Stress des Studiums zu finden. Jetzt irritiert es sie, wie erschüttert sie ist. Sie erwischt sich dabei, »nicht mehr leben« und »alles hinschmeißen« zu wollen. Sie hat nicht gewusst, dass solche Gefühle in ihr stecken. Ihre Wahrnehmung und Gedanken kreisen fast ausschließlich um die Ohrgeräusche und die Vorstellung, dass es ab sofort keine Freude mehr in ihrem Leben gibt. Sie hält sich ständig die Ohren zu, um zu überprüfen, ob die Geräusche noch da sind.

»Ich kann es nicht abstellen, obwohl ich weiß, dass es sinnlos ist. Seit dieses passiert ist, grenze ich mich von meinen Freunden ab. Es fühlt sich so an, als wäre alles in einem dunklen Nebel. Ich denke darüber nach, warum mir das passiert ist, und versinke in Selbstmitleid. Dann grübele ich ohne Ergebnis. Ich denke, dass ich nicht in der Lage bin, mich mit meinen Gefühlen und Problemen auseinanderzusetzen. Ich neige dazu, vieles zu verdrängen. Dennoch bleibt es in meinem Kopf und holt mich immer wieder ein.«

Wie die letzten Worte nahelegen, spielen ihre Gedanken und das, was in ihrem *Kopf* vorgeht, eine zentrale Rolle. Dieser Aspekt bekommt bei der Bearbeitung der Verarbeitungsmodi später noch eine Bedeutung. Um ein vollständiges Bild der Hintergründe zu erhalten, ist es interessant, einen Blick in die Herkunftsfamilie zu werfen.

Biografische Aspekte

Als Frau T. in einer Sitzung von ihrer »bescheuerten Mutter« berichtet, bricht sie in Tränen aus. Diese »lebt wie ein ›Messie‹ und müllt ihre Wohnung zu«. Die Mutter sollte acht Wochen in der Psychiatrie behandelt werden und brach die Behandlung dann ab. Gegenüber ihrer Tochter hatte sie behauptet, noch dort zu sein, was Frau T. empört: »Sie lügt, dass sich die Balken biegen. Mit so jemand kann man doch keine vertrauensvolle Beziehung aufbauen.«

Frau T. kann sich nicht an einen liebevollen Umgang der Eltern miteinander erinnern. Die Stimmung ist oft angespannt, und es kommt regelmäßig zu Streitereien. Die meiste Zeit verbringt Frau T. als Kind mit ihrer Mutter, da der Vater den ganzen Tag arbeitet. Gemeinsame Ausflüge am Wochenende gibt es fast nie. Die Mutter spricht oft mit ihren Töchtern über eine Trennung. Im zehnten Lebensjahr der Patientin trennen sich die Eltern. In beengten Verhältnissen leben die Mutter und ihre beiden Töchter dann bei den Großeltern. Zwei Jahre später ziehen sie in eine eigene Wohnung. Dann lernt die Mutter einen Mann kennen, der sie schlägt und erniedrigt. Die Schwester flieht daraufhin zum Vater, und Frau T. bleibt bei ihrer Mutter. »Ich konnte sie doch mit diesem Kerl nicht allein lassen. Sie kam mir wie ein kleines schutzloses Wesen vor, das man beschützen muss. Ich liebte sie doch.«

Bis heute hat sie ein schlechtes Gewissen, wenn es der Mutter schlecht geht, und sie meint, sich nicht genug um sie zu kümmern. Der Vater lebt bis heute allein in dem früheren Haus der Familie. Frau T. erlebt ihn als Einzelgänger, der kein wirkliches Interesse an ihr hat.

Bei uns war es umgekehrt
Vor diesem Hintergrund wird die tief gehende Verzweiflung und Erschütterung der Patientin nachvollziehbarer. Zu oft fungierte sie als Stütze der Mutter und hat selbst kaum Halt und Interesse an ihrer Person erfahren. Nach einer Weile gelingt es ihr zunehmend besser, eine »Gefühlsmischung aus Trauer, Hass und Liebe« zur Mutter zu beschreiben und zu betrauern: »Was sie mir alles angetan hat. Ich durfte keine Freunde mit nach Hause bringen, musste ständig vermitteln und ihre Ratgeberin und Halt sein.« Im Laufe der weiteren Gespräche entwickelt sie mehr Empathie für sich selbst:

In anderen Familien wenden sich die Kinder an die Eltern, wenn es ihnen nicht gut geht, in unserer ist es umgekehrt – kein Wunder, dass ich so verunsichert bin.

Erfreulicherweise führt Frau T. aktuell eine sehr vertraute und innige Beziehung. Ihr Partner und sie verbringen viel Zeit miteinander. Frau T. kann in der Gegenwart ihres Freundes »ganz der Mensch sein, der ich wirklich bin«. Störungen können angesprochen werden, ohne den anderen dabei zu verletzen. »Manchmal kommt es zu hitzigen Diskussionen, aber meistens fühlen wir uns danach besser. Ich weiß bei ihm genau, was er für mich empfindet, ich vertraue ihm vollkommen. Er bringt mich oft zum Lachen. Bei ihm fühle ich mich wohl.«

Der Fisch stinkt vom Kopf
Frau T. möchte jetzt herausfinden, wie sie mit ihren Problemen besser umgehen kann. Dem Tinnitus möchte sie keine Bedeutung mehr zuschreiben, stattdessen will sie lernen, sich zu entspannen und gelassener zu werden. Durch ihre gute Fähigkeit zur Selbstbeobachtung ist ihr etwas klar geworden:

Ich glaube, dass ich viel Stress im Kopf selbst produziere. Der Fisch stinkt wohl vom Kopf her, ich muss da oben anfangen, mich besser zu sortieren.

Da sie in den Vorgesprächen bereits von einer Neigung zu ergebnislosem Grübeln sprach, ist Frau T. gut motiviert, sich genauer anzusehen, wie es in ihrem Kopf eigentlich zugeht. Ich bitte sie daher, dies bildlich darzustellen.

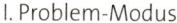

I. Problem-Modus

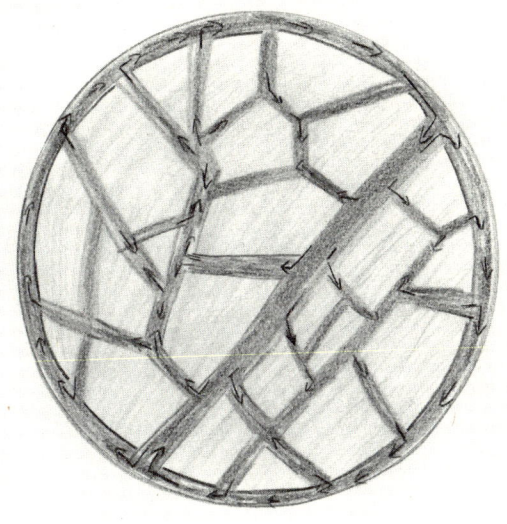

Farbtafel
Bild 20

Gedankenkreisen und Unsicherheit

Außen sieht man mein Gedankenkreisen. Die Pfeile verdeutlichen, wie ich gedanklich immer wieder abbiege und dann wieder auf der Außenbahn lande. Das Gelb neben den Verästelungen symbolisiert kurzfristige gedankliche Klarheit, die ich aber wieder verliere. Es ist, als würde ich immer wieder in Einbahnstraßen oder Sackgassen enden.

In der ersten Nachbesprechung kommentiert sie den Zeichenprozess so:

Die Aufgabe hat mir geholfen, darüber nachzudenken, wie ich mich eigentlich genau in solchen Situationen erlebe, wenn ich verunsichert bin. Ich denke dann, ich genüge den Ansprüchen nicht, und zweifele daran, ob es richtig ist, was ich mache und weiß.

Dann zeichnet Frau L. in den zweiten Kreis, wie es in ihrem Kopf aussehen *sollte*.

135

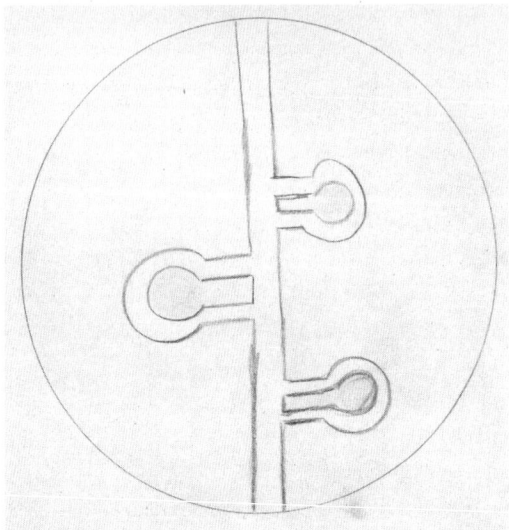

Farbtafel
Bild 21

Konsequent denken

Da ist jetzt eine Hauptstraße, die ich nur kurz verlasse, um einen Nebengedanken zu verfolgen. Aber dann kehre ich auf den Hauptweg zurück und denke eine Überlegung konsequent zu Ende. Das Gelb in den Ausbuchtungen bedeutet Zuversicht und Klarheit.

Die Struktur des Denkens

Was man jetzt klar erkennt, ist die Struktur ihres Denkens. Oder, genauer gesagt, die Vorstellung der Patientin davon, wie ihr Denken im Problem-Modus aussieht und wie es im Lösungs-Modus funktionieren sollte. Es lässt sich jetzt genauer untersuchen, wie die Modi inhaltlich ablaufen, und vor allem gibt es in diesem frühen Stadium der Therapie bereits eine Zielvorstellung. Darin liegt ein großer Vorteil, denn jetzt gibt es ein Raster, das sich mit Inhalten füllen lässt. In der folgenden Sitzung bietet sich dazu eine gute Gelegenheit. Frau T. schildert eine Situation, in der ihr Problem-Modus angesprungen ist.

Ich sitze den ganzen Tag vor der weißen Wand

Frau T.: Ich war bei meiner Augenärztin, weil ich manchmal so kleine Fäden vor meinen Augen sehe. Sie meinte, das sei nicht ungewöhnlich. Aber dann fragte sie mich, ob ich manchmal Blitze sehe.

Th.: Und?

Frau T.: Eigentlich nicht – oder doch? Das hat mich verunsichert. Ich habe dann im Internet spezielle Foren aufgesucht, und da wurden alle möglichen Ursachen diskutiert. Seitdem drehen sich meine Gedanken wieder im Kreis.

Th.: Wie kann ich mir das vorstellen?

Frau T.: Ich achte auf alle möglichen Lichteffekte. Dann bin ich sicher, dass es Blitze sind. Dann sage ich mir, dass das Quatsch ist und ich mir das nur einbilde. Dann wiederum denke ich, schwer krank zu sein. Es geht hin und her. Dann bin ich mir sicher, dass das unbedeutend ist. Dann wieder fest davon überzeugt, dass ich spinne. Ich komme nicht zur Ruhe.

Th.: Das ist also in etwa das, was sich in Ihrem Kopf im Problem-Modus abspielt. Stimmt das?

Frau T.: Genau, ich drehe mich im Kreis, ohne eine Lösung zu finden. Mit wechselnden Inhalten.

Th.: Und was kommt am Ende dabei raus?

Frau T.: Ich bin verzweifelt und hoffnungslos. Es ist alles dramatisch und unstrukturiert. Manchmal verfalle ich sogar in Selbstmitleid. Ich sitze den ganzen Tag da und starre auf die weiße Wand und suche nach Anzeichen dafür, dass da Blitze oder Fäden zu sehen sind.

Th.: Den ganzen Tag?

Frau T.: Ja, so kommt es mir jedenfalls vor.

Th.: Und wenn Sie sich mit etwas Abstand betrachten: Sitzen Sie wirklich 24 Stunden vor einer Wand?

Frau T. (lacht): Nein, natürlich nicht, das ist absurd.

Th.: Sie sind Akademikerin und sind mit wissenschaftlichem Denken vertraut. Wenn Sie versuchen, es zu objektivieren, wie oft starren Sie wirklich auf die Wand?

Frau T.: Na ja, vermutlich tue ich das zehnmal am Tag für eine Sekunde.

Th.: Da ist ein großer Unterschied. Stimmen Sie mir zu, wenn ich sage, dass Sie in Ihrer Darstellung reichlich übertrieben haben?

Frau T.: Es ist mir jetzt, wo Sie es so deutlich aussprechen, unangenehm, aber genauso ist es! Das ist auf jeden Fall keine konstruktive Problemlösung.

Der dramatisierende Stil

Was in dieser Sequenz deutlich zutage tritt, ist der dramatisierende Verarbeitungsstil der Patientin. Wir befinden uns jetzt mitten im Problem-Modus und untersuchen die Art und Weise ihres Denkens und ihre Wahrnehmungsgewohnheiten. In diesem Fall ist es die Neigung, ein bestimmtes Verhalten, nämlich auf die Wand zu schauen, um zu prüfen, ob sich vor dem Auge Blitze oder Fäden sehen lassen, in der Darstellung maßlos zu übertreiben. Das ist nicht verwerflich, sondern eher eine ziemliche »Energieverschwendung«. Ich finde es wichtig, dem Patienten dabei zu helfen, genau zu verstehen, wie sein Denken funktioniert und wie es sich auswirkt. Ich stelle fest, dass oft erst dann die Motivation groß genug ist, sich über den Lösungs-Modus Gedanken zu machen. Erst die Problem-Analyse bereitet den Boden für das lösungsorientierte Neuland. Lässt man diesen ersten Schritt weg, besteht die Gefahr, dass der alte Modus nicht wirklich entmachtet und durch einen neuen *ergänzt* wird.

Sinnvolle Ergänzung

Ich sage bewusst »ergänzt«, weil man sich nie sicher sein kann, ob der alte Modus nicht auch seine Vorteile hat (den hat er eigentlich immer) und einen bedeutsamen Krankheitsgewinn mit sich bringt. Der dramatische Stil kann beispielsweise wertvolle Dienste leisten, wenn man beim Arzt wegen eines Zipperleins eine Krankschreibung für den Arbeitgeber haben möchte. Dies erläutere ich den Patienten und schlage ganz pragmatisch vor, daneben einen zweiten Lösungs-Modus aufzubauen, sodass man eine *Wahl*möglichkeit erhält. Fast allen Patienten gefällt diese Überlegung. Das liegt möglicherweise daran, dass man sich nicht die Mühe machen muss, den bisherigen Problem-Modus zu verändern, sondern man kann ihn so lassen, wie er ist. Dies kommt besonders deutlich durch die bildliche Darstellung in zwei Kreisen zum Ausdruck. Sie stehen somit gleichwertig nebeneinander.

Ein stimmiges Bild

Der Vorteil dieses Ansatzes liegt darin, dass durch die Gestaltung des Modus in einen Kreis hinein ein kohärentes, für den Patienten stimmiges Bild entsteht. Im Laufe der Jahre ist mir aufgefallen, wie wirkmächtig die Bildersprache für Patienten ist, im Guten wie im Schlechten. So entstand der Gedanke, nicht nur einzelne Gefühle und Situationen, sondern auch die Gesamtkonfiguration aus Denken, Fühlen und Handeln, die einem Verarbeitungs-Modus zugrunde liegt, sichtbar zu machen.

Th.: Sie sagten zu Recht, dass dadurch Ihr Problem nicht gelöst wird. Wie wirkt sich denn diese Art der Übertreibung auf Ihre Gefühle aus?

Frau T.: Ich bin mehr als nötig beunruhigt. Irgendwie ist es aufwühlend und schafft eine ständige innere Erregung bis hin zur Angst. Manchmal werde ich auch wütend auf mich selbst.

Th.: Das hört sich nicht gut an. Wie sieht denn die Alternative aus, die Sie bereits verbildlicht haben?

Frau T.: Da halte ich Kurs, weil ich alle Nebengedanken unterbinde oder nur mal kurz verfolge. Ich denke konsequenter und wissenschaftlicher.

Th.: Wie kann ich das verstehen?

Frau T.: Ich habe in einem Buch etwas über den Gedankenstopp gelesen. Ich sage also erst mal stopp zu meinen Grübeleien, weil ich verstanden habe, dass das nichts bringt.

Th.: Und dann?

Frau T.: Ich analysiere. Und zwar ganz nüchtern, welche Ängste ich eigentlich habe, und mache dann den »Realitäts-Check«: Wie berechtigt sind diese?

Th.: Das heißt, Sie haben eine konkrete Vorstellung von Ihrem Lösungs-Modus?

Frau T.: Ich bin dabei, Ideen zu entwickeln. Auf jeden Fall gehört dazu, eine positive Grundeinstellung zu meinem Problem oder Schicksalsschlag einzunehmen. Negative, schwarzmalerische Gedanken werden überprüft oder ausgeblendet.

Th.: Und dann?

Frau T.: Wenn es zu negativen Gedanken kommt, bin ich in der Lage, diese zu unterbinden und die Gedanken wieder positiv in die richtige Richtung zu lenken. Ich denke dann lieber strukturiert und zielorientiert. Ich habe die beiden Bilder jetzt auf meinem Handy gespeichert. Wenn ich sie ansehe, mache ich mir klar, wohin der andere Modus mich führen würde, das hilft schon jetzt!

11. Der leere Kreis – Die Zukunft kann ich mir nicht vorstellen!

In diesem Kapitel möchte ich anhand einiger Sequenzen aus der Therapie mit einer Patientin veranschaulichen, wie man als Therapeut produktiv mit einem leer gebliebenen Kreis gut arbeiten kann. Dazu ist es erforderlich, das Blatt mit den Kreisen zu jeder Sitzung sichtbar im Raum liegen zu haben. So lässt sich jederzeit darauf Bezug nehmen.

Im folgenden Beispiel fällt es der Patientin relativ leicht, ein Bild ihrer Vergangenheit (links oben) zu entwickeln und ihre gegenwärtige Befindlichkeit (Mitte unten) symbolhaft auszudrücken. Doch der Blick

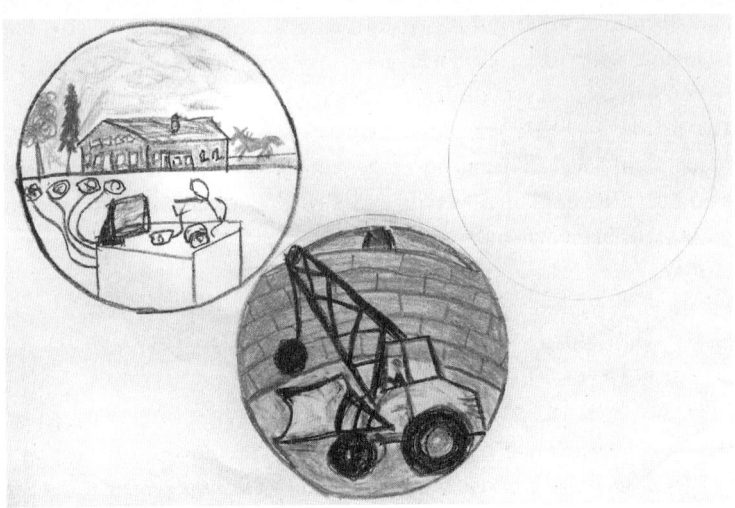

in die Zukunft (rechts oben) gelingt ihr nicht. Ihre wiederkehrenden Bemerkungen dazu lauten:

- *Die Zukunft kann ich mir nicht vorstellen.*
- *Sie ist für mich nichts anderes als eine ins Morgen verlängerte Vergangenheit.*
- *Es wiederholt sich alles nur. Da kommt nichts Neues mehr.*

Bevor wir uns mit diesen Gedanken näher beschäftigen, stelle ich die Patientin etwas ausführlicher vor, damit die Hintergründe ihrer Überzeugungen deutlicher werden.

Ich habe mich weit zurückgezogen
Frau P. kommt in die Therapie, nachdem sie sich mehrere Jahre fast völlig aus dem Leben zurückgezogen hat. Sie ist 54 Jahre alt und Informatikerin. Ihre depressive Symptomatik geht einher mit einer »riesengroßen Traurigkeit«, geringem Selbstwertgefühl, Antriebsstörungen, Grübelneigung und Schlafstörungen. Sie schildert, dass sie in den letzten Wochen fast nur noch im Bett gelegen und geweint hat. Vor drei Jahren verstarb ihre Mutter, die sie zuvor sechs Jahre lang bis zu ihrem Tod »aufopferungsvoll« pflegte. Der alkoholkranke Bruder kümmerte sich in dieser Zeit nicht um die Mutter. Dennoch bemühte sich Frau P. um einen guten Kontakt zu ihm. Seit dem Tod der Mutter gibt es wegen des Erbes Streit mit ihm. Als sie mit ihm über ihre Beziehung und das Erbe sprechen will, schlägt er die Patientin: »Er hat mich angeschrien

und brüllte, dass ich ihn nerve, und zwar schon sein Leben lang. Ich solle mich nie wieder blicken lassen.«

Wegen der Pflegebedürftigkeit der Mutter gab Frau P. ihren Beruf auf. Seitdem lebt sie von ihren Ersparnissen. Diese sind bald aufgebraucht, und sie will dringend wieder eine Arbeit suchen. »Mir ist klar, dass ich in diesem Jahr 55 werde und meine Chancen auf dem Arbeitsmarkt sehr begrenzt sind.«

Biografische Aspekte

Frau P. wuchs mit einem vier Jahre jüngeren Bruder als Tochter einer kaufmännischen Angestellten und eines Ingenieurs auf.

Die Mutter zeigte sich fürsorglich und sanftmütig, »Konflikte hasste sie«. Wenn Frau P. Streit mit dem Bruder hatte, wurde von ihr verlangt nachzugeben, »weil ich ja die Ältere und Klügere sei«. Die Mutter präsentierte sich »ganz traurig«, wenn es in der Familie zu Konflikten kam. Auf die Bedürfnisse der Patientin ging sie selten ein. »Wenn es mir schlecht ging, sagte sie, ich sei viel zu empfindlich und ich solle doch einfach glücklich sein.« Die Mutter bevorzugte den Bruder, wohl auch, weil dieser »sehr fordernd war und stundenlang brüllte, bis er mit seinem Geschrei bekam, was er wollte. Unsere Mutter ist für ihn gesprungen. Sie hat ihn beschwichtigt und mit Geschenken bestochen. Weil ich ruhig und pflegeleicht war, kam ich immer zu kurz. Sie wollte nicht meine Mutter sein, sondern ich sollte ihre Freundin sein. Nach ihrem Gefühl war das wohl dasselbe.« Zum Vater hatte Frau P. eine engere Beziehung als zur Mutter. Sie war »das Vaterkind«. Allerdings war dieser oft auf Geschäftsreisen, daher sah sie ihn selten. »Aber im Garten baute er eine Sandkiste, ein Klettergerüst mit Schaukel und ein Planschbecken für mich. Er mochte mich, und er war das Oberhaupt der Familie. Ich hatte großen Respekt vor ihm, deswegen war unsere Beziehung auch etwas distanziert.«

Mit 19 hatte sie die erste feste Beziehung, die etwa ein Jahr dauerte. Danach gab es drei weitere kurze Partnerschaften, seitdem lebt die Patientin allein. Der Beruf war ihr stets »wichtiger als alles andere«. Sie berichtet, wie schwer es ihr fällt, sich in einer Partnerschaft »zu behaupten. Das kostet zu viel Kraft. Wenn ich mich gekränkt fühle, ziehe ich mich sofort zurück.«

Nach dem Abitur absolvierte Frau P. zunächst eine Ausbildung als Versicherungskauffrau. Da sie erst spät ihr technisches Interesse entdeckte, schloss sie eine Vollzeitausbildung zur Informatikerin an. In einem großen Unternehmen übernahm sie danach zeitweise Führungspositionen. Als sie merkte, dass ihr Leben nur noch aus Arbeit bestand und sie vereinsamte, beschloss sie, freiberuflich zu arbeiten. Sie verdiente gut.

Im Verlauf der ersten Sitzungen nimmt die Bearbeitung ihrer Trauer über den Verlust der Mutter sehr viel Raum ein. Sie bringt ihre Enttäuschung und ihren Ärger über Ärzte sowie die belastenden familiären Umstände deutlich zum Ausdruck. Es ist zu spüren, wie gut es Frau P. tut, endlich einen Gesprächspartner zu haben, mit dem sie sich austauschen kann. Trotz einer großen Scham gelingt es ihr, die Tragweite des sozialen Rückzugs zu erfassen und anzusprechen. Sie fasst sich ein Herz und schildert, dass ihre Wohnung eigentlich »unbewohnbar ist« und sie niemanden zu sich einladen mag, weil alle Räume mit Kartons zugestellt sind. »Ich bin wie ein Messie, das ist mir peinlich. Ich weiß einfach noch nicht, wie ich es jemals schaffen soll, da wieder Ordnung herzustellen.« Nachdem wir ausführlich besprechen, wie sie mit einer angemessenen Planung in »kleinen Mäuseschritten« den Berg in ihrer Wohnung abtragen kann, tritt sie nach anfänglichen Fortschritten wieder auf der Stelle. Ihr kommt es so vor, als müsse sie zusätzlich »innerlich aufräumen, um äußerlich weiterzukommen«.

Ich muss auch innerlich aufräumen
Dies ist ein guter Zeitpunkt, um sich an den Zeichentisch zu setzen und Bilanz zu ziehen. Frau P. blickt zurück und wählt als Zeitfenster die Phase bei ihrem letzten Arbeitgeber. Während dieser Zeit lebte sie auf dem Land.

I. So war es

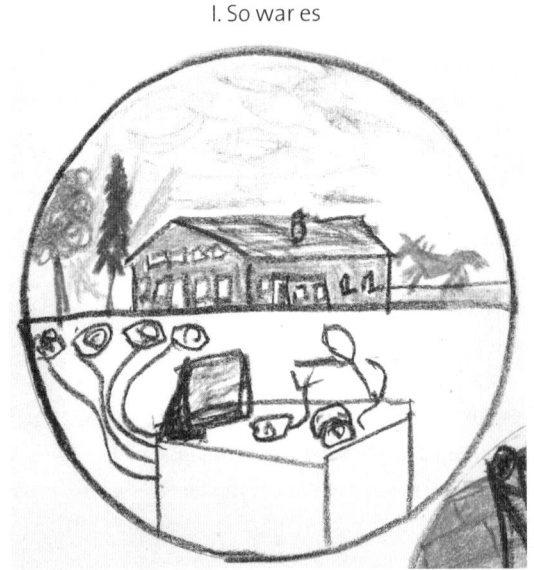

Farbtafel
Bild 22

142

Das ist die Vergangenheit, die Zeit, bevor meine Mutter erkrankte. Man sieht mein geteiltes Leben. Ich habe die meiste Zeit im Büro am Schreibtisch verbracht. Ich habe das in den Vordergrund gezeichnet, weil die Arbeit auch im Vordergrund gestanden hat. Als ich es aufmalen wollte, fiel mir ein, wie schön es war, auf dem Land zu wohnen. Da sieht man mein Pferd und das Haus, von dem aus ich einen Blick auf die Koppel habe. Genau das war eigentlich ein Wunschtraum von mir.

Als ich mich genauer nach dem Pferd erkundige, ist Frau P. unangenehm berührt. Sie senkt schamhaft ihren Kopf.

Frau P.: Ich habe das Pferd immer noch, kümmere mich aber kaum darum. Ich habe so ein schlechtes Gewissen.

Th.: Das Pferd bedeutet Ihnen viel?

Frau P.: Ja, sie heißt Sarina. Ich hab es vor 15 Jahren gekauft, weil es keiner wollte. Es hatte nicht mal einen Namen. Sie war sehr eigenwillig und hatte ihren eigenen Charakter. Das mochte ich. Eigentlich habe ich es mir damals nicht wirklich leisten können, aber ich wollte wenigstens einmal unvernünftig sein und etwas tun, was mir Freude macht.

Th.: Das war ein ungewöhnlicher Schritt für Sie, weil Sie sonst eher getan haben, was andere von Ihnen erwartet haben?

Frau P.: Nein, nur teilweise. Als Kind wollte ich immer eine Katze, aber meine Mutter stellte sich quer, wenn ich was wollte. Stattdessen bekam ich eine Stoffkatze. So war es ständig, wir haben uns oft verpasst.

Th.: Als Sie das Pferd kauften, haben Sie sich also zum ersten Mal selbst genommen, was Sie wirklich haben wollten. Ich kann mir vorstellen, dass dies ein wichtiger Schritt war. Vermutlich haben Sie über die Jahre eine Beziehung zueinander aufgebaut?

Frau P.: Ja, ich war die Einzige, die mit ihr zurechtkam. Manchmal denke ich, dass wir uns sehr ähnlich sind. Irgendwie Außenseiter. Aber eigentlich muss man uns nur zu nehmen wissen.

Tiere sind wichtig

Vielleicht verwundert es, dass ich mich so detailliert nach dem Pferd erkundige. Aus den Schilderungen vieler Patienten, die sich aus dem sozialen Leben zurückgezogen haben, weiß ich, wie bedeutsam der Bezug zu Haustieren ist. Daher habe ich diesen Aspekt bewusst aufgegriffen. Es stellt sich heraus, dass Frau P. ihr Pferd »wie abgeschoben« hat. Die Pflege hatte sie bereits vor einiger Zeit einem Reitstall übertragen, mit dessen Service sie eigentlich nicht zufrieden ist.

Th.: Sie sprachen von Ihrem schlechten Gewissen. Haben Sie den Eindruck, Ihr Pferd zu vernachlässigen?

Frau P.: Ja, ich war lange nicht mehr da. Ich hatte keine Kraft mehr, mich zu ärgern und dort Streit zu suchen. Es tut mir in der Seele weh zu wissen, dass mein Pferd dort schlecht versorgt wird. Das Heu wird nicht regelmäßig gewechselt und sie wird zu wenig bewegt.

Th.: Das heißt, wenn Ihnen die Beziehung zu Ihrem Pferd am Herzen liegt, müssten Sie sich mehr darum kümmern und dafür sorgen, dass es besser betreut wird. Dann würde es nicht nur dem Pferd, sondern auch Ihnen besser gehen?

Frau P.: So ist es wohl. Da muss ich jetzt in Ruhe drüber nachdenken.

Nach einigen Tagen »Bedenkzeit« nimmt Frau P. wieder Kontakt zu ihrem Pferd und dem Reitstall auf. Erfreulicherweise gelingt es ihr, dort ihre Unzufriedenheit mit der unzureichenden Betreuung des Pferdes anzusprechen und für Abhilfe zu sorgen. Sie kommentiert dies sichtlich erleichtert: »So, zumindest diese Baustelle ist jetzt einigermaßen in Ordnung gebracht.«

II. So ist es jetzt

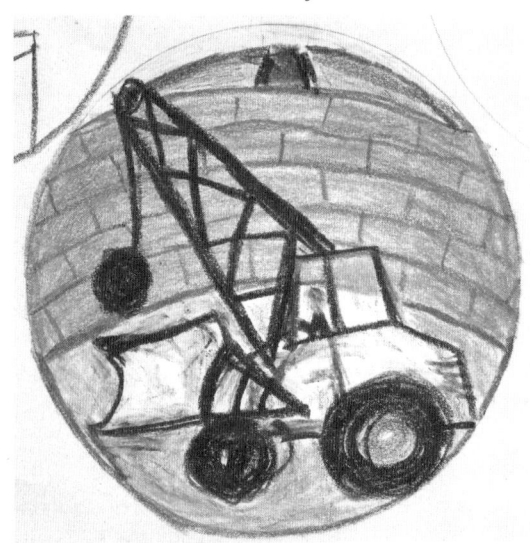

Farbtafel
Bild 23

Ich fühle mich eingeschlossen und eingemauert. Es gibt keine Mög-lichkeit, um die Mauer herumzugehen, sondern sie muss durchbrochen werden. Im Moment kann ich nur üben, den Bagger zu rangieren und zu benutzen. Ich kann versuchen, die Kugel zum Schwingen zu bringen. Der Weg in die Zukunft ist über der Mauer schon sichtbar. Nach oben ist es offen. Das ist zumindest etwas.

Im weiteren Gespräch wird deutlich, dass Frau P. ihren Spielraum sehr eingeengt erlebt. Doch sie hat ein Konzept: »Ich stecke meine Ener-gie in mich und meine Wohnung. Dort räume ich jetzt auf und rangiere wie der Bagger im Bild hin und her. Das ist manchmal mühsam, doch ich komme voran. Die Fenster in zwei Räumen habe ich bereits geputzt. Meine Küche und mein Schlafzimmer kann ich wieder betreten.« Frau P. gelingt es zunehmend besser, Phasen der Resignation zu überwinden und sich in kleinen Schritten Luft zu verschaffen. Ihre Lebensfreude kehrt peu à peu zurück, sie ist in einigen Augenblicken »schon richtig zufrieden« mit sich. Der Blick in die Zukunft fällt ihr allerdings schwer. Eine Perspektive, die über den Moment hinausgeht, kann sie sich immer noch nicht vorstellen. Doch so ganz stimmt das nicht.

Die Leere im Kreis ist *das Bild!*

Man sollte nicht dem Denkfehler erliegen, dass ein leerer Kreis nichts-sagend ist. Denn er enthält zumindest die Aussage, dass sich dort ein

Freiraum auftut, zu dem einem *bislang* noch nichts eingefallen ist. Was man also sieht, ist Leere. Und wie diese erlebt wird, kann sehr unterschiedlich sein. Sie kann beruhigend erlebt werden, neugierig machen, beunruhigen und beängstigen. Dies gilt es zu erforschen. Die Leere des Kreises stellt dazu eine gut nutzbare Projektionsfläche dar. Sie ist wie eine unbemalte, weiße Leinwand. Es lassen sich Fantasien entwickeln, und man kann tagträumen, was sich auf der Leinwand abbilden *könnte*. Man kann sagen, der leer gelassene Kreis *ist* das Bild, welches der Patient über seine Zukunft hat. Dann geht es darum herauszufinden, *wie* es ist, in der Zukunft (noch) *nichts* sehen zu können.

Doch im Beispiel von Frau P. gibt es ja eine Vorstellung von der Zukunft, obwohl der Kreis leer bleibt. Sie drückt es zugegeben eher indirekt aus, indem sie sagt: »Das Morgen ist eine in die Zukunft verlängerte Vergangenheit.« Sie kann immerhin ihre Vergangenheit in die Zukunft projizieren, und das scheint ihr zunächst wenig attraktiv zu sein. An diesem Punkt sind unterschiedliche Interventionen denkbar:

Fragen zum leeren Zukunftskreis
- *Das hört sich so an, als hätte es in der Vergangenheit gar nichts Gutes gegeben? Stimmt das wirklich?*
- *Gibt es möglicherweise etwas aus der Vergangenheit, das Sie auf jeden Fall in der Zukunft behalten oder wiederfinden möchten?*
- *Sie sagten, dass Sie sicher sind, dass in der Zukunft nichts Neues mehr kommt. Worauf stützt sich Ihre Vermutung? Hätten Sie es denn gern anders? Würde es Ihnen gefallen, wenn dort Neues in Ihr Leben käme?*
- *Wie ist es für Sie, wenn da nichts Neues mehr passiert?*
- *Und wenn Sie keine Angst haben müssten, dass sich Ihre Wünsche nicht erfüllen, und Sie sich trauen, zu träumen, welche Bilder stellen sich dann ein?*

Aufbruch
Doch wenden wir uns wieder Frau P. zu, um zu sehen, wie ihr Prozess weitergeht. In einer Sitzung blickt sie noch einmal zurück, bevor sich das Augenmerk in die Zukunft richtet. Wir sprechen über ihre Naturverbundenheit und darüber, was für ein lebendiges Kind sie gewesen ist.

Frau P.: Ich mochte es, die Füße in kaltes Quellwasser zu stecken. Mir fällt auch eine magische Nacht im Freien bei Vollmond ein. Da hat mich ein roter Kater begleitet und ich fühlte mich ganz verbunden mit mir und der Natur. Mir hat es viel Spaß gemacht, hinter einem Pferd auf einer Schlittenpalette zu stehen und das Gleichgewicht zu halten, wenn es loszog.

Da auch in dieser Erinnerung ein Pferd auftaucht, bietet es sich in diesem Fall an, daran anzuknüpfen. Außerdem berichtet mir Frau P., wie gern sie immer noch Tier- und Pferdebücher liest. Daher lenke ich die Aufmerksamkeit auf den leeren Zukunftskreis:

Th.: Wenn ich Ihnen zuhöre, kann ich ahnen, dass Ihnen Tiere sehr viel bedeuten. Beim Blick auf Ihren leeren Zukunftskreis frage ich mich, ob es Ihnen gefallen würde, sich dort auf einem Pferd sitzen zu sehen.

Frau P.: Ich traue mich nicht, mir das so richtig vorzustellen. Ich kann nur bis zum Jahresende gucken. Und für dieses Jahr wünsche ich mir nur, dass mein Pferd und ich überleben.

Th.: Das klingt dramatisch. Wie meinen Sie das?

Frau P.: Das hängt vom Geld ab, meine finanzielle Situation ist knapp. Wenn ich nicht bald eine Stelle finde oder über Ebay Sachen verkaufen kann, wird es eng. Ich kann sonst die Stallmiete, das Futter und für mich die Wohnung nicht mehr bezahlen.

Th.: Sie haben also sehr konkrete Befürchtungen?

Frau P.: Ja, im Extremfall muss ich dann unter einer Brücke schlafen und im nächsten Winter erfrieren.

Halten wir einen Moment inne. Zum ersten Mal spricht Frau P. sehr deutlich über ihre Ängste. Wenn sie in die Zukunft blickt, hat sie sehr drastische Bilder vor Augen. Sie *sieht* Armut, Wohnungslosigkeit und den Tod durch Erfrieren. Ihre Vision von der Zukunft ist durch ihre Existenzängste geprägt. Wir landen durch den Blick nach vorn ganz unsanft in der Gegenwart. Bislang hat Frau P. es vermieden, sich mit der unbequemen Wahrheit auseinanderzusetzen, dass ihre Geldreserven bald aufgebraucht sind und in dieser Hinsicht Handlungsbedarf besteht. Sie ist zunächst erschrocken über ihre »negativen Horrorvorstellungen«, und ihr wird klar, dass sie »nicht länger vor der Realität fliehen kann«. In den folgenden Tagen beginnt sie damit, Stellenanzeigen zu sichten und ihre Bewerbungsunterlagen zusammenzustellen. Sie macht sich auf den Weg.

In der Zukunft möchte ich mit leichtem Gepäck unterwegs sein
Das Bild mit den drei Kreisen liegt in jeder Stunde offen im Raum. Frau
P. betrachtet den Kreis der Vergangenheit und formuliert zu ihrer eige-
nen Überraschung »zum ersten Mal eine Sehnsucht«.

Frau P.: Wenn ich an den Garten und die Hofgemeinschaft denke, vermisse ich
beides.
Th.: Diese Art zu leben hat Ihnen gefallen?
Frau P.: Ja. Ich liebe es, im Garten zu arbeiten. Da komme ich bei mir selber an,
und am Abend sieht man, was man geschafft hat.
Th.: Ein richtig gutes Gefühl!
Frau P.: Ja, wirklich. Und die Gemeinschaft war wichtig. Tagsüber war viel los.
Man konnte Gespräche führen, auch mal Small Talk halten und gleichzeitig
für sich sein.
Th.: Wenn ich es richtig verstehe, war es die Mischung, die stimmte. Sie konn-
ten Kontakt haben, wenn Ihnen danach war, und hatten gleichzeitig Frei-
raum und Zeit für sich allein.
Frau P.: So war es, das brauche ich.
Th.: Und wenn Sie sich das klarmachen und jetzt in die Zukunft blicken, was
sehen Sie dann?
Frau P.: Sie lassen aber auch nicht locker. Ja, es stimmt, ich wünsche mir einen
Garten, in dem ich mich austoben kann. Und eine Gemeinschaft. Ich kann
gut allein leben und brauche keinen Partner, aber Menschen, mit denen ich
reden kann. Doch das kommt mir noch so schwer vor, dahin zu kommen.
Th.: Könnten Sie zu dieser Schwere noch etwas sagen?
Frau P.: Es kommt mir so vor, als würde ich noch Altlasten mit mir herumtra-
gen. Ungute Erinnerungen und schlechte Erfahrungen, die manchmal an mir
nagen. Aber eigentlich möchte ich künftig mit leichtem Gepäck unterwegs
sein.
Th.: Das klingt so, als hätten Sie im Rucksack noch unnötiges Gewicht. Was
meinen Sie, wie könnten Sie es schaffen, dieses zu reduzieren?
Frau P.: Ansätze gibt es ja schon. Ich entrümpele zurzeit alte Kartons mit Fami-
lienfotos und Andenken an meinen Vater. Vieles davon ist überlebt und hat
mit mir nichts mehr zu tun. Das werfe ich weg. Auch wenn ich dabei manch-
mal gerührt bin und traurig oder wütend werde, ist es doch erleichternd. Ich
weiß, dass es so richtig ist. Ich fühle mich danach freier.
Th.: Das erinnert mich daran, dass Sie vor einigen Sitzungen davon sprachen,
äußerlich und innerlich aufräumen zu wollen. Ist es das, was im Moment
geschieht?

Frau P.: Ja, ich bin mittendrin. Doch es gibt noch Kränkungen, die ich mit mir herumtrage. Die sitzen tief, da brauche ich noch Zeit. Und mein Selbstwertgefühl ist noch nicht das beste, aber ein Anfang ist gemacht.

Erste Mosaik-Stücke

Fassen wir zusammen: Frau P. konnte über einen großen Zeitraum mit der Zukunft nichts anfangen. Lange war sie in ihrer Verzweiflung und Resignation gefangen. Außerdem hatte sich ein Bodensatz an Überzeugungen gebildet, der es ihr nicht erlaubte, an sich zu glauben und ihre Wünsche ernst zu nehmen. Sie hatte nie gelernt, über ihre Gefühle zu sprechen, und zu selten die Erfahrung gemacht, dass ihre Wünsche ernst genommen werden. Sie war in dieser Hinsicht zu kurz gekommen und hatte die Enttäuschung und den Ärger über diese Erlebnisse – ohne es zu merken – gegen sich selbst gerichtet. Ihr Selbstwert war geschmälert, und das Gefühl für sich selbst war ihr abhandengekommen. Doch im Laufe der Therapie taut sie auf. Sie drückt es folgendermaßen aus: »Da kommt wieder Leben in die Bude. Da muss ich mich erst noch dran gewöhnen.« Im Hinblick auf die Zukunft und den leeren Kreis stellt sie fest:

Bisher war da gar nichts zu sehen und dann nur meine Ängste. Aber jetzt kann ich erste Bilder sehen. Mir kommen sie vor wie Mosaik-Stücke. Es wird vermutlich noch etwas dauern, bis sich das Bild vervollständigt.

Der dritte Kreis ist übrigens bis zum Ende der Therapie leer geblieben. Möglicherweise ist er in diesem Fall gerade dadurch zu einer Quelle wichtiger Veränderungsimpulse geworden.

12. Das fokussierte Selbst in der Abschlussphase einer Therapie

Die Abschiedsphase ist für den Patienten eine sensible Zeit. Er verlässt einen Ort und eine Beziehung, die ihm über eine gewisse Zeit Halt und Sicherheit gegeben haben. Umso wichtiger ist es, eine Vorstellung davon zu erarbeiten, wie es zu Beginn der Therapie war und wie es danach weitergehen kann. Gerade für Patienten, die sich in einem längeren Therapieprozess befunden haben, ist es äußerst wertvoll, noch einmal zurückzublicken. Sie können durch die bildhafte Darstellung noch einmal *sehen*, wie ihr Befinden am Beginn der Therapie war, wie es *jetzt* ist und wie es *danach* weitergehen kann. Es entsteht eine Vorstellung von Kontinuität, und es wird sichtbar, dass ein Prozess stattgefunden hat, der auch nach dem Ende der Therapie im »wirklichen« Leben weitergeht.

Es gilt, die gemeinsame Zeit zu würdigen und festzuhalten, was der Patient erreicht hat. Wenn in der bisherigen Therapie noch nicht mit den drei Kreisen gearbeitet wurde, bitten Sie Ihren Patienten einige Stunden vor dem Ende der Therapie, sich daran zu erinnern, wie er sich fühlte, als er zu Ihnen kam. Ermuntern Sie ihn dann, zunächst den Zustand am Beginn der Therapie zu zeichnen und anschließend sein aktuelles Befinden in der Endphase der Therapie. Laden Sie ihn dazu ein, im dritten Kreis Vorstellungen zu entwickeln, wie es für ihn konkret weitergehen könnte.

Abschied nehmen ist genauso wichtig wie anzukommen
Diese Ermunterung zum vorausschauenden Denken ist enorm wichtig, weil sie dabei hilft, noch *während* der Therapie über Strategien der Bewältigung zukünftiger schwieriger Situationen nachzudenken. Mindestens genauso wichtig ist es, darüber zu reflektieren, wie das Erarbeitete erhalten und ausgebaut werden kann. Weisen Sie darauf hin, dass auch Tagträume und Sehnsüchte für die Zukunft gezeichnet werden können, sodass man gemeinsam überlegen kann, wie sich Wünsche umsetzen und erreichen lassen.

Erstes Beispiel – Drei Foki

Zur Verdeutlichung eines solchen Abschiedsprozesses möchte ich Herrn U. vorstellen. Er kommt mit Depressionen, Überforderungszuständen, einem geringen Selbstwertgefühl und Alkoholproblemen in die Therapie. Auslöser ist eine Beförderung in eine Leitungsposition, der er sich nicht gewachsen fühlt. Sein Arbeitsplatz ist durch den Alkoholmissbrauch in Gefahr, und auch die Beziehung zu seiner Frau wird dadurch sehr belastet.

Er berichtet, dass er einen Rucksack aus seiner Vergangenheit mit sich herumträgt und sehr schlecht Nein sagen kann. Herr U. lässt sich »ohne groß nachzudenken« mehr Arbeit aufhalsen. Zunächst fühlt er sich geschmeichelt und merkt zu spät, dass die Anforderungen über seine Kräfte gehen. Darüber ärgert er sich. Er zieht sich zurück und »frisst« seinen Unmut in sich hinein. Minderwertigkeitsgefühle empfindet er besonders gegenüber beruflich höher gestellten Personen. Er neigt dazu, sich infrage zu stellen. Das Leiden der Menschen, die er an

150

seinem Arbeitsplatz betreut, geht ihm oft sehr nah. Abends fällt es ihm immer schwerer abzuschalten. Dann meldet sich »der Wunsch nach Entspannung und Vergessen«, und die Gefahr wächst, diesen Spannungszustand mit Alkohol lösen zu wollen. So stellt sich seine Situation am Anfang der Therapie dar.

Jetzt, gegen Ende der Therapie, blickt Herr U. noch einmal zurück und zeichnet seinen damaligen Gefühlszustand. Er schildert mir, wie gut es ihm tut, sich sein »Elend« von vor drei Jahren erneut vor Augen zu führen. »Mir wird dadurch klar, was ich in der Zeit der Therapie alles geschafft habe.«

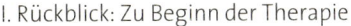

I. Rückblick: Zu Beginn der Therapie

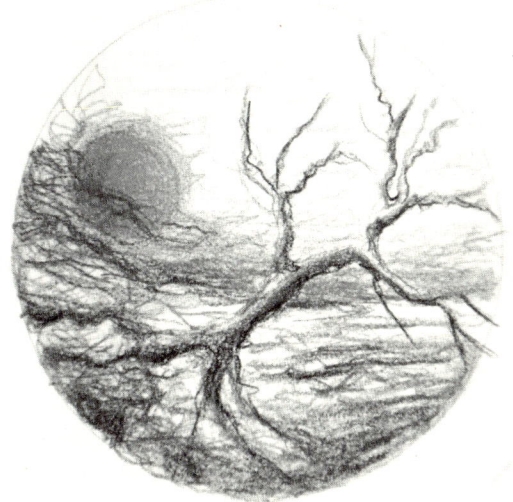

Farbtafel
Bild 24

Ich fühlte mich nackt, hilfesuchend und hatte geballte Probleme. Mein Ich war »geschieft« vom Wind des Lebens, meine Stimmung grau-braun trist. Da waren viel Öde und Langeweile. Wie ein Baum, der fast entwurzelt ist, suchte ich Halt. Das Rot der Sonne als Lebenssymbol war zwar zu sehen, aber irgendwie auch weit weg.

Biografische Aspekte

Herr U. wuchs mit einem älteren Bruder und einer jüngeren Schwester in einer Arbeiterfamilie auf. Als der Vater aus der Kriegsgefangenschaft traumatisiert und alkoholkrank zurückkam, fanden massive Auseinandersetzungen zwischen den Eltern und seinem ebenfalls alkoholisierten Bruder statt. Herr U. erinnert sich daran, diese lautstarken Streitigkeiten oft abends allein im Bett voller Angst mit angehört zu haben. »Es wurden Türen geschlagen und geschrien.« Wenn der Patient ungehorsam war, drohte die Mutter ihm oft mit dem Satz »warte, bis Papa nach Hause kommt«. Der Vater nahm ihn sich dann abends »zur Brust« und brüllte den Patienten nieder. Die Mutter ging in der Hausarbeit auf und vermittelte Herrn U. trotz allem das Gefühl, »versorgt und sicher zu sein«. Im 26. Lj. des Patienten hielt es die Mutter nach seinen Angaben »nicht mehr aus und übergoss sich mit Benzin. Zwei Tage später war sie tot.«

Als äußerst kränkend hat Herr U. in Erinnerung, dass sein Vater ihm trotz der Empfehlung einer Lehrerin den Besuch des Gymnasiums nicht zutraute und verbot. Mit seiner Frau ist der Patient seit 20 Jahren verheiratet. Mit ihr kann er über alles sprechen und er fühlt sich verstanden.

Im Laufe der Therapie zeigt sich, dass Herr U. aus Angst vor Konflikten jegliche Auseinandersetzung vermeidet. Er kann dies in Zusammenhang mit der Angst vor seinem Vater und seinem Bruder bringen. Ihm wird klar, wie sehr er zur Bewältigung aktueller Probleme auf passiv-vermeidende Duldungsmuster zurückgreift, die er bereits im Kindesalter entwickelt hat. Nach einer längeren Phase der Trauer und Wut über die instabilen und aggressiven Eltern entwickelt sich mehr Zutrauen in seine Fähigkeiten. Sein Selbstwertgefühl stabilisiert sich. Phasen der Ohnmacht und Resignation kann er jetzt schneller überwinden. Er lernt, das Gespräch mit seinen Mitarbeitern und Vorgesetzten zu suchen und seine Bedürfnisse vorzutragen.

Beim Besprechen seiner Bilder tauchen dann wie von selbst »schöne Erinnerungen« an seine Kindheit auf. Er erinnert sich an die musischen Seiten seiner Mutter, die gerne sang und auf dem Sofa liegend klassische Musik hörte. Und an die seltenen Sonntage in der Familie, die friedlich verliefen.

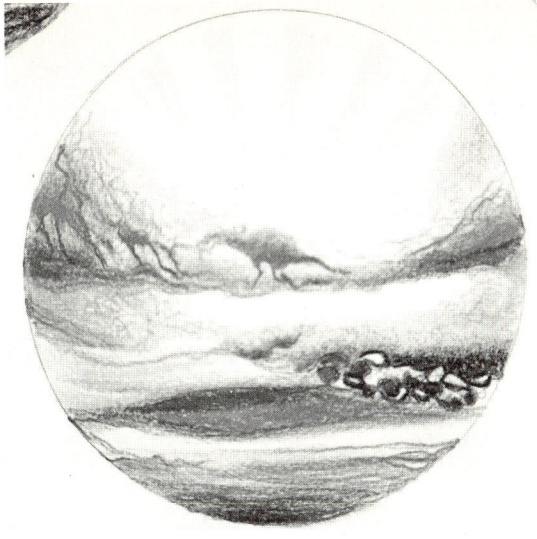

Farbtafel
Bild 25

In mir sieht es harmonischer aus. Ich befinde mich in ruhigeren Le-
bensbahnen. Es gibt zwar Spannungsfelder, aber da ist ein Weg geebnet
und ein Fundament gelegt. Rechts sind Lebenspunkte-Kerne, und im obe-
ren Drittel befinden sich aderartige Gefäße, die mich lebendig durchblu-
ten. Es passiert wieder etwas Gutes, die Sonne geht strahlend auf und Ver-
borgenes wird sichtbar.

Hausaufgabe: Wie bin ich von A nach B gekommen?
Am Ende einer Therapie geht es darum, die Ernte einzufahren. Es ist
gut, sich klarzumachen, *was* man erreicht und *wie* man es erreicht hat.
Daher bitte ich Herrn U., bis zur nächsten Sitzung aufzuschreiben, wie
es ihm gelungen ist, sein Befinden zu verbessern.

Meine innere Lähmung und Leere hielt mich lange gefangen. Im
Kopf war mir klar, was hätte passieren müssen, doch mir fehlten Ent-
schlusskraft und innere Motivation. Der letztendliche Anstoß und Aus-
löser für den Beginn der Veränderungen waren die zunehmenden Pro-
bleme auf der Arbeitsstelle. Ich erhielt Alkoholverbot und es drohte der
Jobverlust bei Nichtgelingen. Dieses Geschehen brachte mich zum Auf-
wachen. Es versetzte mir einen Schock, der sich vor einem Jahr als sehr
heilsam auswirkte. Ich habe mich daraufhin wieder ernst genommen.
Der Besuch der Selbsthilfegruppe war nach anfänglichen Problemen wich-

tig. Die neue Nüchternheit bildete den Boden für meine Veränderungen. Neue Kraft wuchs mir zu, verbunden mit der Freude an meiner neuen Freiheit. Denn es war nicht schwer für mich, auf den Alkohol zu verzichten. Jetzt machten die Treffen mit meinem Therapeuten neuen Sinn, denn ich konnte jetzt Dinge umsetzen, die mir klar wurden. Ich wurde mutiger und habe Überlastungen und Konflikte direkt angesprochen. Dadurch wurden Kräfte freigesetzt, und ich bekam neue Lust an Kreativität. Da war plötzlich mehr Geduld für die Routine und die Alltagsarbeiten.

Dieses Jahr war ein unglaublich schönes. Ich habe Achtung vor mir selbst zurückerobert. Alles in meinem Leben ordnete sich schnell, und ich bestimme jetzt die Richtung meines Lebens. Grundlage ist Ehrlichkeit mir selbst und anderen gegenüber. Meine Frau gibt mir Kraft.

III. Nach der Therapie – Wo ich hinmöchte

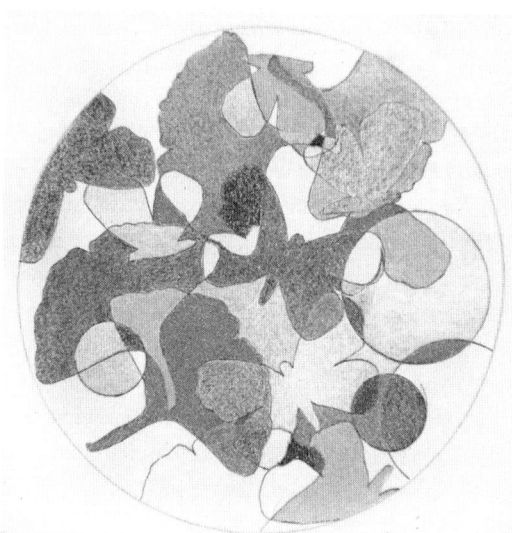

Farbtafel
Bild 26

Verschiedene Lebensbereiche überschneiden sich und sind miteinander verwoben, wie Ginkgo-Blätter oder Schmetterlinge. Meine kreative Seite ist angesprochen, und meine Ressourcen sind mosaikartig geweckt. Sie befruchten sich. Es soll Neues entstehen, und ich will lenken und Entwicklungen bestimmen. Die weißen Flecken stehen für Offenes und Unerwartetes. Ich will Neues schaffen und erleben, wie es funktioniert, und bin auch neugierig, wie es wird. Das hilft mir, einen guten Weg weiterzugehen. Vor mir liegt gutes Land.

Um Herrn U. darin zu unterstützen, sich über den *Weg* zu seinen Zielvorstellungen mehr Klarheit zu verschaffen, bitte ich ihn, seine Vorhaben schriftlich zu notieren.

Hausaufgabe: Was kann ich tun oder lassen, um meinem Ziel näher zu kommen?
Auf jeden Fall trocken bleiben und achtsamer mit mir sein. Wichtig ist, alles in Ruhe und entspannt anzugehen. So kann ich besser sehen, was ich von meinen Träumen verwirklichen kann. Unsere Freundschaften zu pflegen ist wichtig. Ein neuer Kontakt zu einem netten Musiker bahnt sich auch für mich an. Mein Plan, aus den alten Rückzugsmustern auszusteigen, wird hilfreich sein, um wieder innere und äußere Freiheit zu haben. Ich freue mich darüber, dass ich auch Unlustgefühle aushalten kann. Die Zukunft soll gelassen und lustbetont sein. Die Lebensgewohnheiten, die ich mir in diesem Jahr erkämpft habe, will ich weiter pflegen. Das bedeutet, keinen Alkohol zu trinken, nicht mehr zu rauchen und weniger fernzusehen. Künstlerisch will ich wieder aktiver werden, um mich auszudrücken und mich an meinen Bildern zu erfreuen. Ich habe Spaß an meiner Schaffenskraft. Die Kunstschule will ich am nächsten Tag der offenen Tür kennenlernen und dann zweimal wöchentlich besuchen, um mich weiterzuentwickeln. Aber auch, um neue Leute kennenzulernen. Dann habe ich mich für eine berufliche Fortbildung angemeldet. Alles, was ich tue, soll bewusst geschehen. Ich bin froh und stolz, dass ich nicht mehr trinke und es geschafft habe, meinen Arbeitsplatz zu erhalten. Es freut mich, dass ich wieder einen Zugang zur Malerei und zur Musik gefunden habe.

Am Ende der Therapie ist Herr U. stabil seit zwei Jahren trocken und bemerkt, dass »es sich lohnt, mich für mein Wohlbefinden einzusetzen und um die Klärung von Konflikten zu bemühen«. Er bedankt sich für die gute »Begleitung in Wüstenzeiten«.

Zweites Beispiel – Zwei Foki

Es kann durchaus vorkommen, dass Patienten nicht mehr zurückblicken möchten, weil die Vergangenheitsbewältigung sehr viel Raum eingenommen hat und hinreichend bearbeitet und gewürdigt wurde. In solchen Fällen ist es sinnvoll, nur mit dem Jetzt- und dem Zukunftskreis zu arbeiten.

So ist es auch bei Frau Z. Zu Beginn der Therapie ist sie sehr niedergeschlagen, traurig und deprimiert. Sie schildert, dass sie sehr ängstlich geworden ist und sich selbst nur noch wenig zutraut. Unerklärlicherweise hat sie neuerdings Angst, dass Personen sterben könnten, die sich von ihr verabschieden oder verreisen. Sie ist beruflich grundsätzlich zufrieden, schafft es aber derzeit nicht, eine Weiterbildung zu Ende zu führen, die ihr eigentlich wichtig ist. Ihr Selbstvertrauen ist so gering, dass sie die dazu erforderlichen Referate und die Abschlussprüfung scheut. Mit ihrer Ehe ist sie schon lange Zeit unzufrieden. Trotz zahlreicher Gespräche mit ihrem Mann ist keine Verbesserung eingetreten, sie fühlt sich als Frau kaum wahrgenommen.

Biografische Aspekte

Frau Z. wuchs als Einzelkind bei den leiblichen Eltern auf. Zwei Jahre nach der Geburt der Patientin verlor die Mutter ein Kind im siebten Monat durch eine Fehlgeburt. Drei Jahre später passierte das Gleiche. Danach wurde die Mutter depressiv und »lag nur noch auf dem Sofa und brauchte Ruhe«. Die Patientin schildert, dass sie in dieser Zeit die Stütze ihrer Mutter wurde. Diese war streng katholisch, Umarmungen gab es kaum. Frau Z. erinnert, von ihr oft in einem harten Tonfall niedergemacht worden zu sein, »etwa wenn der Tisch nicht so gedeckt war, wie sie es wollte«.

Ihr Vater zog sich in den Keller zurück, wenn es Probleme gab. »Er sprach wenig mit mir, es gab Tage, an denen er nicht mehr als drei Sätze mit mir sprach.« Dann wiederum konnte er sehr laut werden, sodass sie sich vor ihm fürchtete. Die Erziehung war streng, und Aussagen der Eltern durften nicht infrage gestellt werden. Es gab wenig Platz für Spontanes. Viel Wert wurde auf Ordnung und schulische Leistungen gelegt. Wenn die Patientin zum Beispiel beim Essen kleckerte, wurde sie von beiden Elternteilen beschimpft. Die Mutter erlebt Frau Z. bis heute als »eingezwängt in ihre eigenen Tabus« und dem Bemühen, es allen recht zu machen. »Ich könnte schreien, wenn ich das sehe, verhalte mich aber häufig nicht anders.«

Im Laufe der Therapie ringt Frau Z. immer wieder mit dem Impuls, sich von ihrem Mann zu trennen. Lange Zeit ist sie wütend auf ihn, etwa wenn er abends nach der Arbeit fast zusammenbricht, weil er so erschöpft ist und es ihm so schlecht geht. Sie sagt: »Ich will ihm keinen Halt mehr geben, das habe ich jahrelang getan. Ich will auch mal schwach sein. Ich denke manchmal über Trennung nach und habe den Impuls auszubrechen. Natürlich weiß ich, dass ich das nicht darf, aber ich denke oft daran.« Über mehrere Monate setzt sie sich intensiv mit ihrem schlechten Gewissen, dem »Tabu zu gehen« und der Angst vor einer Trennung auseinander. In der Endphase der Therapie schafft sie es, sich von ihrem Mann zu lösen. Ihr Fazit: »Das war wie eine Achterbahnfahrt der Gefühle, aber jetzt ist es stimmig so.«

I. So sehe ich mich und meine Situation am Ende der Therapie

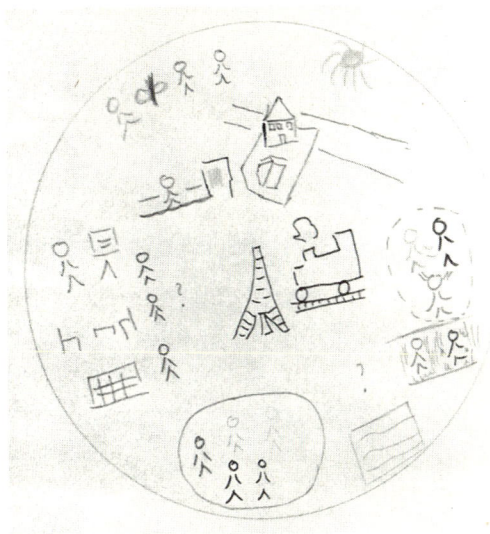

Die Figuren oben zeigen, dass die Trennung von meinem Mann vollzogen ist und ich mich gelöst habe. Da ist auch ein neuer Freund in Sicht, und das ist wichtig für mich. Die Sonne steht für Zuversicht und die Erkenntnis, dass sich mein Leben zum Guten gewendet hat. Das Haus, in dem ich jetzt wohne, ist mein Zufluchtsort, in dem ich mich wohlfühle. Daneben habe ich eine Tür gezeichnet, die zu meinem Inneren führt. Ich möchte sie nach innen und nach außen öffnen, denn ich will auch Menschen zu mir herein- und an mich heranlassen. Mindestens genauso wichtig ist es aber, die Tür zu mir selbst offen zu halten, um in Kontakt mit mir und meinen Bedürfnissen zu bleiben.

Der Eiffelturm und der Zug stehen dafür, dass ich gerne reise. Auf der linken Seite habe ich meine drei Arbeitsbereiche gezeichnet, die mir wichtig sind. Bei einem steht ein Fragezeichen, weil ich noch überlege, ob ich diesen Bereich aufgeben will. Unten befindet sich mein Freundeskreis. Der ist wichtig für mich, den möchte ich pflegen und erhalten. Auf der rechten Seite habe ich ein kleines Becken gemalt, weil ich gerne schwimme. Dann ist da noch eine Art Notenblatt mit einem

Fragezeichen, weil ich noch unentschlossen bin, ob ich wieder singen möchte. Im gestrichelten Kreis rechts befinden sich meine Eltern und ich. Irgendwie bin ich noch in einer etwas kindlichen Position, aber das habe ich im Blick, denn ich weiß ja jetzt, dass ich deren erwachsene Tochter bin.

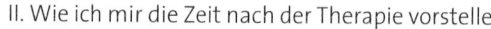

II. Wie ich mir die Zeit nach der Therapie vorstelle

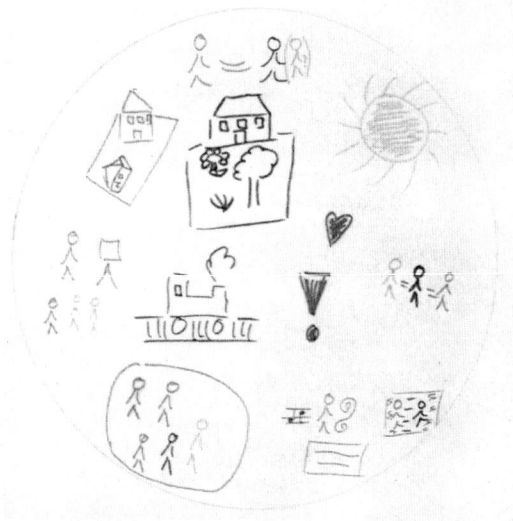

Ich möchte in einer Beziehung leben, die mir guttut und die gleichberechtigt ist. In Klammern habe ich oben im Bild einen früheren Liebhaber gezeichnet. Er symbolisiert eine erfüllte Sexualität. Dann wohne ich gemeinsam mit meinem Partner in einem Haus mit Garten. Daneben ist noch eine Wohnung, denn manchmal brauche ich Raum nur für mich. Der Zug fährt jetzt nach rechts, denn auch in Zukunft reise ich weiterhin gern.

Das Ausrufezeichen besagt, dass ich zu mir stehe und einen Standpunkt vertrete. Und zwar mit Herz und Freundlichkeit! Links sieht man, dass ich meine Weiterbildung abgeschlossen habe und an einem Flipchart lehre. Mein Freundeskreis ist immer noch da, und die Noten unten rechts zeigen, dass ich jetzt singe. Rechts in der Mitte stehen jetzt meine Eltern und ich auf gleicher Höhe. Ich bin gleichberechtigt, jetzt ist es ganz klar, dass wir drei Erwachsene sind. Die Sonne der Zuversicht ist noch größer geworden.

Am Ende bemerkt Frau Z.:

Ich hätte nie gedacht, dass es mir gelingt, so viele Symbole zu finden. Ich bin richtig zufrieden, denn da ist eine große Fülle, das hätte ich zu Beginn der Therapie nicht gedacht.

VI. Tipps für Therapeuten

1. Do's and Don'ts

1. Analysieren Sie die Zeichnungen nicht für den Patienten

Es geht nicht darum, mit Fremddeutungen zu glänzen, sondern zu verstehen, was der Patient zum Ausdruck bringen möchte. Würdigen Sie vielmehr sein Bemühen, innerlich Erlebtes in einem Bild zum Ausdruck zu bringen, und suchen Sie mit ihm *gemeinsam* nach den richtigen Worten, um es zu beschreiben.

2. Drängeln Sie nicht, sondern lassen Sie Raum und Zeit

Es ist nicht erforderlich, dass der Patient sofort weiß und in Worte kleiden kann, was das Gemalte für ihn genau bedeutet und warum ihm dieses oder jenes eingefallen ist. Wertschätzen Sie stattdessen, dass er sich auf diesen für ihn ungewohnten Prozess eingelassen hat. Hilfreich können unterstützende Bemerkungen sein wie:

- *Möglicherweise fällt Ihnen ja im Laufe der nächsten Woche noch etwas dazu ein.*
- *Schließen Sie die Möglichkeit nicht aus, dass Ihnen noch das eine oder andere in den Sinn kommt, wenn Sie an Ihre Zeichnung denken.*
- *Manchmal erkennt man erst im Nachhinein und wenn man z. B. eine Nacht drüber geschlafen hat, was man eigentlich oder noch sagen wollte.*

3. Akzeptieren Sie leere Räume, scheinbar Banales und unvollendete Werke

Es geht nicht darum, dass ein Kreis voll ausgemalt oder künstlerisch wertvoll gestaltet wird, sondern darum, dass etwas für den Patienten Wesentliches erfasst wird. Das kann bedeuten, ihn leer zu lassen oder mit nur wenigen Strichen, Skizzen und Symbolen zu bestücken. Manche Patienten haben einen anderen Rhythmus und eine andere Introspektionsfähigkeit als der Therapeut, der es durch seine jahrelange Erfahrung gewohnt ist, innere Prozesse nachzuvollziehen, zu bebildern und zu erfassen. Umso wichtiger ist es, auch scheinbaren Kleinigkeiten Wert beizumessen und Aufmerksamkeit zu schenken. Manchmal erzählt ein einzelner Punkt in der Mitte des Bildes mehr als farbenfrohe Ornamente und Verzierungen.

4. Setzen Sie sich selbst nicht unter Druck
Erfolgserlebnisse durch abgeschlossene Prozesse und runde Sitzungen sind im Therapeutenalltag natürlich etwas Wunderbares – allerdings selten! Manchmal fällt es daher schwer, einen begonnenen Prozess mittendrin abzubrechen. Doch dies kommt vor. Entweder weil die Stunde zu Ende ist, die Vorbesprechung und Themen mehr Raum eingenommen haben als gedacht oder weil der Patient mehr Zeit braucht, um sich auf das Angebot des Zeichnens einzustimmen. Das ist meiner Erfahrung nach nicht tragisch, wenn es entsprechend kommentiert und eingebettet wird. Wichtig ist es, in solchen Fällen dem Patienten zu vermitteln, dass dies normal ist und bei der Arbeit mit dem »fokussierten Selbst« anderen Patienten ähnlich geht. Außerdem ist es eine gute Gelegenheit, das Prozesshafte der Therapie hervorzuheben, etwa so:

Schön, dass Sie sich auf diesen Prozess einlassen konnten und es Ihnen gelungen ist, schon etwas aus Ihrem inneren Erleben darzustellen. Mir scheint, das ist eine gute Ausgangsbasis für unsere nächste Sitzung, und möglicherweise arbeitet diese Stunde in Ihnen noch nach, sodass Ihnen noch das eine oder andere dazu noch einfallen wird. Und es ist vielleicht ja auch gut zu wissen, dass wir ausreichend Zeit haben und bei Bedarf immer wieder auf das Begonnene zurückkommen können.

5. Verzichten Sie auf Warum-Fragen
Hilfreicher sind *Wie*-Fragen:

- Wie sind Sie darauf gekommen?
- Wie meinen Sie das?
- Wie ist das entstanden?
- Wie verstehen Sie das?
- Wie kann ich das verstehen?
- Wie funktioniert das?
- Wie wirkt es sich aus?
- Wie haben Sie es geschafft, da rauszukommen?
- Wie haben Sie das bisher ausgehalten bzw. bewältigt?
- Wie könnte das künftig aussehen?

6. Lassen Sie es nicht zu bedeutungsschwanger werden

Wählen Sie einen wohlwollenden, ermunternden und spielerischen Tonfall, der dazu einlädt, das Bild und das innere Erleben zu erkunden. Dies gilt besonders für schwierige Erlebnisse des Patienten, denn es passiert schneller, als man denkt, dass durch paraverbale Kommunikation wie Sorgenfalten, schweres Atmen und betrübte Blicke der Patient darin bestärkt wird, ein wirklich schwerer Fall zu sein.

Natürlich ist Empathie erforderlich und wichtig, doch ebenso wichtig ist es, eine gute Distanz zu schmerzlichen Erfahrungen zu entwickeln. Helfen Sie dem Patienten durch eine freundliche, verständnisvolle und Zuversicht ausstrahlende Haltung dabei, an die Überwindung seiner Probleme zu glauben. Sie können sich beispielsweise vorstellen, wie ein Pionier oder Forscher gemeinsam mit dem Patienten Neuland zu erkunden oder Bekanntes aus unterschiedlichen Blickwinkeln zu betrachten. Die gemeinsame Betrachtung der Bilder ist dafür ein guter Anlass und kann die Arbeit wesentlich erleichtern.

7. Sprechen Sie die Sprache des Patienten

Nutzen Sie die Metaphern, die sich im Gespräch über die Bilder ergeben haben. Dadurch bleiben Sie in der Erlebenswelt des Patienten und holen ihn da ab, wo er ist. Hat ein Patient naturverbundene Worte für die Beschreibung gewählt, nutzen Sie diese und bieten Sie keine Metaphern aus der Technikwelt an. Ist jemand musikalisch, wählen sie entsprechend klingende Wort.

8. Sorgen Sie für Distanz und Perspektivwechsel

Bleiben Sie nicht im Bild und der Nahperspektive kleben. Schaffen Sie Distanz, indem Sie das Bild weiter weg legen, an die Wand heften oder den Patienten bitten, etwas abzurücken. Darüber hinaus hat die Kreisform den Vorteil, dass sie sich wie ein Ball leicht drehen lässt. Auch wenn es einem zunächst seltsam erscheinen mag, trauen Sie sich ruhig, das Bild mal auf den Kopf zu stellen und neugierig zu sein, was dem Patienten jetzt ein- und auffällt

9. Sorgen Sie für Kontinuität und halten Sie den roten Faden

Bewahren Sie die Zeichnungen sorgsam auf oder bitten Sie den Patienten, diese wieder mitzubringen. Legen Sie die relevanten Bilder vor Beginn der Stunde im Therapieraum bereit. Selbst wenn es Sitzungen gibt, in denen man nicht über die Bilder spricht, zeigen Sie dadurch, dass diese ihre Bedeutung behalten. Außerdem können Therapeut und Patient jederzeit einen Blick darauf werfen und darauf Bezug nehmen.

**10. Bieten Sie den Patienten am Ende Therapie an,
die Bilder mitzunehmen**

Für viele Patienten sind die Zeichnungen eine wertvolle Erinnerung. Sie dokumentieren, dass sie einen bedeutsamen Prozess durchlaufen haben. Wie ein Schatzsucher haben sie die Mühen einer Reise in das eigene Seelenleben auf sich genommen. Wenn alles gut gelaufen ist, können sie wertvolle Erkenntnisse und Anregungen für die Bewältigung ihrer Probleme mitnehmen. Dann blicken sie von Zeit zu Zeit gern auf das von ihnen Geschaffene zurück. Die Bilder stellen dann eine wichtige Ressource dar, weil in ihnen eine Veränderung zum Guten zum Ausdruck kommt. Sie beinhalten die Botschaft, dass sich schwierige Lebenslagen und Gefühle überwinden lassen.

Einige Patienten sind allerdings auch froh, die Therapie hinter sich zu haben, und möchten die Bilder dem Therapeuten überlassen. Auch das ist in Ordnung. Wichtig ist vielmehr, dieses Angebot zu unterbreiten, denn dadurch kann der Betreffende erfassen, welche Bedeutung die Therapie für ihn hatte. Weisen Sie die Patienten außerdem auf die Möglichkeit hin, die Bilder zu fotografieren. Dann kann er sie digital nach Hause tragen und zu einem späteren Zeitpunkt entscheiden, was er damit machen möchte.

2.   Kurzanleitung

1. Erläutern Sie dem Patienten **sorgfältig** Sinn und Zweck des Zeichnens in den Kreisen. Nehmen Sie sich Zeit, seine Fragen zu beantworten.

2. Wenn er einverstanden ist und Interesse bekundet, machen Sie ihn mit den zur Verfügung stehenden Stiften und Malutensilien **vertraut**. Bitten Sie ihn dann – je nach Interventionsansatz –, einen, zwei oder drei Kreise mit einer Zeichenhilfe wie einem Teller oder einer Schablone auf den Zeichenblock zu zeichnen.

3. Erklären Sie die Spielregeln und erläutern Sie, dass es darum geht, sich zu **fokussieren.** Darum ist es wichtig, alle Bilder, Symbole, Farben und Zeichnungen in den Kreis zu zeichnen und den Rand nicht

zu überschreiten. Da die rechte Gehirnhälfte im Vordergrund stehen soll, bitten Sie ihn, keine Worte zu verwenden.

4. Besprechen Sie das Arrangement. Fragen Sie den Patienten, ob er lieber allein sein möchte oder Ihre Anwesenheit im Raum wünscht. Weisen Sie darauf hin, dass Sie miteinander in **Kontakt** bleiben, auch wenn er allein zeichnen möchte. Bieten Sie ihm ggf. ein Glas Wasser oder Tee an und teilen Sie ihm mit, dass Sie von Zeit zu Zeit in den Raum kommen, um zu sehen, ob Fragen aufgetaucht sind. Sagen Sie ausdrücklich, dass auch der Patient Sie jederzeit ansprechen kann. Vereinbaren Sie ggf. einen Zeitraum für das Zeichnen.

5. Bitten Sie den Patienten, sich aufrecht hinzusetzen, die **Füße auf den Boden** zu stellen und sich dadurch zu erden. Regen Sie ihn an, einen Moment zur Ruhe zu kommen, in sich hineinzuspüren und seinen Atem wahrzunehmen. Laden Sie ihn ein, den Blick mit offenen oder geschlossenen Augen nach innen zu richten.

6. Verwenden Sie zur **Unterstützung** Aussagen wie: »*Es kann sein, dass Ihnen in der Zeit der Besinnung erste Ideen und Bilder auftauchen, die Ihr inneres Erleben gut ausdrücken. Es kann aber auch sein, dass Sie bereits etwas vor Augen haben und gleich loslegen können. Vermutlich wird alles, was Sie zu Papier bringen, nicht exakt dem entsprechen, was Sie sich vorgestellt haben, aber das ist normal. Wenn Sie etwas korrigieren möchten, können Sie das gerne tun.*«

7. Begleiten Sie den Patienten, wenn Sie im Raum sind, durch respektvolles Schweigen oder kurze **zustimmende** paraverbale Kommunikation. Vermeiden Sie es, ihm lehrerhaft über die Schulter zu blicken oder ihn gar zu korrigieren.

8. Die Nachbesprechung erfolgt in **drei Schritten:** 1. Wie war's? 2. Was sieht man auf dem Papier? 3. Was bedeutet es für Sie?

9. Kommentieren Sie alles wohlwollend und **ermutigend** durch Aussagen wie »*Das ist interessant*«, »*Jetzt verstehe ich, was Sie meinen*«, »*Das haben Sie ganz stimmig zum Ausdruck gebracht.*« Aber auch: »*Das habe ich noch nicht ganz nachvollziehen können. Wie meinen Sie das?*«

10. Bitten Sie den Patienten in der Folgesitzung darum, außerhalb des Kreises in **Worte** zu fassen, was genau in dem Bild zum Ausdruck kommt.

VII. Anwendung im Coaching

1. Unterschiede zur Psychotherapie

Ein Coaching unterscheidet sich u. a. dadurch von der Psychotherapie, dass es sich um eine Dienstleistung für Gesunde handelt. Ich betrachte es als eine Beratung und Begleitung auf Zeit, die einem vorher klar definierten Ziel folgt, welches es zu erreichen gilt. Es handelt sich nicht um eine Krankenbehandlung, bei der klinisch relevante psychische Symptome vorliegen. Allerdings sollte die ausgeprägte Zielorientierung des Coachings nicht dazu verleiten zu glauben, ein Coaching verliefe immer linear. Ähnlich wie in der Therapie sind auch hier Ängste und Widerstände zu überwinden. Man trifft im Verlauf eines Coachings durchaus auf »eingefleischte« Überzeugungen, Denkmuster und Verhaltensweisen, die dazu führen können, dass es eine Weile nicht vorangeht und sich der Betreffende im Kreis dreht. Doch das ist normal und sollte dazu einladen, gerade wegen der Zielorientierung sorgfältig zu arbeiten und Geduld zu haben. Manchmal ist daher Langsamkeit und »Schnecken-Power« angesagt. Die ausgewählten Fallbeispiele sollen dies verdeutlichen und einen Einblick in ganz unterschiedliche Verläufe geben.

Kurzum: Im Coaching hat der Ratsuchende ein konkretes Anliegen. Er bezahlt für diese Dienstleistung selbst, oder sein Arbeitgeber trägt die Kosten. Die Erwartungshaltung wird zu Beginn möglichst präzise formuliert und das Erreichen der Ziele überprüft.

Vor diesem Hintergrund hat sich die fokussierende Arbeit mit den Kreisen auch im Coaching als äußerst wertvoll erwiesen. Zum einen, weil sie die Bestandsaufnahme, also den Ist-Zustand, nonverbal sichtbar macht. Dies ist gerade für verbal meist sehr eloquente Führungskräfte eine sinnvolle Herausforderung und Ergänzung, da beim Zeichnen besonders die rechte, visuell orientierte Gehirnhälfte genutzt wird. Zum anderen, weil der bildhafte Ausdruck emotionaler gefärbt ist und dadurch eine wichtige Ressource einbezogen wird. Führungskräfte überbetonen in der Regel die Sachebene für die Lösung von Problemen und unterschätzen die Wichtigkeit der Gefühls- und Beziehungsebene.

Fallbeispiel 1 – Wie sieht es *in* Ihnen aus?

Im folgenden Beispiel habe ich Herrn L. gebeten, zunächst den Ist-Zustand fokussiert zu verbildlichen. Ich werde ihn noch näher vorstellen. Doch vorab möchte ich zur Einstimmung zu einem kleinen Experiment einladen: Wenn Sie ohne weitere Vorinformationen nur das erste Bild betrachten, worum könnte es in diesem Coaching gehen?

Beispiel 1

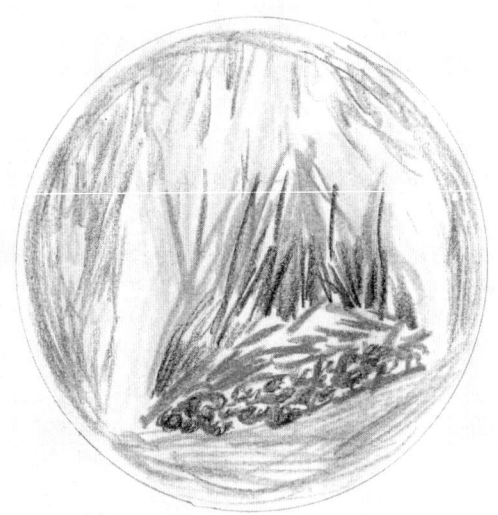

So sieht es in mir aus

Bevor ich das Bild und die dazugehörigen Ausführungen von Herrn L. wiedergebe, möchte ich kurz einen Einblick in die Hintergründe dieser Beratung geben. Das Setting bestand aus insgesamt 17 einstündigen Terminen im monatlichen Abstand plus eines gemeinsamen Gespräches mit seinem Vorgesetzten.

Ausgangslage
Herr L. kommt auf Anregung seines Vorgesetzten, der durch mein Buch »Mein Anti-Stress-Vertrag« auf mich aufmerksam geworden ist. Ihm ist aufgefallen, dass sein Mitarbeiter oft überfordert wirkt. Er schätzt seine Arbeit und möchte ihn unterstützen. Herr L. ist seit acht Jahren für eine Versicherung tätig und war in den letzten Jahren stellvertreten-

der Teamleiter, dann Projektleiter und Abteilungsleiter mit 36 Mitarbeitern aus insgesamt drei Teams. Er ist 46 Jahre alt, verheiratet und hat zwei Kinder. Seit einigen Monaten arbeitet er als Abteilungsleiter und ist dort für das strategische Personalmanagement verantwortlich. Sein Aufgabenfeld und die Arbeit mit Menschen machen ihm Spaß. Er hat diese Aufgabe übernommen, nachdem sein Vorgänger erkrankte.

Herr L. begegnet mir als sympathischer und zugewandter Mann mit einem hohen Maß an Selbstreflexion. Zugleich wirkt er überfordert, ohne es sich zunächst einzugestehen. Er will sich »optimieren«, da er im letzten Jahr vermehrt erkrankte und der Stress gewachsen ist. Er macht sich Sorgen um seine Gesundheit, hat Schlafstörungen und ist verunsichert, was seine Leistungsfähigkeit angeht. Zudem erlebt er sich reizbarer als sonst, manchmal ausgelaugt. Er arbeitet 60 – 80 Stunden in der Woche.

In der Beziehungsgestaltung fällt schnell auf, dass Herr L. dazu neigt, eine Wohlfühl-Atmosphäre herzustellen. Bei den Schilderungen seiner Arbeit stellt er die Empathie für seine Mitarbeiter sehr deutlich in den Vordergrund. Ich verstehe diese Eigenschaft als wichtige Ressource und Stärke für seine Arbeit. Zugleich sehe ich die Gefahr der Selbstaufopferung und Vernachlässigung seiner eigenen Belange und vermute eine gewisse Scheu vor Konflikten. Eine entsprechende Rückmeldung meiner Einschätzung greift er sofort dankbar auf. Um das Coaching produktiv zu gestalten, entscheide ich mich für einen distanziert freundlichen und konfrontierenden Beziehungsstil.

Ziele und Auftragsklärung

Herr L. sucht einen Gesprächspartner, mit dem er in Ruhe über sich und seinen Arbeitsstil nachdenken kann. Insbesondere interessieren ihn die Faktoren, die sich ungünstig auf seine Gesundheit auswirken. Außerdem möchte er Klarheit darüber gewinnen, welche Rolle er in der Hierarchie des Unternehmens spielt, welchen unterschwelligen Erwartungen er ausgesetzt ist und welche seiner eigenen Erwartungen möglicherweise überhöht und krank machend sind. Er spürt eine innere Handbremse, die ihn hindert, sich besser abzugrenzen und unbequem zu sein. Er formuliert den Coaching-Auftrag wie folgt:

Ich will Wege finden, Nein zu sagen, und mich aus der Rolle dessen, »der sich für alles und jeden verantwortlich fühlt«, aussteigen. Ich gehe zu oft in Themen rein, die gar nicht auf meinen Schreibtisch gehören.

Exploration

In der Exploration zeigt sich, dass Herr L. über die Ausgangsfragestellung hinaus in seiner neuen Position sehr verunsichert ist. Außerdem kann er sich über seine neue Position kaum freuen, da diese erst durch die Erkrankung seines Vorgängers frei geworden ist, die »Umstände waren so traurig«. Zudem ist die Beziehung zu seiner Vorgesetzten trotz deren fürsorglicher Haltung nicht ungetrübt. Aus psychodynamischer Sicht ist zu vermuten, dass Herr L. aus der Balance geraten ist, weil er den Regler zwischen gesundem Egoismus und aufopferndem Altruismus zu sehr Richtung Selbstaufgabe verschoben hat. Die Schemata »Es allen recht machen wollen« und »Allen wohl und keinem wehe« richten sich unter erhöhter Arbeitsbelastung gegen ihn selbst. Die Hemmung durchsetzungsstarker, aggressiver Impulse aus Angst vor Imageverlust und Konflikten führt zu inneren Spannungen, die er nicht aushalten kann und in deren Folge er somatisiert.

Vor dem geschilderten Hintergrund schlage ich ihm vor, sein Innenleben genauer zu beleuchten. Ich bitte ihn, im Kreis zum Ausdruck zu bringen, wie es aktuell *in ihm* aussieht. Jetzt erfahren Sie, wie Herr L. sein Bild erläutert:

I. So ist es

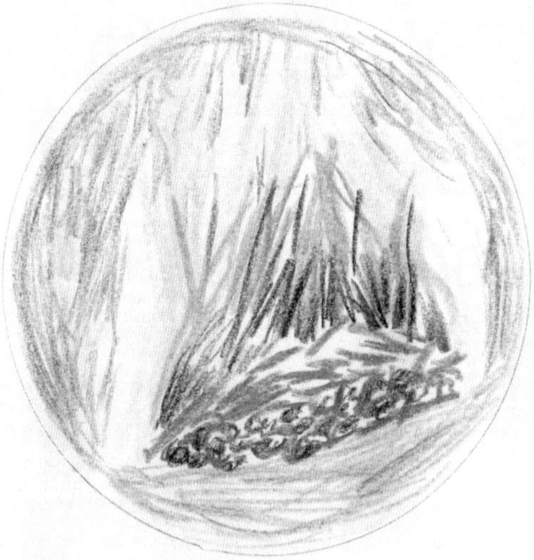

Farbtafel
Bild 27

Angst-Stress-Modus

Das ist mein Angst- und Stress-Modus. Ich will jedem gerecht werden und verbrenne dabei. Dafür stehen die Kohlen und das Feuer. Es beinhaltet auch meine Angst, Fehler zu machen, mir an den glühenden Kohlen die Finger zu verbrennen. Im Hintergrund ist etwas Unklares, Diffuses, das ich noch nicht fassen kann. Vielleicht ist es meine Angst, dass ich Schaden nehmen könnte.

Herrn L. wird es erst durch das Bild deutlich, wie ernst die Lage ist. Ihm fällt es »wie Schuppen von den Augen«, dass er »auf einen handfesten Burn-out« zuläuft.

Big Daddy

In den folgenden Beratungsgesprächen stehen die Auseinandersetzung mit den stressverstärkenden Anteilen seiner Persönlichkeit und den daraus resultierenden ineffektiven Bewältigungsversuchen im Fokus. In einem vertiefenden Interview erforschen wir die Hintergründe seiner tief verwurzelten Überzeugungen wie

Ich muss helfen, ich kann nicht anders.
Ich muss mein Bestes geben.

Es stellt sich heraus, dass Herr L. in einer Art Gegen-Identifikation unbedingt anders sein will als sein dominanter und herrisch auftretender Vater, der ihn oft überfordert und verunsichert hat. Insbesondere dessen Botschaften »Gib dein Bestes, dann musst du dir keine Vorwürfe machen« sitzen ihm im Nacken. Zugleich tritt sein Dilemma deutlicher zutage: »Ich will der Gute sein und keinen Druck auf meine Mitarbeiter ausüben, aber ich muss es wohl.« Entsprechend steht sein Führungsleitbild auf dem Prüfstand: »Fürsorge geht vor Ergebnisorientierung. Ohne Druck erreicht man mehr.« Ihm wird klar, wie sehr er die Werte, die darin enthalten sind, schätzt, aber auch, wie sehr er diese idealisiert – »Ich will immer Frieden« – und sich und dem Team dann auch schadet, da er zu wenige Vorgaben macht. »Ich bin der Big Daddy der Organisation, der für alle ein offenes Ohr hat, bei dem deswegen aber auch Arbeit liegen bleibt.«

Selbst, nachdem sogar offiziell abgesprochen wurde, dass er Aufgaben liegen lassen darf, gelingt es ihm zunächst nicht, dies anzunehmen. Er kann bei näherer Betrachtung einen pflichtbewussten Teil seiner Persönlichkeit entdecken, der wie zwanghaft anmutet und zugleich mit der Angst gekoppelt ist, Zuwendung und Anerkennung zu verlieren. Dies kann im Kontext seiner Ursprungsfamilie verortet und zumindest in Ansätzen bearbeitet werden, sodass ein kreativer Teil, der zu Lösungen findet, wieder in den Vordergrund treten kann. In der Folge lernt Herr L. im Coaching Selbstregulierungstechniken zur Stressminderung und Atemübungen zur Spannungsregulierung kennen, die er als äußerst hilfreich erlebt. Zugleich wünscht sich Herr L. mehr Zentrierung. Um ihn darin zu unterstützen, bitte ich ihn, den von ihm angestrebten Gefühlszustand zu verbildlichen, den Soll-Zustand. Wie man ein Zielgefühl entwickeln und damit arbeiten kann, wird im Folgenden ausführlicher erläutert.

2. Bauchgefühl und Ziele

Die folgende Übung beruht auf der Annahme, dass Menschen nicht nur ihr Verhalten ändern wollen, sondern dabei auch ein gutes *Bauchgefühl* haben möchten. Eine Veränderung soll nicht nur die gewünschte Wirkung haben, sondern sich *gut* anfühlen. Wie ich bei der Arbeit an diesem Buch festgestellt habe, entspricht diese Überlegung in etwa auch dem Ansatz des Zürcher Ressourcen-Modells. Dieses verfolgt das Ziel, Menschen wirksame Hilfsmittel zur Vermeidung von Burn-out und Stresserkrankungen an die Hand zu geben. Darin findet sich ebenfalls die Beschreibung von sogenannten positiven somatischen Markern, die uns auf körperlicher Ebene anzeigen, dass ein Erleben für uns *stimmig* und angenehm ist.

Vor diesem Hintergrund bietet die Arbeit mit dem »fokussierten Selbst« einen guten Ansatz, die gewünschten Ziele emotional zu verankern. Man bittet den Coachee, in einen der Kreise einzuzeichnen, wie er sich in einer gegebenen Situation gern *fühlen* möchte. Dadurch hilft man ihm, eine Vorstellung von einem für ihn guten und angenehmen Zielgefühl zu entwickeln.

Herr L. nimmt sich Zeit und entwickelt folgendes Bild (S. 171).

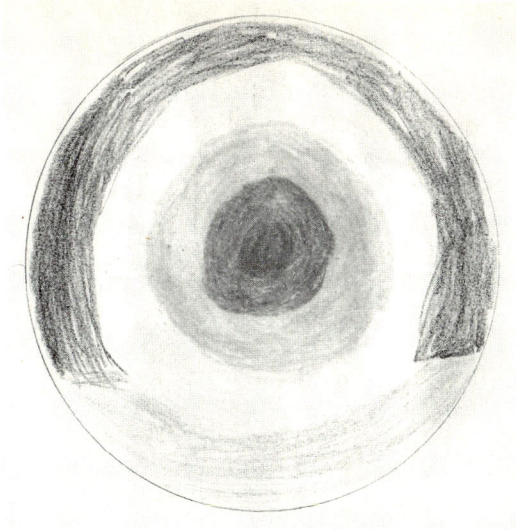

Farbtafel
Bild 28

Freude-Modus

Das ist mein Zielgefühl. Ich möchte in den Freude-Modus. Da ist ein warmer Kern und viel Licht. Insgesamt verspüre ich innere Ruhe und zugleich Kraft. Da sind aber auch klare Konturen und unten ein Lächeln. Insgesamt ist da eine ruhige Ausstrahlung.

Dem Zielgefühl ein Zuhause im Körper geben
Nachdem Herr L. sein Wunschgefühl gezeichnet und beschrieben hat, ist es sinnvoll, ihn zu fragen, ob er dieses gute Gefühl noch vertiefen und in sich verankern möchte. Ist er damit einverstanden, kann man das Bild vor ihm auf den Boden legen oder es an die Wand hängen, damit er es gut sehen und wahrnehmen kann.

3. Anleitung – Zielgefühle verinnerlichen

1. Schritt – Das Bild betrachten und dann innerlich wachrufen

Ich möchte Sie bitten, Ihr Bild eine Weile zu betrachten und dann die Augen für einen Moment zu schließen. Lassen Sie es in Ruhe vor Ihrem inneren Auge auftauchen. Können Sie jetzt beschreiben, was auf dem Bild zu sehen ist?

Dies unterstützt den Coachee darin, sein Vorstellungsvermögen wachzurufen und allen Facetten seines Werkes *innerlich* nachzuspüren. Dann bittet man ihn, die Augen wieder zu öffnen und zu überprüfen, inwieweit seine Beschreibung zutreffend war. Meistens wird fast alles richtig erinnert, hin und wieder entdeckt der Betreffende noch eine Nuance, die er übersehen hatte.

2. Schritt – Sich den Körper als ein Zuhause vorstellen

Ich möchte Ihnen kurz meine Idee für den nächsten Schritt vorstellen. Ich gehe davon aus, dass alles, was wir erleben, seien es Gedanken, Empfindungen und Gefühle, in unserem Körper stattfindet. Manche empfinden auch die Hülle, die Aura, die den Körper umgibt, als einen wichtigen Raum des Erlebens. Man könnte auch sagen, alles Empfinden findet im Haus unserer Persönlichkeit und seinen Innenräumen statt, unserem Körper. Einige gehen sogar so weit, ihren Körper als Tempel zu betrachten. Möglicherweise gefällt Ihnen aber auch eine andere Vorstellung oder Sie haben eigene Bilder, die Ihnen zu den Innenräumen Ihres Körpers einfallen. Kurzum, in unserem Körper können wir uns zu Hause fühlen, wenn wir uns dort so einrichten, wie es uns gefällt.

Durch diese einführenden Worte machen Sie den Patienten mit dem Gedanken vertraut, dass der Innenraum des Körpers bewohnbar ist und man sich dort einrichten kann. Die Metapher des Hauses als Sinnbild der Persönlichkeit ist vielen vertraut und macht zugleich neugierig. Sie bereitet den Coachee auf den nächsten Schritt vor, in dem er seinem Wunsch-Bild einen geeigneten Ort in seinem Körper zuweisen kann.

3. Schritt – Der guten Energie des Bildes ein Zuhause im Körper geben

Wenn ich Sie richtig verstanden habe, drückt sich in Ihrem Bild eine positive Stimmung aus. Sie verbinden damit einen Gefühlszustand, der Ihnen angenehm ist. Man könnte vereinfacht vielleicht sagen, dass darin eine gute Energie enthalten ist. Da Sie selbst diese Vorstellung und dieses Bild erschaffen haben, entspringt es Ihrem Innersten. Es scheint von Anfang an gewissermaßen in Ihnen gewesen zu sein. Ich vermute, dass es Ihnen gefallen würde, den guten Geist dieses Bildes und das angenehme Gefühl, welches darin zum Ausdruck kommt, spüren zu können. Ich möchte Sie daher jetzt bitten, diesem Bild und der guten Energie, die es beinhaltet, in Ihrem Körper einen passenden Platz zu geben.

Schließen Sie jetzt bitte die Augen und stellen Sie sich vor, die Räume Ihres Körpers zu durchschreiten. Es kann sein, dass Sie sofort wissen, wo dieses Bild hingehört. Es kann aber auch sein, dass Sie verschiedene Bereiche ausprobieren möchten, um herauszufinden, wo es sich wirklich stimmig anfühlt. Nehmen Sie sich Zeit, erkunden Sie vom Kopf über den Brustkorb bis hin zum Bauch und Becken alle Innenräume. Wenn Sie einen stimmigen Ort gefunden haben, nicken Sie bitte einmal kurz, damit ich weiß, dass Sie fündig geworden sind.

Im nächsten Schritt geht es darum, den Betreffenden zu einer vertieften Selbsterforschung einzuladen. Dadurch kann er im Hier und Jetzt erfahren, wie sich die gute Energie seines Bildes auf seine unterschiedlichen Er-Lebensbereiche auswirken könnte.

4. Schritt – Vertiefte Selbsterforschung

Ich möchte Sie jetzt einladen zu erforschen, wie sich die gute Energie, die Ihrem Bild innewohnt, auswirkt. Wie ein Forscher in eigener Sache haben Sie jetzt die Möglichkeit, das Potential, welches bislang in Ihnen schlummerte, zu erkunden.

Was wäre wenn und wie wäre es dann?
Wenn da jetzt dieses gutes Gefühl in Ihrem Körper ist und sich von diesem Ort allmählich bis in jede Zelle und Pore Ihres Körpers ausbreitet,

a. *Wie erleben Sie dann jetzt Ihren Körper? Wie fühlt er sich an? Wie verändert sich die Körpersprache?*
b. *Und welche Gefühle und Empfindungen stellen sich ein?*
c. *Welche Gedanken und Ideen kommen Ihnen in den Sinn?*
d. *Wie wirkt sich diese gute Energie auf Ihr Verhalten aus?*
e. *Und wie auf Ihre Kontakte und Ihr Beziehungsleben?*
f. *Wie auf Ihre Sicht der Welt?*
g. *Wie auf Ihre Art und Weise zu arbeiten?*

Vielleicht gibt es noch einen anderen Bereich, den wir bislang noch gar nicht berücksichtigt haben. Nehmen Sie sich dann Zeit, auch dort die positiven Auswirkungen zu erkunden. Und wenn Sie dann so weit sind, kommen Sie Schritt für Schritt aus dieser Phase der Selbsterforschung zurück. Nehmen Sie wieder bewusst Ihren Körper auf dem Stuhl und in diesem Raum wahr. Gestatten Sie dann Ihren Augen, sich wieder zu öffnen. Sie können auch rückwärts von 3 bis auf 0 zählen und dann bei 0 die Augen öffnen.

Was zu beachten ist

Es ist nicht unbedingt erforderlich, dass der Coachee mit jeder der genannten Fragen etwas anfangen kann. Wichtig ist vielmehr, dass Sie ihm durch dieses Angebot Räume eröffnen, sodass er daraus die für ihn relevanten Aspekte auswählen kann. Häufig denken die Betreffenden gewohnheitsmäßig eher eindimensional. Daher ist es hilfreich, wenn Sie alle Bereiche zumindest ansprechen und die Aufmerksamkeit auf bislang vernachlässigte Erlebensbereiche lenken. Dies begünstigt Perspektivwechsel und lädt zu neuen Überlegungen ein.

5. Schritt – Nachbesprechung

Beginnen Sie mit einer Wie-Frage, die sich danach erkundigt, wie die Zeit der Selbsterforschung erlebt wurde. Was-Fragen nach dem Inhalt bitte erst danach stellen, weil die Schilderung des Erlebens verdeutlicht, dass es nicht nur um das Ergebnis, sondern auch um den Weg dorthin geht. Stellen Sie zunächst eine offene Frage, die durchaus salopp und kurz sein kann:

- *Wie war's?*
- *Wie haben Sie diese Übung erlebt?*

Nachdem über den Prozess reflektiert wurde, fragen Sie etwas genauer nach:

- *Was genau haben Sie wahrgenommen?*
- *Auf welcher Ebene war es für Sie am interessantesten?*
- *Ist Ihnen etwas aufgefallen oder klar geworden?*

Und dann, abschließend:

- *Gibt es noch etwas, das Sie sagen möchten?*

So weit die Methode. Da Herrn L. bereits vorgestellt wurde, ist es sicher interessant zu hören, wie er diese Übung erlebt. Es folgen einige Auszüge aus der Nachbesprechung.

Was sagt Herr L.?

Coach: Wie haben Sie diese Übung erlebt?
Herr L.: Ich war überrascht, wie leicht es mir fiel, einen Ort für mein Bild zu finden. Zunächst dachte ich, es wäre in meinem Herzen gut untergebracht, doch als ich dem nachspürte, fühlte sich der Solar-Plexus-Bereich stimmiger an.

Coach: Wie hat es sich körperlich ausgewirkt?

Herr L.: Es wurde mir angenehm warm, und ich hatte Energie, es war hell und kraftvoll. Ich merkte, wie Freude aufkam und meine Augen strahlten, innerlich habe ich mich aufgerichtet.

Coach: Und das Gefühl dazu?

Herr L.: Klarheit, es war so, als würde ich verstehen, dass ich ganz bei mir bleiben muss. Es war kein bestimmtes Gefühl, eher eine nüchterne Feststellung.

Coach: Und welche Gedanken tauchten auf?

Herr L.: So was in der Richtung wie: »Ich muss bei mir bleiben und darf mich nicht mehr verausgaben. Eine gute Portion Egoismus macht mich gesund.«

Coach: Konnten Sie auch untersuchen, wie sich das auf Ihre Beziehungen und am Arbeitsplatz auswirken könnte?

Herr L.: Das war zunächst seltsam, aber mir schoss der Gedanke durch den Kopf, dass ich ja auch mit einem Lächeln mal Nein sagen und mich abgrenzen kann. Ich habe fast körperlich gespürt, wie kraftvoll das sein kann. Ich bekam Zuversicht.

Coach: Gibt es noch etwas, das Ihnen aufgefallen ist oder was Sie sagen möchten?

Herr L.: Ich bin noch etwas irritiert, weil ich es nicht für möglich gehalten habe, dass mein Bild so eine Kraft entwickelt. Ich würde dieses Erleben gern verstetigen und im Alltag abrufen können.

Üben übt

Das gezeichnete Zielgefühl bildet eine wichtige Ressource, die durch die geschilderte Visualisierungsübung körperlich-geistig verinnerlicht wird, um die darin enthaltene Kraft nutzen zu können. Um einen selbstverständlicheren Zugang zur guten Energie des Bildes zu erlangen, ist es erforderlich, es sich innerlich wachzurufen. Dies gilt es zu üben, indem man es tut! Die Anregung für zu Hause lautet:

Rufen Sie sich Ihr Bild mehrmals am Tag wach. Am Anfang ist es hilfreich, sich dafür bewusst eine Minute Zeit zu nehmen und den Blick nach innen zu richten, um der positiven Energie nachspüren zu können. Wenn Ihnen dies vertrauter geworden ist, reicht es möglicherweise schon aus, zwischendurch daran zu denken oder einen Blick auf Ihr Bild zu werfen.

Herr L. meditiert mittlerweile fast täglich mithilfe dieses von ihm selbst entwickelten Bildes. Als Gedächtnisstütze hat er ein Foto davon auf seinem Handy gespeichert.

Erfolgskontrolle mal anders

Zwischenzeitlich kam auch der Vorgesetzte zu einem gemeinsamen Coaching-Gespräch, um die gegenseitigen Erwartungen zu klären. Anlass war eine Äußerung des Vorgesetzten – »Sie rufen leider nur 80 % Ihres Potentials ab, aber das ist schon okay«, die Herrn L. irritierte, aber auch empörte. Es wurde deutlich, dass der Vorgesetzte zu widersprüchlichen Botschaften neigte (»Schonen Sie sich, aber setzen Sie zeitnah um, was ich erwarte«) und Erwartungen erst im Nachhinein durch Enttäuschungen seinerseits auf den Tisch kamen (»Sie liegen in der Zielerreichung unter meinen Erwartungen«). Es wurde vereinbart, sich insbesondere vor wichtigen Meetings zu treffen, um die gegenseitigen Vorstellungen ausreichend deutlich zu kommunizieren.

Herr L. verändert während des Coachings sein Zeitmanagement, indem er abends früher nach Hause geht, um mehr von seiner Familie und Freizeit zu haben. Außerdem beginnt er Rad zu fahren, um Stress abzubauen und körperlich fitter zu werden. Um mehr Schlaf zu bekommen, steht er eine Stunde später auf als gewohnt und beginnt den Tag mit einer Morgenmeditation. Eine Zeit lang resultiert daraus als negativer Effekt eine zunehmende Arbeitsverdichtung. Dies erhöhte den Druck, mehr zu delegieren und Grenzen zu setzen. Vor allem, als sein Blutdruck in die Höhe schießt und Herr L. »fast umkippt«, kommt es zu einem »heilsamen Schock. Da habe ich endgültig verstanden, dass ich damit aufhören muss, immer nur der Gutmensch zu sein.«

Im Hinblick auf seine Gesundheit wird ihm klar, dass er keine Karriere mehr anstrebt, sondern seine Stelle »mit angemessenem Ehrgeiz« ausfüllen möchte, »das reicht, denn meine Gesundheit ist mein wertvollstes Kapital!« Er erwägt sogar, sich einen anderen Arbeitgeber zu suchen oder selbständig zu machen, falls die Arbeitsbelastungen »weiter steigen«. Auch in diesem Kontext wird ihm bewusst, dass er seine Zurückhaltung, was eigene Interessen angeht, aufgeben muss, um deutlicher zum Ausdruck zu bringen, was er will.

Im weiteren Verlauf entwickelt Herr L. eine pragmatische Methode, mit der er an schwierige Aufgaben herangeht: 1. Innehalten, 2. Analysieren und Verbesserungen suchen, 3 a.) ich mache es, b.) andere machen es, c.) es gibt technische Lösungen. Parallel zeigte er ein tiefer gehendes Verständnis seiner Emotionalität. Er versteht, dass er schnell »Ersatzgefühle« produziert: »Ich entwickle Mitgefühl und Verständnis, statt mich zu ärgern – das macht mich traurig.« In der Folge entfaltet er mehr Selbstempathie, und erstmalig äußert er offen seinen Unmut über einen Kollegen, der ihn über Gebühr warten ließ. Er ist stolz darauf, konfliktfreudiger zu werden und nicht mehr so viel in sich »hineinzufressen«. Im Coaching findet er Gefallen an einer neuen Strategie: »Ich benenne, was mich an einem Mitarbeiter stört, und weise freundlich auf die Konsequenzen hin, wenn etwas nicht wie vereinbart umgesetzt ist. Und ich mache unmissverständlich klar, dass *er* die Verantwortung trägt!«

Mit dieser Entwicklung ist Herr L. zufrieden, sein zentrales Anliegen des Coachings erreicht. Die Abschlussfrage zur Erfolgskontrolle lautet:

Fühlt es sich jetzt gut und stimmig an?

Seine Antwort lautet:

Weitestgehend ja. Ich muss dranbleiben, habe jetzt aber ein neues Fundament an Erkenntnissen. Darauf kann ich aufbauen. Jetzt weiß ich, was ich tun und lassen muss, damit es mir gut geht. Ich habe sogar Freude an der Konfrontation gefunden, und die Arbeit macht wieder Spaß. Das innere Feuer brennt jetzt auch für mich, und mein neues Motto lautet: Burn-out? Nein, danke!

Anmerkung:
Die in diesem Kapitel beschriebene Verankerung der Zielgefühle habe ich im Kontext des Coachings entwickelt. Sie lässt sich genauso gut in der Psychotherapie anwenden, da sie die Ressourcen fördert und einfach zu lernen ist. Patienten profitieren von der klaren Struktur und erleben konkret sinnlich, wohin sie sich emotional entwickeln möchten.

Burn-out? Nein, danke!

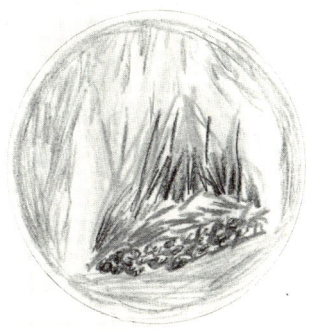 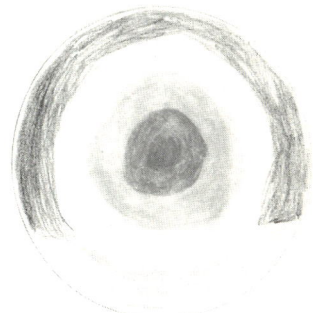

Fallbeispiel 2 – Ich, mein Chef und mein Team

Im vorigen Kapitel wurde die Arbeit mit einem Zielgefühl vorgestellt. Jetzt möchte ich den Schwerpunkt auf die Bewältigung einer komplexen Situation legen, die durch den Coachee verbildlicht wurde. In den Zeichnungen wird in diesem Fall nicht nur ein Gefühl dargestellt, sondern eine ganze Situation, die sich als problematisch darstellt. Zur Erinnerung sei noch einmal angemerkt: Jedes Coaching verfolgt ein klar formuliertes Ziel, welches in einem zeitlich begrenzten Rahmen erreicht werden soll. Es liegt deswegen nahe, sich zu Beginn ein klares Bild der Ausgangssituation zu verschaffen. Das ist der Punkt, von dem aus der Coachee startet. Da der Prozess zielorientiert gesteuert werden soll, ist es erforderlich, zusätzlich eine deutliche Vorstellung davon zu entwickeln, wo man am Ende der Beratung »landen« möchte. Indem man das Start- und Ziel-Bild fokussiert herausarbeitet, entsteht eine wichtige Orientierungshilfe. Die Leitfrage, wie man von A nach B kommen kann, ist dann in den Beratungen stets der rote Faden.

Wie dies in der Praxis aussehen kann, möchte ich an einem Beispiel verdeutlichen. Um die Hintergründe dieses komplexen Falles zu erhellen, stelle ich am Anfang den Kontext dieses Coachings vor. Anschließend folgt die Beschreibung des individuellen Verlaufes dieser Beratung. Es fanden insgesamt sieben Termine à zwei Stunden im monatlichen Abstand statt. Das folgende Bild soll zunächst noch unkommentiert in die weiteren Überlegungen einstimmen. In diesen zwei

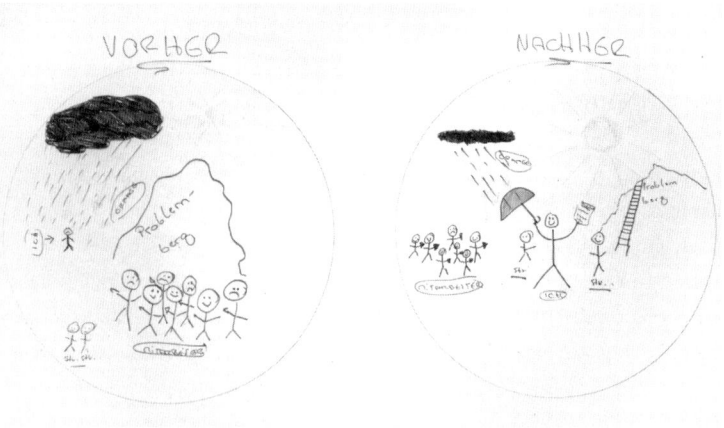

Ausgangslage

Zeichnungen hat Herr F. sowohl die Situation vor dem Coaching als auch seine Zielvorstellung auf den Punkt gebracht.

Herr F. ist 49 Jahre alt und seit 25 Jahren für seine Firma tätig. Er hat eine Familie und vier Kinder. Im ersten Gespräch wirkt er etwas überangepasst höflich und überaus motiviert. Er betont immer wieder, wie sehr er das Coaching als Chance sieht. Zugleich vermittelt sich eine noch diffuse Angst und Unsicherheit. Er leitet seit einem halben Jahr erstmalig ein Team von 18 Mitarbeitern.

Der Anlass für das Coaching ist die Unzufriedenheit des Vorgesetzten mit Herrn F. und dessen Führungsverhalten. Dieser erlebt Herrn F. »zu kumpelhaft« und hat den Eindruck, »dass er mir nach dem Mund redet. Und unter Stress nickt er vieles ab, obwohl er den Inhalt noch nicht verstanden hat.« Die Leistungen des Teams sind aus der Sicht des Chefs mangelhaft, die Atmosphäre im Team schlecht. Er möchte, dass Herr F. lernt, die Mitarbeiter nach ihren Fähigkeiten einzusetzen. Vor diesem Hintergrund wendet sich der Vorgesetzte an die Personalabteilung mit der Bitte, Herrn F. coachen zu lassen. Diese schlägt vor, zunächst in einem Gespräch mit beiden zu überprüfen, ob dem geschilderten Sachverhalt ein Beziehungskonflikt zwischen Führungskraft und Teamleiter zugrunde liegen könnte.

Exploration

In diesem Gespräch stellt sich heraus, dass die beiden sich seit mehr als 20 Jahren kennen. Sie waren früher miteinander befreundet und sie duzen sich. Es zeigt sich, dass man sich schätzt und einander wohlgesonnen ist. Die Unzufriedenheit mit den Leistungen des Teamleiters und des Teams können offen angesprochen werden. Es offenbart sich ein einschneidender Konflikt, denn die Ursachen für die mangelhaften Leistungen des Teams werden sehr unterschiedlich gesehen. Der Vorgesetzte sieht sie in der Persönlichkeit seines Mitarbeiters begründet, Herr F. in der Zusammensetzung des Teams. Er führt die schwache Teamleistung darauf zurück, dass das Team überaltert ist und einige psychisch und familiär belastete Mitglieder hat, die nicht so leistungsfähig sein können. Der Vorgesetzte hingegen ist bemüht, mögliche strukturelle Defizite ausschließlich in der Person von Herrn F. zu verorten. Er lässt dessen Argumente nicht gelten. Diese gravierende Differenz in der Betrachtung wird transparent gemacht und besprochen. Beide erkennen an, dass dieser Aspekt einen Teil des Konfliktes darstellt.

Herr F. befindet sich jetzt in einem Dilemma. Einerseits will er es seinem Vorgesetzten recht machen und sich bemühen, eine gute Führungskraft zu sein. Andererseits hat er Zweifel, ob die beschriebenen Defizite in seiner Persönlichkeit bzw. seiner Unfähigkeit begründet sind. Aufgrund der zu diesem Zeitpunkt vorliegenden Informationen entwickle ich folgende Arbeitshypothese: Herr F. ist vermutlich in seinem Selbstwert und seiner Rolle als Führungskraft verunsichert. Er scheint den Wechsel von »Gleicher unter Gleichen« in eine hierarchische Beziehung nicht wirklich vollziehen zu können. Ich vermute außerdem, dass der Vorgesetzte keine wirkliche personelle Alternative in der Hinterhand hat und seinen alten Freund deswegen noch halten will. Gesagt wird allerdings, dass er diesem eine »faire Chance« geben wolle. Dieser wiederum will ihn nicht hängen lassen und nimmt daher möglicherweise eine »mission impossible« auf sich.

Ziele und Auftragsklärung
Nach diesem Klärungsgespräch wird eine Vereinbarung zwischen Herrn F. und seinem Vorgesetzten getroffen. Darin wird verabredet, sich 14-tägig Rapport über ihre Wahrnehmung bezüglich der gewünschten Verhaltensänderungen zu geben. Es sollen konkrete Punkte benannt werden, an denen gearbeitet werden soll. Zwischen mir und Herrn F. wird ein Coaching-Vertrag ohne Berichtspflicht an den Vorgesetzten geschlossen. Aus Sicht der Personalabteilung und der Führungskraft lauten die auch dem Coachee transparenten Fragestellungen:

Macht es Sinn, Herrn F. weiterhin in der Führungsposition zu belassen? Ist Herr F. bereit, sich zeitlich begrenzt dieser Herausforderung zu stellen? (Diese Frage wird geklärt und ein Zeitraum von 6 Monaten vereinbart.) Findet er im Team Resonanz? Kann er mithilfe eines Coachings die von ihm erwarteten Fähigkeiten entwickeln?

Herr F. formuliert seine Ziele für das Coaching so:

Ich will klären, ob ich in der gegenwärtigen Konstellation weiterhin Führungskraft bleiben will und wie meine Perspektive im Unternehmen ist. Ich möchte meine Konfliktfähigkeit stärken und meine Rolle gegenüber den Mitarbeitern klären: Bin ich zu sehr Freund statt Chef? Ich will lernen, die Meta-Ebene einzunehmen und Prioritäten zu setzen. Und üben, diese auch dann zu kommunizieren, wenn es Unbequemes zu verkünden gibt und dazu zu stehen.

Nach diesen Ausführungen bitte ich Herrn F., seine Sicht der aktuellen Situation fokussiert zu verbildlichen. Er beschreibt sie folgendermaßen:

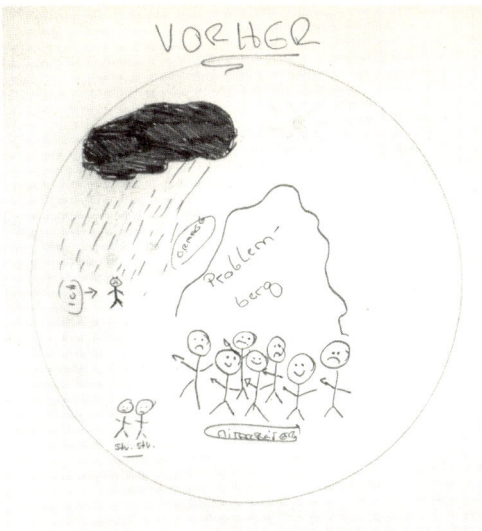

Das Team und meine Probleme erscheinen mir groß wie ein Berg. Ich selbst bin dagegen noch mickrig klein und habe den Eindruck, unter einer Gewitterwolke aus Ansprüchen und Erwartungen meines Chefs zu stehen. Da ist viel Groll im Spiel. Ich glaube, mein Boss ist enttäuscht, aber ich bin es auch von ihm. Die Sonne zeigt, dass auch einiges gut läuft und ich optimistisch bin. Meine Stellvertreter stehen abseits und sind ratlos. Jetzt soll ich es richten.

Anhand dieser Zeichnung werden die für Herrn F. relevanten Konfliktebenen gut dargestellt. Seine Überforderung kommt ebenso zum Ausdruck wie die unterschiedlichen Erwartungen, seine Rollenkonflikte und ein latenter Ärger. Dann wenden wir uns seiner Ziel-Vorstellung zu. Ich frage ihn, wie die Situation am Ende des Coachings sein soll und wohin er sich und sein Team entwickeln möchten.

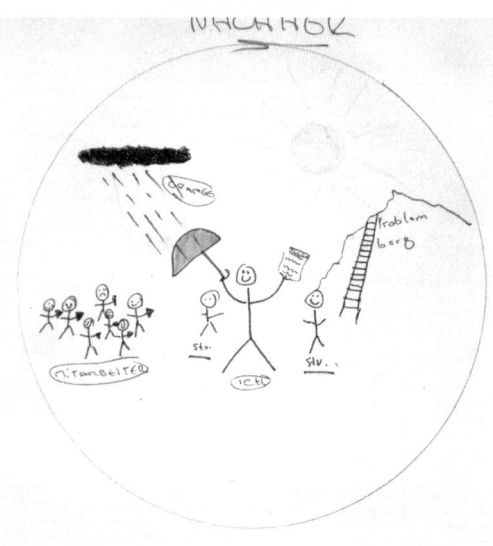

Ich stehe jetzt mehr im Mittelpunkt und kann mich durch den Regenschirm von Erwartungen besser abgrenzen. Die Stellvertreter unterstützen mich und stehen an meiner Seite. Der Problemberg ist kleiner geworden, die Stimmung hat sich aufgehellt. Die Sonne scheint kräftiger. Die Mitarbeiter sind zufriedener, und ich bin an der Aufgabe gewachsen. Ob ich die Karriereleiter, die da am Berg lehnt, wieder hinabsteige und die Leitungsfunktion aufgebe, weiß ich noch nicht. In dieser Hinsicht will ich am Ende des Coachings mehr Klarheit haben.

Von A nach B – aber wie?

Ist der Ausgangspunkt herausgearbeitet und die Zielvorstellung entwickelt, lässt sich das Coaching gut planen und ausrichten. Die eingangs bereits angesprochene Leitfrage »Wie komme ich von A nach B?« ist noch zielführender, wenn man sie wie folgt differenziert:

Was muss ich tun oder *lassen*, um dem Ziel näher zu kommen?

Diese Anschlussfrage hebt hervor, dass es nicht nur darum geht, neue Sicht- und Verhaltensweisen zu entwickeln, sondern auch darum, alte Denk- und Verhaltensmuster aufzugeben. Die großen Vorteile des fokussierten Bildes liegen darin, dass man stets auf die Symbolsprache der Zeichnung zurückkommen kann. So hat man die Einzelaspekte der Problematik unmittelbar vor Augen. Es kann jederzeit auf den Regenschirm, den Problemberg, das persönliche Wachstum, die Rolle, die Beziehungen untereinander, die gegenseitigen Erwartungen und die Sonne Bezug genommen werden.

Coach: Das ist also Ihre Zielvorstellung. An welchen Punkten möchten Sie denn zuerst arbeiten?

Herr F.: Ich muss unterscheiden lernen, was zu meiner Rolle als Teamleiter gehört und wofür mein Chef zuständig ist.

Coach: Wie kann ich mir das vorstellen?

Herr F.: Ich muss den Regenschirm aufspannen und Erwartungen an mir abprallen lassen.

Coach: Das scheint mir sehr allgemein zu sein. Können Sie das konkreter formulieren?

Herr F.: Ich möchte für meinen Vorgesetzten unbequemer sein, indem ich ihn mit den Fakten konfrontiere und die Verantwortung für Missstände nicht nur bei mir sehe.

Coach: Wie stellen Sie sich das vor?

Herr F.: Beispielsweise indem ich eine Statistik führe und darauf hinweise, dass die Leistung des Teams meist sinkt, wenn Mitarbeiter erkrankt sind oder sich auf einer Fortbildung befinden.

Coach: Über diesen Punkt sind Sie ja bereits miteinander im Gespräch. Gibt es einen zweiten Aspekt, der zunächst im Vordergrund stehen sollte?

Herr F.: Ja, ich will mich jetzt selber mehr in den Mittelpunkt stellen und meine Rolle ernster nehmen. Ich will üben, nicht mehr mit allen »gut Freund« zu sein.

Coach: Und was müssten Sie dafür tun oder lassen?

Herr F.: Bislang habe ich es immer vermieden, in die Urlaubsplanung meiner Mitarbeiter einzugreifen. Ich hatte für alles Verständnis, auch wenn dienstliche Belange eigentlich im Vordergrund hätten stehen sollen. Ich habe dann Probleme, meinen Standpunkt zu vertreten, und habe Angst einzuknicken.

Für etwas kämpfen

An dieser Stelle tritt eine große Verunsicherung zutage, die mit einem geringen Selbstwertgefühl einhergeht. Herr F. kompensiert dies zu Beginn des Coachings mit unbeholfen anmutenden Anfeuerungsversuchen wie »Jetzt gebe ich richtig Gas« und »Ärmel hoch und einfach loslegen«. Durch eine daraus resultierende unangemessen harte und rücksichtslose Haltung schießt er allerdings übers Ziel hinaus. Die Mitarbeiter reagieren geschockt und irritiert. Hinzu kommt der Eindruck, sich bei seinem Chef nicht durchsetzen zu können. Eine gewisse Ambivalenz – »Muss ich ihm dankbar sein, dass er mir eine neue Chance gegeben hat?« – lässt ihn gehemmt sein. Eine Zeit lang wirkt er daraufhin zurückgehalten, subdepressiv und misstrauisch. Es wird deutlich, dass er lernen sollte, seine Energie gemäßigter einzusetzen.

Ich biete ihm daraufhin eine einfache Körperübung an. Diese lädt ihn dazu ein, mit seiner Kraft spielerischer und bewusster umzugehen. Während dieser Übung steht man sich aufrecht im Abstand von etwa einem halben Meter gegenüber, die Beine schulterbreit auseinander. Man hebt die Hände, sodass die Handinnenflächen zueinander zeigen, zuerst ohne sich zu berühren. Die Aufgabe besteht darin, den anderen durch »anstupsen« der Handinnenflächen aus dem Gleichgewicht zu bringen. Beide können gleichzeitig aktiv oder passiv sein, die Hände dürfen auch zurückgezogen werden, sodass der andere ins Leere läuft. Es fällt auf, dass Herr F. kräftig loslegt und unbedingt gewinnen will. Während der Übung erkennt er, wie viel Energie er verliert, indem er immer *gegen* etwas kämpft statt *für* etwas. Plötzlich erinnert er sich daran, dass er als junger Mann viele Jahre Kampfsport betrieben hat. Ihm fällt ein, wie viel Freude er daran hatte, seine Kraft auf strategische Weise sinnvoll einzusetzen – eine wichtige Ressource! Jetzt setzt er seine Kraft überlegter ein, wartet auch mal ab. Er wirkt ruhiger und zentrierter. Eine bedeutungsvolle Erfahrung für ihn: »Jetzt habe ich begriffen, dass ich mehr Kraft habe und behalte, wenn ich überlegter vorgehe. Wenn ich aufrecht bleibe und den anderen angucke, habe ich mehr Präsenz!«

Ich bin zu schwach

Bei der erneuten Betrachtung seiner Bilder fällt ihm auf, wie klein er sich im ersten Bild gezeichnet hat, und stellt fest: »Und ich habe gar kein Gesicht und keinen Körper.« Als ich ihn dazu näher befrage, stellt sich heraus, dass Herr F. sich oft sehr devot verhält und sich nicht wirklich zeigt. Außerdem hat er ein ausgeprägtes Duldungsmuster entwickelt. Dieses verleitete ihn bisher dazu, sich zu unterwerfen, Konflikte passiv hinzunehmen und lediglich »innerlich zu protestieren«. In der weiteren Bearbeitung findet Herr F. zudem eine tief sitzende Überzeugung, Konflikten nicht gewachsen zu sein. Sie ist verbunden mit dem Gedanken: »Ich bin zu schwach.« Damit einhergehend erkennt er eine ausgeprägte Tendenz, »Everybody's Darling« sein zu wollen, um sich die Gunst der Mitarbeiter zu sichern.

Kurzfristig wird eine Sitzung im Grenzbereich zur Psychotherapie erforderlich, da sein Erleben von Ohnmacht und Ausgeliefertsein ihn stark behinderte. Dieses musste in einer Sitzung biografisch eingeordnet und besprochen werden. Gegenüber dem Vater hatte Herr F. sich oft unverstanden, hilflos und abgewiesen erlebt und stets versucht, dessen Anerkennung zu bekommen: »Ich wollte ihm beweisen, dass ich doch zu etwas tauge.« Die Analogie zum Verhalten seinem Vorgesetzten gegenüber erstaunte ihn. Ihm fiel es »wie Schuppen von den Augen, wie aussichtslos das war und ist«. Eine bis zu diesem Zeitpunkt unterschwellige Aggression fasste er zum ersten Mal in Worte: »Ehrlich gesagt: Manchmal lasse ich meinen Boss auch extra auflaufen, um mich zu rächen.«

Anfänglich hatte er aus Verunsicherung, Angst und Übermotivation heraus noch wie ein Sklaventreiber versucht, seine Mitarbeiter anzutreiben und seinen Druck an diese weiterzugeben. Durch die tiefer gehende Reflexion des biografischen Hintergrundes konnte er die frei gewordene Energie erfreulicherweise jedoch bald für die Arbeit an seinen Veränderungswünschen nutzen. Wir werfen erneut einen Blick auf seine beiden Zeichnungen:

Ich stehe aufrechter da
Herr F.: Im Ziel-Bild stehe ich viel aufrechter da. Mir fällt jetzt erst auf, dass ich darin lache. Mein Lachen ist mir zwischenzeitlich verloren gegangen, ich bin viel zu ernst geworden.
Coach: Könnten Sie das etwas näher erläutern?
Herr F.: Ich glaube mittlerweile, dass ich einen dicken Minderwertigkeitskomplex hatte, gegen den ich verzweifelt angekämpft habe. Ich wollte Veränderungen erzwingen und bin dabei total blind vorgegangen. Außerdem habe ich mich zu sehr angespannt, wir hatten das ja im Zusammenhang mit der Körperübung schon herausgearbeitet.
Coach: Was folgt aus dieser Erkenntnis jetzt für Sie?
Herr F.: Ich lasse es lockerer angehen, bleibe aber bei meinen Zielen. Immerhin habe ich ein Ziel schon erreicht. Ich kann die Meta-Ebene jetzt schon besser einnehmen und über mich und die ganze Situation von einer anderen Warte aus nachdenken. Und ich erkenne, dass ich handeln muss.
Coach: Was heißt das genau?
Herr F.: Es gibt einige Konflikte mit meinen Mitarbeitern, die ich gleich morgen ansprechen werde. Außerdem gibt es da zwei Streithähne, die ich an einen Tisch holen muss, damit deren Konflikt nicht weiter eskaliert.

In den nachfolgenden Gesprächen berichtet Herr F. von einem deutlich bewussteren Umgang mit seinen Ängsten und seinem Ärger.

Herr F.: Ich analysiere meine Gefühle und bastele mir dann eine Strategie, wie ich beispielsweise meine Angst überwinden und meinen Ärger besser kanalisieren kann.

Coach: Das klingt interessant. Wie kann ich mir das vorstellen?

Herr F.: Auch wenn es zum Teil alte Freunde von mir sind, sage ich jetzt deutlicher, was ich von ihnen erwarte. Einigen habe ich ganz offen gesagt, dass es mir nicht leichtfällt, jetzt den Teamleiter-Hut aufzuhaben. Dann habe ich darauf hingewiesen, dass es ab jetzt dazu gehört, Anweisungen zu geben.

Coach: Ich verstehe es so, dass Sie jetzt unbequemer geworden sind. Das ist ja eines Ihrer Ziele.

Herr F.: Stimmt. Ich habe zwar ordentlich geschwitzt, aber es tat mir gut und hat mir Respekt verschafft. In der letzten Teamsitzung habe ich allen mitgeteilt, dass die Urlaubsregelung ab sofort verstärkt an den dienstlichen Erfordernissen ausgerichtet wird – und ich nur in begründeten Ausnahmefällen Kompromisse eingehe. Das ist zwar nicht von allen gut aufgenommen worden, aber einige waren fast erleichtert, dass ich jetzt Klartext gesprochen habe.

Coach: Und wie haben Sie diese Veränderung hinbekommen?

Herr F.: Ich habe mir klargemacht, dass ich nicht von allen geliebt werden muss und dass ich es niemals allen werde recht machen können. Es geht darum, dass die Arbeit sachgerecht erledigt wird. Ich habe auch meine Stellvertreter ins Boot geholt und sie gebeten, mich zu unterstützen. Das hatte ich noch nie getan, weil ich immer alles mit mir allein abgemacht habe und dachte, das ist Stärke. Aber letztlich hat es mich geschwächt.

Es ist nicht genug

In den zu Beginn des Coachings als wichtig erachteten Führungskompetenzen macht Herr F. wesentliche Fortschritte. Doch in den Gesprächen mit seinem Vorgesetzten wird deutlich, dass dieser trotz der anderslautenden Vereinbarung vorwiegend an besseren Zahlen interessiert ist. Dieser signalisiert bereits nach kurzer Zeit, dass er enttäuscht sei, weil die Ergebnisse nicht stimmen (»Da schicke ich dich schon zum Coaching und das Team wird nicht besser«).

Sie erinnern sich: Die Ausgangsfragestellung bestand unter anderem darin zu klären, ob es Sinn macht, Herrn F. in dieser Führungsposition zu belassen. Da Herr F. sich ungerecht bewertet fühlt, weist er seinen Vorgesetzten darauf hin, dass er das Coaching nur fortsetzt, wenn dessen

Kriterien für seine Beurteilung transparent sind. In einem von mir moderierten Zwischengespräch mit dem Vorgesetzten wird beschlossen, dass die Kriterien für eine erfolgreiche Veränderung präzisiert und für Herrn F. nachvollziehbar sein müssen. Der Eindruck, dass der Vorgesetzte seine Kriterien beliebig ändert und immer wieder eine »Ja-aber-es-ist-nicht-genug-Haltung« einnimmt, wird von mir direkt angesprochen. Der Vorgesetzte gelobt Besserung. Die folgenden Gespräche verlaufen aus Sicht des Coachees danach konstruktiver und für ihn befriedigender, da seine Veränderungen gewürdigt werden. Dennoch bleibt für ihn ein bitterer Beigeschmack, dass die Kennzahlen seines Teams nur geringfügig besser werden und die Chemie zwischen ihm und seinem Chef sich trotz des Moderationsgespräches kaum verbessert.

Eine Zeit lang fühlt sich Herr F. durch Kritik an seinem Führungsstil als ganze Person infrage gestellt. Allmählich begreift er, wie wichtig es ist, seine Leistung von seiner Person zu trennen. Er macht sich bewusst, dass er als Mensch in Ordnung ist, selbst wenn er Erwartungen anderer enttäuschen muss. Eine Weile schwankt er zwischen dem Bemühen, es sich und seinem Unternehmen zu beweisen, und dem Wunsch, einfach »alles hinzuschmeißen«. Bei diesen Überlegungen kalkuliert er die Möglichkeit ein, dass »es ein Spießrutenlaufen« geben könnte, wenn er seine Leitungsposition aufgibt.

Die Karriereleiter hinabsteigen
Er schaut sich sein Ziel-Bild noch einmal genauer an und wird nachdenklich.

Herr F.: Bislang habe ich stets versucht, die Karriereleiter hochzuklettern bzw. mich oben zu halten. Jetzt denke ich, dass man eine Leiter auch hinabsteigen kann.
Coach: Wie meinen Sie das?
Herr F.: Ich hatte gehofft, den Problemberg abbauen zu können. Doch so richtig ist mir das nicht gelungen. Das ist frustrierend. Und außerdem hätte ich all die Probleme gar nicht, wenn ich nicht Teamleiter wäre.

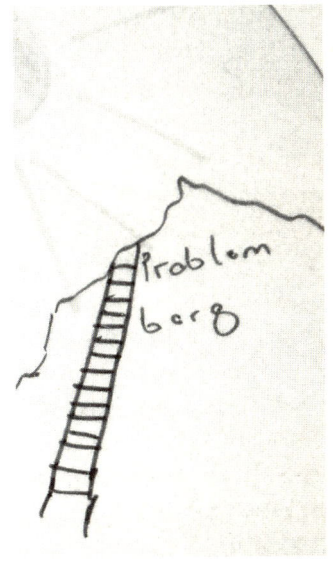

Coach: Ich verstehe es so, dass Sie jetzt an einen Punkt gekommen sind, wo es um eine Entscheidung geht. Ist das so?

Herr F.: Irgendwie ja. Ich möchte nicht mehr von der Beurteilung anderer abhängig sein. Ich habe den Eindruck, unter meinem derzeitigen Chef trotz aller Beteuerungen nicht wirklich eine Chance zu haben. Er führt den Laden nach Gutsherrenart. Ich kenne ihn seit Langem und glaube nicht mehr daran, dass er seine Einstellung mir gegenüber wirklich ändert.

Coach: Sie überlegen anscheinend, Ihre Führungsposition aufzugeben. Welche Vor- und Nachteile könnte diese Option haben?

Herr F.: Ich befürchte, als Versager dazustehen, der es nicht gepackt hat. Vielleicht zeigt der eine oder andere auch mit dem Finger auf mich. Ein Teil von mir hat Angst, vorgeführt zu werden.

Coach: Und es gibt noch einen anderen Teil in Ihnen?

Herr F.: Der sieht die Vorteile. Ich wäre entlastet und würde meinen inneren Frieden wieder finden. Ich habe einen Bekannten, der einen solchen Schritt schon hinter sich hat.

Coach: Und, welchen Eindruck hat er Ihnen vermittelt?

Herr F.: Er sah ganz zufrieden aus. Ich erinnere mich, dass er eine ganze Weile mit sich gerungen hat, letztlich aber von seiner Position zurückgetreten ist. Seine Familie hat davon profitiert, denn er hatte wieder mehr Zeit für seine Frau und Kinder. Eigentlich habe ich Hochachtung vor ihm.

Coach: Können Sie sich vorstellen, unabhängig vom Urteil anderer, sich selbst mit der gleichen Hochachtung zu begegnen, falls Sie sich für diesen Schritt entscheiden?

Herr F.: Da bin ich noch nicht sicher. Ich muss das alles noch mal überschlafen und mit meiner Familie besprechen. Außerdem bin ich mir nicht sicher, ob ich dann an einen anderen Standort versetzt werden würde.

In einem vertraulichen Gespräch mit der Personalabteilung spricht Herr F. offen seine Überlegungen und Befürchtungen an. Erfreulicherweise sichert man ihm zu, am bisherigen Standort bleiben zu können. Außerdem signalisiert man ihm, dass man seiner Entscheidung mit großem Respekt begegnen würde, schließlich diene das Coaching für beide Seiten dazu, eine Klärung herbeizuführen.

In der letzten Coaching-Sitzung beschäftigt sich Herr F. mit der Frage, wie er einen möglichen Rücktritt bewerten kann. Es ist interessant zu hören, wie er sich an eine für ihn stimmige kognitive Umbewertung herantastet:

Passt der Anzug?

Herr F.: Ich bin mir nicht sicher, wie ich mir selbst gegenüber einen Verzicht auf die Position verkaufen soll.

Coach: Welche Varianten fallen Ihnen denn ein?

Herr F.: Ich könnte heldenhaft die Niederlage eingestehen und zugeben, dass ich nicht geeignet bin.

Coach: Sie würden es als Niederlage verkaufen und sich als ungeeignet darstellen. Wie würde sich diese Version auswirken?

Herr F.: Ich würde als unfähiger Loser vor mir selbst dastehen. Mein Selbstwert wäre wohl wieder im Keller, weil ich meine alten Überzeugungen bestätige.

Coach: Und sich klein und mickrig fühlen?

Herr F.: Ja, das käme wohl dabei raus. Aber eigentlich bin ich hier angetreten, um gestärkt aus dem Coaching zu gehen. Diese Sichtweise würde mich eindeutig schwächen.

Coach: Es klingt so, als würden Sie diese Variante nicht wirklich wollen. Welche Alternativen kommen noch infrage?

Herr F.: Ich könnte mir sagen, dass der Anzug mir nicht gepasst hat. Er war eine Nummer zu groß. Das klingt schon freundlicher.

Coach: In diese Richtung könnten Sie also weiter denken?

Herr F.: Ja. Ich könnte sogar behaupten, dass der Anzug passte, aber die Umstände nicht.

Coach: Und wie erleben Sie diese Sichtweise?

Herr F.: Deutlich besser. Wenn ich darüber nachdenke, wird mir klar, dass das nicht mal gelogen ist. Ich finde, dass ich mein Führungsverhalten durchaus verbessert habe. In einigen Gesprächen wurde mir das auch bestätigt.

Coach: Was meinen Sie genau?

Herr F.: Ich habe mich mehr durchgesetzt und habe es geschafft, im positiven Sinne unbequem zu werden, weil ich Ziele erreichen wollte. Das Kumpelhafte zu meinen Mitarbeitern habe ich bis auf wenige Ausnahmen aufgegeben und habe andere Prioritäten gesetzt als früher.

Coach: Und Sie wollten die Frage klären, ob Sie unter den gegebenen Umständen Ihre Position weiter bekleiden wollen? Sind Sie dieser Klarheit jetzt näher gekommen?

Herr F.: Ich denke schon, aber etwas Zeit gebe ich mir noch. Ich melde mich.

Einige Tage nach dem letzten Coaching ruft mich Herr F. an und informiert mich darüber, dass er die Führungsposition aufgegeben habe. Die Entscheidung habe ihm noch einige Bauchschmerzen bereitet, sei jetzt aber gefallen. Zwei Monate später schreibt er mir eine E-Mail und berichtet:

Ich bin so froh, es war die richtige Entscheidung. Die Quälerei hat ein Ende, und ich fühle mich wieder rundum wohl. Die Sonne scheint, und ich kann wieder lachen!

Fallbeispiel 3: Ich bin so verletzt – und so lebendig!

Bisher wurde der Prozess zweier Männer im Coaching vorgestellt. Last but not least folgt nun das Fallbeispiel einer Frau. Auf den nächsten Seiten beschreibe ich den Verlauf einer Beratung, in dem Kränkungen eine zentrale Rolle spielen. Die Kränkungsanlässe, die persönliche Kränkungsreaktion und der Umgang damit stehen bei der Betrachtung im Vordergrund. Die Beratung umfasste insgesamt neun Termine in einem Abstand von vier bis sechs Wochen. Das folgende Bild soll vorab einen ersten Einblick in den gefühlten Ist-Zustand (linker Kreis) und den gewünschten Soll-Zustand (rechter Kreis) geben. Frau S. drückt darin ihr emotionales Erleben sehr pointiert aus. Die Anmutung ihrer Zeichnungen macht mich schnell neugierig, und ich bin gespannt auf den weiteren Verlauf. Doch zuerst möchte ich die Ratsuchende und ihr Anliegen etwas genauer vorstellen.

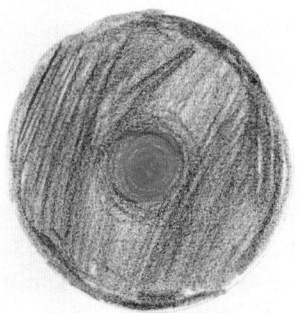 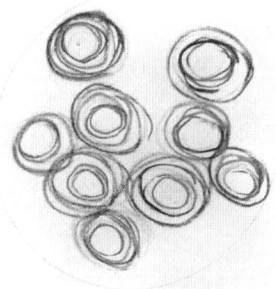

Ausgangslage
Frau S. ist Diplom-Pädagogin und kommt auf Empfehlung einer Kollegin. Sie ist 47 Jahre alt und arbeitet seit 18 Jahren als stellvertretende Leitung in einer staatlichen Bildungseinrichtung. Dort arbeiten über-

wiegend »konservativ eingestellte« Männer. Außerdem ist sie im Umweltschutz aktiv. Sie arbeitet eng mit einer jüngeren Kollegin zusammen, die einen Doktortitel trägt. Frau S. vermutet, dass die Leitung diese für höhere Aufgaben aufbauen will. Sie empfindet dies als ungerecht und ist »auch neidisch. Ich musste immer kämpfen und ihr wird es nachgeworfen.« Vor einigen Monaten ist sie mit dieser Kollegin wegen einer unklaren Absprache heftig aneinandergeraten.

Außerdem gibt es Machtkämpfe mit einem Abteilungsleiter, der ihre Kompetenz zu untergraben versucht, indem er sie nicht an wichtigen Entscheidungen beteiligt. Ein anderer Kollege schneidet sie, seitdem sie ihm einmal »Kontra« gegeben hat. Frau S. wirkt im ersten Gespräch emotional sehr aufgewühlt. Es ist zu spüren, dass sie wegen der ausbleibenden Anerkennung sehr verletzt ist. Sie ist sichtlich entlastet, endlich Raum für die Darstellung *ihrer* Sicht der Dinge zu haben. Sie freut sich darüber, im Coaching einen Ort zu haben, an dem sie sich »sortieren« kann. Da Frau S. emotional sehr involviert wirkt und sich selbst als »Gefühlstyp« einordnet, macht es Sinn, sie auf dieser Ebene abzuholen. Daher schlage ich ihr vor, ihr gefühlsmäßiges Erleben der aktuellen Situation in einem Kreis fokussiert darzustellen.

I. So ist es – So sieht es in mir aus

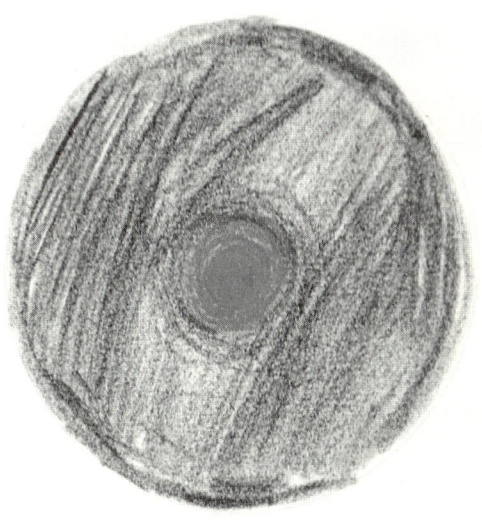

Farbtafel
Bild 29

191

Das Graue um den Mittelpunkt herum stellt meine Kränkbarkeit dar. Die ist ziemlich groß, aber auch verdichtet. In der Mitte ist die Farbe Rot, das ist meine Wut.

Da Frau S. von ihrem Bild und der Wirkung auf sie sehr angetan ist, möchte ich das folgende Gespräch darüber in Auszügen wiedergeben. Es hält einige Überraschungen bereit:

Da steckt viel Kraft drin

Frau S.: Es ist seltsam, nachdem ich das Bild gemalt habe, bin ich total ruhig geworden. Ich hatte gedacht, es würde mich eher aufwühlen.

Coach: Sie sind also angenehm überrascht. Haben Sie eine Vermutung, wodurch Ihr Werk so beruhigend auf Sie wirkt?

Frau S.: Vielleicht ist es der Punkt in der Mitte. Mein Ärger wirkt auf einmal zentriert. Ich merke, wie viel Kraft darin steckt.

Coach: Das ist spannend. Wie meinen Sie das?

Frau S.: Ich hatte erwartet, dass meine Wut hin und her schießt. So wollte ich es eigentlich auch zeichnen, weil es mich oft so aufwühlt. Aber als ich mich hinsetzte und kurz sammelte, tauchte dieses Bild in mir auf.

Coach: Wenn Sie es auf sich wirken lassen, was fällt Ihnen noch auf?

Frau S.: Es erinnert mich an eine Zielscheibe. Das macht mich plötzlich ganz traurig. Ich spüre einen Schmerz in mir, den ich gern verbergen würde.

Coach: Sie meinen, Ihr Schmerz ist so unangenehm, dass er besser nicht von anderen gesehen werden soll?

Frau S.: Ja, ich schäme mich dafür. Aber eigentlich macht es mich eher traurig. Mir wird klar, dass ich oft zur Zielscheibe für andere geworden bin. Das tut weh.

Coach: Ist es möglich, zu dieser Mischung aus Trauer und Schmerz noch etwas zu sagen? Oder wollen Sie es für heute dabei belassen?

Frau S.: Ja, das muss ich erst mal sacken lassen. Da wurde ein wunder Punkt berührt, und wenn ich jetzt auf das Bild gucke, sieht es auch so aus. Der rote Punkt in der Mitte ist nicht nur meine Wut, sondern auch eine Wunde.

Coach: Könnten Sie dieser Wunde zum Abschluss noch einen Namen geben? Dann haben wir eine Orientierung und wissen beide, über welche Verletzung es sich eigentlich handelt.

Frau S.: Das ist meine Kränkbarkeit. Ich glaube, sie hat etwas damit zu tun, dass ich mich nicht gesehen und wertgeschätzt fühle. Ich muss aufpassen, nicht immer darin rumzustochern oder rumstochern zu lassen.

Exploration

Frau S. berichtet in der nächsten Sitzung davon, dass die Arbeit ihrer Abteilung innerhalb der Bildungsstätte nicht die Wertschätzung erfährt, die sie verdient. Es gibt zwar Lippenbekenntnisse, jedoch keine strukturellen und finanziellen Verbesserungen. Im Gespräch rutscht sie schnell in eine Opfer-Position und beklagt, was die bisherigen Vorgesetzten ihr alles angetan haben. Dann stellt sie fest: »Es gibt dort keinen Platz für mich.« Sie sieht sich als »Einzelkämpferin, doch keiner dankt es mir!« Auf der emotionalen Ebene changiert sie zwischen Ohnmacht und Wut. Sie wirkt wie traumatisiert. »Ich engagiere mich viel für andere, doch wer unterstützt mich?« Sie fragt sich, ob sie »nicht nett genug« sei. Frau S. meint, zu »impulsiv« zu sein, »ich bin eben der emotionale Typ, damit haben besonders die männlichen Kollegen ihre Probleme.«

In der vertieften Exploration zeigen sich auffällige Parallelen zwischen der Atmosphäre bei ihrem Arbeitgeber und der in ihrem Elternhaus. Die dort herrschenden Entbehrungen und Ungerechtigkeiten hat sie bislang kaum betrauert und »bewütet«. Frau S. stammt aus einer kinderreichen Familie, in der es kaum Raum für ihre Belange gab. Sie wurde oft übersehen. Der Neid unter den Geschwistern war ausgeprägt. Es gab zahlreiche Situationen, in denen sich Frau S. ausgeschlossen und isoliert erlebte. Vor diesem Hintergrund hatte sie gelernt, an sich zu zweifeln, eigene Bedürfnisse für die der anderen »zu opfern« und vieles »zu erdulden«. Frau S. spürt, dass die unbearbeiteten Themen ihrer Biografie stark in die aktuellen Konflikte hineinwirken. Da in einem Coaching biografische Vertiefungen nur begrenzt möglich und sinnvoll sind, entschloss sie sich, ergänzend eine Psychotherapie zu beginnen.

Ziele und Auftragsklärung

Anschließend formuliert Frau S. ihre Ziele. Sie möchte lernen, ihre Interessen besser zu vertreten, und herausfinden, in welchen Bereichen sich ein Engagement lohnt. Es ist ihr wichtig, dies reflektiert zu tun und vorher darüber nachzudenken, auf welche Weise sie das tun kann. Ein von ihr als »sinnlos« bezeichnetes »Kämpfen« möchte sie aufgeben, weil sie den Eindruck hat, »dadurch so viel Kraft zu verlieren«. Daraus ergeben sich für sie drei wesentliche Fragestellungen:

- Wie kann ich mich besser abgrenzen und schützen?
- Wie kann ich gegenüber meinen Vorgesetzten und Kollegen meinen Wert dokumentieren?

■ Ist es angemessen, meine Gefühle zu zeigen? Macht mich das unter Umstanden noch angreifbarer? In welcher Form kann ich sagen, was ich empfinde, ohne mich zu sehr auszuliefern?

Planung der Beratung

Ich möchte einige meiner Überlegungen für die Gestaltung dieser Beratung vorstellen. Da Frau S. ein hohes Kränkungspotential in sich trägt, scheint es mir wichtig zu sein, ihr das Gefühl zu vermitteln, in ihrem Schmerz angenommen zu sein. Da sie dazu neigt, sich selbst infrage zu stellen, halte ich es für ratsam, sie darin zu fördern, die Gründe für die geschilderten Missstände nicht ausschließlich in sich selbst zu suchen. Es macht vielmehr Sinn, die Ursachen differenziert zu betrachten. Um gemeinsam mit ihr aus einer Meta-Perspektive heraus die Zusammenhänge ihres Arbeitsfeldes anzuschauen, bitte ich sie, die relevanten Personen innerhalb ihres Arbeitsbereiches mit kleinen Holzfiguren aufzustellen. Dadurch lassen sich Informationen über das Beziehungsgeflecht, hierarchische Strukturen, Interessenlagen und die Kultur in ihrem Arbeitsbereich gewinnen. Da sie emotional sehr verstrickt wirkt, ermöglicht ihr dieses Vorgehen außerdem, die Situation mit mehr Abstand betrachten zu können.

Nachdem die relevanten Aspekte zusammengetragen wurden, entsteht folgender Eindruck: Frau S. ist in einem von tendenziell männlichen Normen geprägten Arbeitsfeld tätig. Dort sind Emotionen eher nicht willkommen, sondern werden tendenziell als Schwäche angesehen. Da Frau S. schlechte Erfahrungen aus dem Elternhaus in sich trägt, die sie in besonderem Maße für Kränkungen, Entwertungen und Ausgrenzungen sensibel sein lassen, kämpft sie an zwei Fronten: Gegen die aktuelle Bedrohung von außen (Entwertung, ausbleibende Unterstützung, Anerkennung und Beförderung) und von innen (starke Gefühlsreaktionen und aufbrechender Schmerz). Dadurch steigt der innere Druck, sie ist überfordert. Vor diesem Hintergrund nutzt Frau S. den Anfang des Coachings dazu, sich erst einmal Luft zu verschaffen und ihr emotionales Erleben zu schildern. Während dieser Phase stehen die Überlegungen, wie sie ihren Selbstwert schützen bzw. dokumentieren kann, im Vordergrund. Dies ist eines ihrer zu Beginn formulierten Anliegen. Gleichzeitig sucht sie nach Wegen, das Verhalten ihrer Kollegen in einer angemessenen Weise zu konfrontieren.

Um sie darin zu unterstützen, bitte ich sie, ihre Ziel-Vorstellung zu verbildlichen. Sie zeichnet folgendes Bild (S. 195).

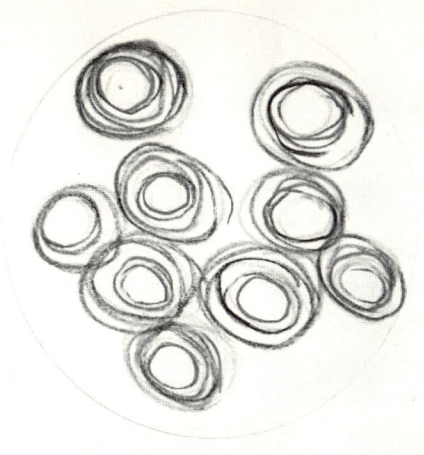

Der Schmerz hat sich aufgelöst, ich bin innerlich nicht mehr ver-
krampft. Es dreht sich nicht mehr alles um meine Kränkungen. Meine
Wut hat sich in Lebendigkeit verwandelt. Da ist viel mehr Lebensfreude
und Licht. Es gibt Vielfalt.

Im Gespräch darüber, wie sie zu diesem gewünschten Befinden
kommen kann, fällt ihr ein, dass sie »loslassen muss«.

Coach: Was meinen Sie genau mit »loslassen«?

Frau S.: Ich bin zu sehr auf Anerkennung fixiert. Ich gebe dadurch anderen viel
zu viel Macht über mich. Und alles dreht sich nur noch um die Arbeit. Da
stimmt was in der Gewichtung nicht.

Coach: Sie würden gern andere Schwerpunkte setzen?

Frau S.: Ja, die Auseinandersetzungen am Arbeitsplatz nehmen zu viel Raum ein.
Vielleicht ist es besser, wenn ich die Anerkennung mehr in meinem Ehrenamt
suche und mich wieder meinen Hobbys zuwende.

Coach: In Ihrem Bild findet sich eine beeindruckende Vielfalt. Sie haben darin
Ihren Wunsch nach Lebendigkeit ausgedrückt. Wie kann ich mir das konkret vorstellen?

Frau S.: Ich tanze sehr gern, habe das aber seit Jahren nicht mehr gemacht. Die
Kreise können auch für neue Begegnungen mit Menschen stehen. Früher
habe ich auch gern im Chor gesungen, aber das alles ist eingeschlafen.

Coach: Lässt sich das möglicherweise wieder zum Leben erwecken?

Frau S.: Ich möchte nicht beides wieder beleben, aber wieder zu tanzen würde mir
gefallen.

195

Let's dance

Der Schritt, sich wieder zum sonntäglichen Tanztee in ihrem Wohnort zu begeben, fällt ihr relativ leicht und verleiht ihr neuen Schwung. Schwieriger ist es, problematische Situationen am Arbeitsplatz zu bewältigen. Im Verlauf des Coachings bestätigt sich die Annahme, dass durch die geringe Wertschätzung und die anhaltenden Konflikte mit der Kollegin und dem Abteilungsleiter alte Wunden und Kränkungen aufgerissen werden. Insbesondere Zweifel an ihrer Person (»Ich frage mich, ob ich richtig bin.«) und an ihrem Leistungsvermögen (»Ich bin nicht gut genug.«) trüben ihre Wahrnehmung und ihr Selbstbild ein. Außerdem zeigt sich eine Neigung, die Schuld für Probleme ausschließlich bei sich selbst zu suchen. Erfreulicherweise hat sie mittlerweile eine gute Therapeutin gefunden, mit der sie diese Themen aufarbeiten kann. So kann sie nach einer Phase des Klagens damit aufhören, sich selbst abzuqualifizieren. Sie blickt erneut auf ihr erstes Bild und entdeckt zum zweiten Mal: »Da ist viel Kraft in mir, und die setze ich jetzt sinnvoll ein, um meine Ziele zu erreichen.«

Da Frau S. als ausgebildete Pädagogin auch über fundiertes psychologisches Wissen verfügt, ist es von Anfang an gut möglich, die Mechanismen ihrer Kränkungsreaktion herauszuarbeiten. Da sie die Heftigkeit ihres Zorns in Zusammenhang mit ihrer Biografie bringen kann, ahnt sie, dass in ihren Reaktionen auf die Kollegin eine starke Projektionsneigung mitschwingt.

Frau S.: Wir bleiben oft in gegenseitigen Vorwürfen stecken. Ich halte sie für verkopft und egoistisch. Sie lässt keinen an sich ran und beansprucht den ganzen Raum für sich. Teilen kann sie nicht.

Coach: Das Gefühl kennen Sie anscheinend gut aus Ihrer Familie. Sie kommen mit Ihren Anliegen nicht durch. Ist das so?

Frau S.: Ja, es ist wie mit meinen Geschwistern. Da ist keine Solidarität, jeder ist sich selbst der Nächste. Ich hasse das.

Coach: Sie sprachen davon, dass auch Neid eine große Rolle spielte.

Frau S.: Ja. Ich habe mich um vieles gekümmert, aber das wurde erwartet und hingenommen. Wenn ich mal etwas für mich hatte, sollte ich gleich teilen. Die anderen wurden bevorzugt. Ich sollte die Vernünftige sein und für alles Verständnis haben. Wahrscheinlich macht es mich deswegen so extrem zornig, dass meine Kollegin nur wegen ihres Doktortitels besser dasteht und ich übergangen werde.

Coach: Sie meinen, dass Ihr Ärger schon berechtigt ist, aber zu heftig ausfällt?

Frau S.: Wenn ich ehrlich bin, bekommt meine Kollegin mehr Ärger ab, als ihr
zusteht. Sie kann ja letztlich nichts dafür, dass man sie wegen ihres akademi-
schen Titels hervorhebt. Aber trotzdem ist wichtig, mit ihr zu besprechen, was
mich stört.

Coach: Sie wollten lernen, mit Ihren Gefühlen bewusster umzugehen. Haben
Sie schon eine Idee, wie das in diesem Fall aussehen könnte?

Frau S.: Ich werde sachlicher sein und mich nicht mehr so echauffieren. Es reicht,
wenn ich benenne, was mir nicht gefällt. Ich muss deswegen nicht gleich
Schaum vor dem Mund haben (lacht).

In der folgenden Woche kommt es zu einem klärenden Gespräch mit
der Kollegin. Durch die Rücknahme der heftigen Projektionen gelang
es ihr, sich besser abzugrenzen und »im Ton moderat zu bleiben. Wir
konnten nicht alles klären, aber ein Anfang ist gemacht. Ich kann wieder freier arbeiten.« Um einen »gesunden Abstand« halten zu können,
entschieden sie und ihre Kollegin, für eine gewisse Zeit eine bisher gemeinsam wahrgenommene Supervision auszusetzen. Außerdem gelang
es beiden besser als bisher, den Argumenten der anderen zuzuhören,
ohne zu eskalieren.

Wer kränkt, ist krank

In der nächsten Sitzung schildert Frau S. ein Erlebnis, das sie gekränkt
hat. Ein Kollege, dem sie in einer vorangegangenen Sitzung in einem
Diskussionspunkt widersprochen hatte, gibt ihr im Beisein anderer bewusst als Einziger nicht die Hand. Sie erlebt dies als Machtspiel und
Ausgrenzung.

Frau S.: Es ist schon reichlich unverschämt, was da läuft. Klar triggert das meine
Kindheitserfahrungen und ich könnte explodieren, aber genau das würde
mich angreifbar machen.

Coach: Woran denken Sie?

Frau S.: Ich kenne die Sichtweise einiger Herren doch. Dann heißt es hinter vor-
gehaltener Hand, »die hysterische Alte hat sich nicht im Griff«. Das wurde
mir so ähnlich auch schon mal vorgworfen, ich solle nicht alles so persönlich
nehmen.

Coach: Wie denken Sie darüber?

Frau S.: Ich halte es für Unsinn, ich muss mir nicht alles bieten lassen. Schon gar
nicht solche üblen Verhaltensweisen. Andererseits will ich diplomatischer da-
mit umgehen.

Coach: Diplomatischer? Was meinen Sie damit?

Frau S.: Ich habe jetzt begriffen, dass Gefühle und »Beziehungsgespräche« an meinem Arbeitsplatz nicht erwünscht sind. Also muss ich das weitestgehend akzeptieren, auch wenn es mir schwerfällt.

Coach: Sie wollten lernen, sich besser zu schützen und abzugrenzen. Wie kann das in diesem konkreten Fall aussehen?

Frau S.: Ich muss abwägen, ob es sich lohnt, mit diesem Kollegen in die Konfontation zu gehen. Mir wird zunehmend klarer, dass meine Gefühle zu mir gehören und ich selbst entscheiden kann, wie ich mit ihnen umgehe.

Coach: Können Sie das näher erläutern?

Frau S.: Ich finde, meine Gefühle sind ein Teil meiner Lebendigkeit und durchaus wertvoll. Aber nicht jeder hat es verdient, dass ich diesen Schatz mit ihm teile.

Coach: Ist es so, dass Sie Ihren »Gefühls-Schatz« sorgsamer verwalten möchten?

Frau S.: Es klingt seltsam, aber es geht auch um eine Art »Investment«, und manchmal lohnt es sich nicht, Gefühle und Energie in ein aussichtsloses Unterfangen zu investieren. Je länger ich darüber nachdenke, komme ich zu dem Schluss, dass dieser Kollege in diese Kategorie gehört.

Coach: Wie lautet dann Ihr Fazit aus dieser Erkenntnis?

Frau S.: Wer andere kränken muss, um sich besser zu fühlen, ist krank! Ich werde sein Verhalten genauso ignorieren, wie er mich ignoriert. Er hat schließlich damit zum Ausdruck gebracht, dass er an einem guten Kontakt mit mir nicht interessiert ist. Ich sehe das jetzt als Zeichen seiner Schwäche und seiner Unfähigkeit, Konflikte produktiv auszutragen. Er ist die Niete, nicht ich!

Coach: Das hört sich nach einer ganz neuen Sichtweise an.

Frau S.: Ja, die habe ich mir mühsam erarbeitet, aber ich finde sie stimmig. Und außerdem spare ich meine Energie jetzt für die schönen Dinge im Leben auf: Er hat es nicht verdient, dass ich ihm so viel persönliche Aufmerksamkeit zukommen lasse.

Ich gebe mir Wert

Durch den Zuwachs an Selbstwertschätzung wird es Frau S. möglich, eigene Belange weniger emotional, aber doch beharrlich zu vertreten. In der Endphase des Coachings erhält sie von ihrem Vorgesetzten eine Beurteilung, die sie als »unangemessen durchschnittlich« und »Degradierung« empfindet. »Ich sehe meine Leistungen darin nicht wirklich gewürdigt.« Sie wird selbstbewusster und entscheidet sich, den Vorgesetzten auf die aus ihrer Sicht unangemessene Beurteilung anzusprechen und ihre bisherigen Leistungen herauszustellen. Dazu bereitet sie das Gespräch sorgfältig vor und trägt zusammen, welche Aufgaben sie im letzten Jahr erfolgreich bewältigt hat. In diesem Gespräch wird sehr kontrovers diskutiert. Durch die gute inhaltliche Vorbereitung und den Vorsatz, sachlich zu argumentieren, gelingt es Frau S., »nicht einzuknicken, sondern auf Augenhöhe zu verhandeln«.

Frau S.: Ich habe darauf bestanden, dass die Bewertung geändert wird. Damit hatte er nicht gerechnet.

Coach: Er hatte ein anderes Bild von Ihnen?

Frau S.: Anscheinend ja. Ich habe es in der Vergangenheit aus Angst vor Konflikten versäumt, Erwartungen genauer abzuklären, und Vorstellungen, die mich betreffen, zurückgehalten.

Coach: Das hat zu einem falschen Bild von Ihnen geführt?

Frau S.: Ja. Ich hatte oft das Gefühl, zu kurz zu kommen, und habe es hingenommen. Da spielte wohl die alte Wunde eine Rolle. Ich war eine Weile verunsichert, weil ich so eine starke Ladung und Verunsicherung in mir hatte, und habe stillgehalten. Da ist vermutlich das Bild entstanden, »das ist eine Frau, mit der man alles machen kann«.

Coach: Und wie ist es jetzt?

Frau S.: Das ist weitestgehend vorbei. Ich habe ein neues Leitmotiv für meine Arbeit entwickelt.

Coach: Und wie lautet es?

Frau S.: Ich arbeite sorgfältig und professionell. Dazu gehört, dass ich Erwartungen kläre und meine Rolle so interpretiere, dass ich vernünftig arbeiten kann. Dadurch schütze ich mich auch vor Enttäuschungen.

Coach: Sie haben Ihr Ziel also erreicht und einen Weg gefunden, sich zu schützen und mit Ihren Gefühlen bewusster umzugehen?

Frau S.: Ja, ich bin zufrieden mit mir. Und ich bin stolz darauf, dass meine Bewertung geändert wurde und ich dadurch eine höhere Einstufung bekommen habe. Ich habe meinen Wert hartnäckig dokumentiert – das fühlt sich einfach gut an!

VIII. Work in progress

In diesem Buch habe ich versucht, einen ersten Einblick in die Grundlagen der Arbeit mit dem »fokussierten Selbst« zu geben. Um diese nachvollziehbar und interessant zu gestalten, habe ich eine Auswahl an Fallbeispielen getroffen, die wesentliche therapeutische Behandlungsfelder beinhalten, und darüber hinaus auch Fragestellungen aus dem Coachingbereich aufgegriffen. Es liegt in der Natur der Sache, dass bei einer solchen Auswahl andere, nicht minder interessante, therapeutisch relevante Störungsbilder und Themenbereiche außen vor bleiben.

1.   Weitere Themenfelder und Ausblick

Spannend ist beispielsweise die Begleitung von Menschen mit Suchterkrankungen und deren Umgang mit Suchtdruck. Gerade in Krisenzeiten scheint es diesen Patienten zu helfen, eine klare, *verbildlichte* Alternative zum »Rückfall« vor Augen zu haben. Darüber hinaus können möglicherweise aggressionsgehemmte bzw. impulsive Patienten, die lernen möchten, sich besser auszubalancieren, von diesem Ansatz profitieren. Insbesondere die starke Ressourcenorientierung und Handlichkeit der Methode scheint auch für Menschen mit traumatischen Erfahrungen hilfreich zu sein. Dadurch, dass neben dem Trauma-Modus ein neuer, als sicher erlebter »Er«-Lösungs-Modus (Zitat einer Patientin) herausgearbeitet und *verbildlicht* wird, haben Patienten eine Wahlmöglichkeit unmittelbar vor Augen. Dies wird als befreiend erlebt und fördert die Fähigkeit, sich innerlich zu stabilisieren und selbstwirksam steuern zu können. Auch für die Arbeit mit Introjekten eröffnen sich neue Perspektiven, wenn sowohl das Introjekt als auch das »Gegen«-Introjekt verbildlicht werden.

In der Paartherapie kann die fokussierte Darstellung der Problem- sowie der Lösungsmodi in der Beziehungsdynamik unterstützend wirken. Ebenso scheint das Herausarbeiten immanenter »Beziehungsbilder« dabei zu helfen, unterschiedliche Vorstellungen der Partner besser nachvollziehen zu können.

In all diesen Anwendungsfeldern befindet sich die Methode in einem Stadium des »Work in progress«, sodass entsprechende Beispiele noch keinen Eingang in dieses Buch gefunden haben.

Die bisherigen Erfahrungen weisen darauf hin, dass die therapeutische Arbeit durch dieses fokussierende Angebot produktiver wird, weil es die Mitarbeit, Autonomie und das Selbstwirksamkeitserleben des Patienten erheblich fördert. Auch scheint der Modus-Gedanke viele Patienten anzusprechen (Zitat: »Ich habe mir die Bilder mit den zwei ›Zuständen‹ angeschaut und wusste wieder, worum es geht und welche Richtung ich einschlagen muss«.).

Da mir seit Beginn meines Berufslebens die Prävention sehr am Herzen liegt, interessiere ich mich derzeit verstärkt dafür, wie Patienten diesen Ansatz noch gezielter zur Selbsthilfe einsetzen können. Ich erhalte immer wieder positive Rückmeldungen von Patienten, die die Methode auch in Therapiepausen und nach dem Ende der Therapie für sich nutzen. Für einige ist sie offenbar eine wichtige Orientierungs- und Klärungshilfe im Alltag geworden und könnte also durchaus als »Hilfe zur Selbsthilfe« fungieren.

Kurz vor Abschluss des Manuskriptes sandte mir eine Patientin noch folgende Bilder zu, die ich unkommentiert lassen möchte. Vielleicht regen sie dazu an, sich eigene Gedanken zu machen.

Mein Depressions-Modus

Mein Wohlfühl-Modus

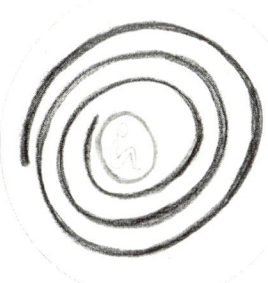

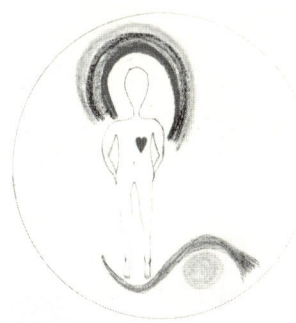

Farbtafel Bild 31

Farbtafel Bild 32

Rückmeldungen sind willkommen

Die in diesem Buch dargestellten Erfahrungen basieren auf meiner Arbeit in der ambulanten Psychotherapie und im Coaching. Ich könnte mir jedoch vorstellen, dass dieser Ansatz nicht nur für den ambulanten Bereich, sondern auch für die Begleitung von Patienten in Kliniken und Beratungsstellen interessante Möglichkeiten eröffnet. Sollte die Lektüre Sie dazu anregen, die Arbeit mit dem »fokussierten Selbst« aufzugreifen und es selbst zu versuchen, würde es mich freuen. Rückmeldungen, Anregungen und Erfahrungsberichte aus allen therapeutischen Arbeitsfeldern sind herzlich willkommen!

Thomas Prünte

Anfragen für Vorträge, Fortbildungen und Supervision bitte an folgende

Kontaktanschrift:
Diplom-Psychologe
Thomas Prünte
Große Rainstraße 41
22765 Hamburg

Telefon: 0 40-3 90 55 06
Mail: info@thomas-pruente.de
Kontaktformular auf der Website www.thomas-pruente.de

Danksagung

Mein ganz besonderer Dank gilt meinen Patienten und Coachees, deren Werke ich in diesem Buch verwenden durfte.

Meiner Frau Carolin für zahlreiche wertvolle Anregungen.

Und natürlich meinen bewährten Testlesern Stefani Günther, Jan-Rüdiger Vogler und Horst Teigeler für ihr ermutigendes und differenziertes Feedback.

Stephanie Trocha und meinem Bruder Marcus für ihre Gastfreundschaft in Es Molinar.

Herrn Joachim Hippius für die freundliche Genehmigung zum Abdruck der Tuschezeichnung von Karlfried Graf Dürckheim.

www.klett-cotta.de/lebenlernen

Mervyn Schmucker, Rolf Köster
Praxishandbuch IRRT
Imagery Rescripting & Reprocessing Therapy bei Traumafolgestörungen, Angst, Depression und Trauer

Leben Lernen 269. Mit einem Vorwort von Martin Hautzinger. 439 Seiten, broschiert, großes Format, ca. 20 vielfarbige Abb. ISBN 978-3-608-89146-1

»Imagery Rescripting & Reprocessing Therapy« (IRRT) ist in der deutschsprachigen Psychotherapie bereits weit verbreitet. Die Autoren legen die erste systematische und umfassende, mit reichem Anschauungsmaterial ausgestattete Darstellung vor.

Stefan Hammel
Therapie zwischen den Zeilen
Das ungesagt Gesagte in Psychotherapie, Beratung und Heilkunde

Leben Lernen 273. 317 Seiten, broschiert. ISBN 978-3-608-89153-9

Kommunikation auf mehreren Ebenen ist in Psychotherapie und Beratung eine hohe Kunst, die sehr gute therapeutische Erfolge verspricht. Das Buch fasst die Kernkonzepte in Regeln, die lehr- und lernbar sind; mit vielen Beispielen aus der Praxis.

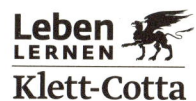

Leben LERNEN
Klett-Cotta

www.klett-cotta.de / lebenlernen

Dagmar Kumbier

Das Innere Team in der Psychotherapie

Methoden- und Praxisbuch

Leben Lernen 265. 243 Seiten, broschiert mit ca. 12 s/w Abb.
ISBN 978-3-608-89135-5

»Dagmar Kumbiers neues Buch ›Das Innere Team in
der Psychotherapie‹ ist für ganz unterschiedliche
Lesegruppen ein großer Gewinn ... Ein kenntnis- und
erfahrungsreiches Buch, das unterschiedliche psychotherapeutische Ansätze diskutiert, dennoch in einer
bestechend bildhaften und lesbaren Sprache geschrieben
ist und viele Fallbeispiele enthält.«
Renate Oether-Funk, Blickpunkt EFL-Beratung

Raimund Schwendner

Konflikte wirksam lösen

Systemisches Arbeiten mit Familien und
Organisationen. Ein Praxishandbuch

Leben Lernen 253. 221 Seiten, broschiert. ISBN 978-3-608-89133-1

»... ein gut recherchiertes sowie wissenschaftlich
fundiertes Praxisbuch ...«
Meike Dahlström, hospitalhof.de

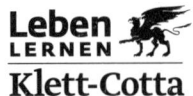